复发性口腔溃疡中西医结合诊断和治疗

Diagnosis and Treatment of Recurrent Oral Ulcer with Integrated Traditional Chinese and Western Medicine

主　编　王文梅　段　宁　王　翔
副主编　蒋红柳　朱雅男　李　姮
　　　　黄晓峰　杨卫东

U0298999

东南大学出版社
SOUTHEAST UNIVERSITY PRESS

内 容 简 介

　　本书阐述了复发性口腔溃疡(复发性阿弗他溃疡)的病因学以及临床防治,包括流行病学、病因及发病机制、临床表现及分型、诊断及鉴别诊断、局部治疗、全身治疗等内容,力求做到基础与临床相结合,中医与西医相结合,适合口腔临床医生、口腔高等院校师生、科研单位研究人员以及患者学习参考。

图书在版编目(CIP)数据

复发性口腔溃疡中西医结合诊断和治疗/王文梅,段宁,王翔主编.
南京:东南大学出版社,2018.11
　　ISBN 978 - 7 - 5641 - 8021 - 8

　　Ⅰ.①复…　Ⅱ.①王…②段…③王…　Ⅲ.①口腔黏膜疾病-溃疡-中西医结合疗法　Ⅳ.①R781.5

　　中国版本图书馆 CIP 数据核字(2018)第 222127 号

复发性口腔溃疡中西医结合诊断和治疗

出版发行	东南大学出版社
社　　址	南京四牌楼 2 号　邮编:210096
出 版 人	江建中
网　　址	http://www.seupress.com
电子邮件	press@seupress.com
经　　销	全国各地新华书店
印　　刷	南京玉河印刷厂
开　　本	787 mm×1 092 mm　1/16
印　　张	17.5
字　　数	400 千
版　　次	2018 年 11 月第 1 版
印　　次	2018 年 11 月第 1 次印刷
书　　号	ISBN 978 - 7 - 5641 - 8021 - 8
定　　价	70.00 元

本社图书若有印装质量问题,请直接与营销部联系。电话(传真):025 - 83791830

编 委 会

序

　　复发性口腔溃疡(亦称复发性阿弗他溃疡、复发性口疮)在口腔黏膜疾病中最为常见,它在人群中的发病率居口腔黏膜病首位,其发病机制尚不明确,缺乏有效的治疗方法。

　　目前有关复发性口腔溃疡方面的专著在国内尚未出版,为了共同促进对这一疾病深入研究,作者综合了国内外有关文献资料,系统分析了复发性口腔溃疡的病因、疾病机理、分类、诊断、鉴别诊断和治疗,并专题立章,详尽分析与复发性口腔溃疡有关的免疫、遗传、感染和心理因素的基础理论与临床资料。

　　本书另一突出内容为祖国医学与复发性口疮的论述,引用了中医古代经典方和近代名医名家验方,介绍了众多中医各种内治与外治的常用方剂,甚为实用。

　　本书将临床实践、实验室、病理和生物医学等多年的科研成果紧密有机地结合起来,具有较强的实用性以及科学性,值得推荐给口腔黏膜病研究者和临床医务人员参考,亦可提供给其他读者阅读。

郑际烈

二〇一八年八月六日于南京

前　言

　　复发性口腔溃疡(亦称复发性阿弗他溃疡、复发性口疮)是口腔医学临床上最为常见的疾病之一,患病率高居口腔黏膜病之首,其病因不明,发病机制复杂,临床分型有一定的局限性,特别是顽固性复发性口腔溃疡的治疗仍比较棘手。

　　随着社会、经济和现代科技的迅速发展及医学背景的深刻变化,有关复发性口腔溃疡的研究取得了一定的进展,出现了一批新理论、新思路、新方法。南京大学医学院附属口腔医院暨南京市口腔医院口腔黏膜病科于2015年有幸获得江苏省科技计划项目,即临床医学科技专项。学科团队阅读了大量国内外该领域有关复发性口腔溃疡的基础及临床研究文献,从基础和临床对"顽固复发性口腔溃疡的诊疗"进行了专项研究,取得了一定成果。为了促进对复发性口腔溃疡这一疾病的深入研究,我们约定编写出版《复发性口腔溃疡中西医结合诊断和治疗》专著。

　　经过团队共同努力,这本专著即将问世。本书内容包括复发性口腔溃疡流行病学、病因及发病机制、临床表现及分型、诊断及鉴别诊断、治疗、中医与复发性口腔溃疡预防与饮食调理章节,并附录了国内外复发性口腔溃疡诊疗指南、疗效评价标准及其临床路径。希望本书有助于读者对复发性口腔溃疡疾病有系统性的认识,有效防治复发性口腔溃疡。在本书编写过程中,我们结合自己多年的临床经验及科研成果,汲取了该学术领域中研究及实践者的思想、临床经验,以获取新理论、新知识、新技能,由于篇幅有限,在此不一一列出,在此,致以诚挚的感谢!在本书的编写和出版过程中得到了许多专家、学者、研究生的帮助,在此表示衷心的感谢!在书稿完成之际,我们的前辈郑际烈教授专门为本书作序,并对本书的初稿提出了宝贵的修改意见,在此,对郑际烈教授为学科发展做出的贡献及其对我们晚辈的培养帮助表示崇高的敬意!在本书撰写过程中得到了著名中医学者黄煌教授的指导帮助。黄煌教授参考《黄煌经方使用手册》和相关文献对复发性口腔溃疡的经方进行了综述,在此表示衷心感谢!同时感谢我院刘婷医生和图书馆孙琳馆员为本书整理付出的辛勤劳动!

　　本书在编写过程中难免存在疏漏、谬误,恳请广大读者予以批评指正,使其渐臻完善,谨此先致谢意!

王文梅

二〇一八年八月十日于南京

目　录

第一章　概　述

复发性口腔溃疡（recurrent oral ulcer，ROU），又称复发性阿弗他溃疡（recurrent aphthous ulcer，RAU）、复发性阿弗他口炎（recurrent aphthous stomatitis，RAS）、复发性口疮，是最常见的一种口腔黏膜疾病，其患病率高居口腔黏膜病之首。

"aphthous"一词来源于希腊语"aphthai"。据记载，希波克拉底是第一个使用"aphthai"这个词汇来描述该口腔疾病的学者。"aphthai"在希腊文中有灼痛之意，它曾被赋予以下几种名称：口疮、冷溃疡、口腔炎以及复发性阿弗他溃疡等。对于"recurrent aphthous ulcer"这一命名最初于 1898 年由 Johann von Mikulicz-Ra-decki 和 Kummel 确定，所以又将 Lehner's 分型中的轻型 RAU 称之为 Mikulicz's 口疮。

ROU 的病因及发病机制尚不清楚，国内外学者比较一致的看法是：免疫、遗传和环境可能是其发病的"三联因素"，即遗传背景与适当的环境因素（包括精神神经体质、心理行为状态、生活工作和社会环境等）相遇，引发异常的免疫反应而出现 ROU 特征性病损。本书则从西医及中医方面，分别阐述了 ROU 的可能发病因素、诱发因素，详细论述了 ROU 与免疫、遗传、感染及心理等因素的联系。

目前临床上 ROU 的分类主要沿用的是 1968 年提出的 Lehner's 传统分类方法，主要将其分为三种类型：轻型、重型及疱疹型。ROU 以反复发作的口腔黏膜溃疡为主要表现，病损多呈圆形或椭圆形，有周期性、复发性、自限性，具有"黄、红、凹、痛"的临床特征，即病损中央凹陷，边缘整齐，表面覆盖有黄色假膜，周缘有充血发红带，灼痛明显，大小一般为 5～10 mm，也可小于 1 mm，或可大于 1 cm，影响患者的生活质量，一般 7～10 天可自愈。然而，现有的 ROU 临床分型具有一定局限性，溃疡发生的频率等重要临床症状尚未纳入分型内容。因此，著者总结了大量临床病例及参考国内外文献，提出了"顽固性口腔溃疡"的概念，以便于临床医生对此类溃疡进行诊断和治疗。

口腔溃疡临床表现多样，常与全身系统性疾病相关或为系统性疾病在口腔的表征，因此本书从对 ROU 的鉴别进行了阐述，包括与创伤性溃疡的鉴别诊断、与病毒感染引起的口腔溃疡的鉴别诊断、与有口腔溃疡表现的全身疾病的鉴别诊断，以及儿童 ROU 的鉴别诊断。

由于 ROU 的病因及发病机制尚不明确，ROU（特别是顽固性 ROU）的治疗仍比较棘手，其治疗方式主要为药物治疗，以消除病因、对症治疗、增强体质为主。治疗原则为全身治疗和局部治疗相结合、中医治疗和西医治疗相结合、生理治疗和心理治疗相结合。本书综述了国内外文献，对目前临床上治疗 ROU 的局部用药及全身用药，以及中医中药、新型药物及物理治疗等治疗方式进行了综述探讨及展望，以期为临床医生和研究者提供帮助。

中医口腔病学历史悠久，是口腔医学一个重要的组成部分。复发性口疮按照传统医学分为虚火和实火两大类型,集合脏腑气血辨证又可分为多个亚型。大量的临床报道认为中医药治疗 ROU 具有明显优势,治疗方法丰富,具有一定疗效。本书从中医角度对口疮的病因病机、中医辨证、中医治疗三个方面进行了阐述。

在对 ROU 发病因素及其治疗研究的基础上,有学者对 ROU 的预防进行了探讨。现代医学和传统医学在 ROU 的防治方面思路和方法不尽相同,现代医学多从病因入手,防患于未然;而传统中医学则从"治未病"角度出发,有其独到的防治经验和方法。本书分别从现代医学方向、传统祖国医学方向介绍了 ROU 预防措施和 ROU 患者的饮食调理。最后,将国内外 ROU 疗效评价试行标准、诊疗指南及临床路径等以附录形式编撰于书后,以便读者参考。

第二章 流行病学

流行病学（epidemiology）源自希腊语（epi = upon, demos = common people, logy = study），是一门研究一切健康现象与其原因之间关系的学科。流行病学研究是在人类与疾病做斗争的过程中形成和发展起来的一门应用学科，在探索疾病病因、预防控制疾病、制定和评价公共卫生策略措施、改善人群健康等诸多方面扮演着重要的角色。

流行病学研究分为描述性研究和分析性研究，其中描述性研究的主要形式为横断面研究，分析性研究的主要形式为病例对照研究和队列研究。在流行病学中有两个基本术语，即发病率和患病率。发病率是指一定期间内在一定人群中新发病例出现的频率，是反映疾病对人群健康影响和描述疾病分布状态的测量指标。患病率是指特定时间内总人口中新旧病例之和所占的比例，用来反映病程较长的慢性病的流行情况及其对人群健康的影响程度。关于复发性口腔溃疡的研究多为描述性的横断面研究，即针对特定人群，通过普查和抽样调查等方法收集特定时间内 ROU 的患病情况以及与暴露因素相关的资料，以描述 ROU 的分布以及影响分布的因素。

第一节 命 名

ROU 的患病率居口腔黏膜病之首。现在复发性口腔溃疡（recurrent oral ulcer，ROU）和复发性阿弗他溃疡（recurrent aphthous ulcer，RAU）是该疾病最常用的名称，但相关命名一直在不断变化。国内已有的命名有"复发性口腔溃疡""复发性阿弗他溃疡""复发性阿弗他口炎""复发性口疮"以及"口腔黏膜溃疡"等。

"阿弗他"一词是外来语"aphthous"，来源于希腊语"aphthai"。"aphthai"原指灼痛、烧灼感及火山口之意。据记载 Hippocrates 首次使用"aphthai"来描述口腔相关紊乱症，是第一个使用这个词汇来描述该口腔疾病的学者。"aphthai"曾被赋予以下几种名称：口疮、冷溃疡、口腔炎以及复发性阿弗他溃疡。Johann von Mikulicz-Ra-decki 和 Kummel 最先于 1898 年确定了"recurrent aphthous ulcer"这一命名，所以又将 Lehner's 分型中的轻型 RAU 称之为 Mikulicz's 口疮。复发性阿弗他口炎（recurrent aphthous stomatitis，RAS）也是许多人常使用的一个名称。此外，canker sores 多用于非正式场合，主要集中在北美地区。

第二节 流行性及人口特征

ROU 的患病率因调查人群人口统计学特征的不同而有所波动，大致范围为 5%～25%。

根据 Lehner's 分型方法，轻型 ROU 的患病率依次高于重型和疱疹型。文献表明，轻型 ROU 占 70%～87%，重型占 7%～20%，疱疹型占 6%～10%。

一、患病率

近年来文献中所报道的 ROU 的患病率随着所研究地区、群体选择、患病率类型等因素的不同而有所差异。不同研究者对 ROU 患病率的描述有多种不同类型，包括平均时点患病率（average point prevalence，APP，以下简称"时点患病率"）、自述终生患病率（self-reported lifetime prevalence，SLP，简称"终生患病率"）和自述两年患病率（self-reported two-year prevalence，STP，简称"两年患病率"）。其中多数文献报道是基于终生患病率来说明 ROU 的患病率，从而反映在特定人群中有 ROU 病史的比例。时点患病率可以用来评估复发性疾病（如 ROU 等）在观察时间点的患病率，但这一指标缺乏对观察时间以外发作的 ROU 的统计。而由于被观察者对于自身是否有 ROU 病史无法准确判断，易将其他类型口腔溃疡甚至其他黏膜病种与 ROU 混淆，或对 ROU 患病时间点描述有误，使用年患病率或两年患病率作为测量指标存在的误差相对更大，故而相对来说，时点患病率对 ROU 患病率的描述和统计分析更为准确。

二、地区分布

ROU 在世界各地分布广泛，在全球总人口中口腔溃疡的患病率约为 4%，有 ROU 病史的比例约为 20%，累积患病率因调查群体的不同在点 5%～66% 的范围内波动，ROU 的病情严重程度、间歇期和持续时间存在着明显的个体及群体差异，其中不同种族和地区间的患病率也存在差异。

ROU 在一般人群中的发病率为 5%～20%，差异主要是由于不同研究中心采用的诊断标准和患者的种族的不同造成的。1977 年，德国学者 Reichart 对年龄在 35～44 岁的 655 名志愿者进行了研究，在检查过程中发现患有 ROU 的志愿者有 1.4%；如果将有 ROU 既往史的志愿者也考虑在内的话，则 ROU 的发病率将会达到 18.3%。1994 年，学者对 1 537 名来自波兰华沙的高中生进行研究，统计发现 ROU 的发病率为 27.3%，其中 2% 的学生在检查时发现有 ROU。在两个不相关的对北美人的随机选择研究中，发现口腔检查过程中出现 ROU 的概率分别为 0.89% 和 1.03%；另外，一项针对土耳其人的横断面研究，对患者进行口腔检查时发现 ROU 的概率为 1.2%。有研究指出人群中 ROU 的患病率为 10%～25%，而在特定人群中，ROU 的患病率甚至可以达到 50%。社会环境和人种的不同对 ROU 患病率也有很大的影响，在美国患病率最高可达 60%，瑞士达到 17.7%，瑞典为 2%，西班牙为 1.9%，而印度仅为 0.1%。当然同一人群中的 ROU 发病率也存在差异。Ship 等的研究表明，北美 ROU 的患病率高于英国和欧洲大陆。科威特贝都因人（亚洲）ROU 患病率高达 5%，马来西亚人为 0.5%。此外，白种人的患病率比黑种人高三倍之多。

美国第三次全国健康和营养研究调查（NHANES Ⅲ）数据表明，1988～1994 年间，17 岁及以上的 17 234 名接受口腔检查的美国成年人中，约 28% 的个人患有口腔黏膜病损。Francisco Rivera-Hidalgo 等对该项大型调查所得的数据进行统计，并采用双因素和多因素逻辑回归分析 ROU 的患病率及其与协变量之间的关系。其中 ROU 的患病率采用时点患病率（point prevalence，PP）和年患病率（annual prevalence，AP）描述。结果表明，0.89% 的个体有至少一处 ROU 病损，即时点患病率约为 0.89%，其中墨西哥裔美国人（1.14%）及白种人（0.90%），ROU 的患病率是黑种人（0.40%）的两倍以上，对 ROU 的易感性明显更高。17.90% 的个体在近一年中有 ROU 病史。白种人（20.87%）和墨西哥裔美国人（12.88%）的年患病率同样是黑种人（4.96%）年患病率的数倍。

马来西亚一项研究随机选择 11 697 名个体，年龄范围在 25~115 岁之间。结果表明，在口腔检查期间（即平均时点患病率），有 64 名个体患有 ORAS（oral recurrent aphthous ulcer），患病率为 0.5%。在所有口腔黏膜病损中，ORAS 占 5.7%。其中，当地的沙巴州人和砂拉越州人患病率最高，约为 1.2%，其次为华人（0.7%）、马来人（0.5%）和印度人（0.1%）。该结果表明，种族因素对 ROU 的患病率是有影响的。

三、年龄分布

ROU 在各个年龄均可发病，发病高峰为 20~30 岁。它的第一次发作可能是在孩童时期，也可能是在之后的生命阶段。Kleinman 的一项人口调查研究表明，在发达国家，儿童 ROU 患病率约为 1%，但 35%~40% 儿童（15 岁以下）有 ROU 病史，最早发作的年龄是 5 岁前，且患病率随着年龄的增长呈上升趋势。在成年人群体中，有 60%~85% 个体于 30 岁前第一次发作 ROU。他的研究结果还表明，在校学生中 6 岁儿童有 ROU 病史的比例为 21.7%，17 岁青少年有 ROU 病史的比例为 41.6%。随着年龄的增长，ROU 的发病率也有不同。在瑞士人口的研究中发现，男性及女性患者的发病率，均有随着年龄增长而降低的趋势。在苏格兰人群中发现，在年龄大于 50 岁的男性 ROU 患者中，随着年龄的增长，发病率降低，而在女性患者中并未发现这一特点。在 Francisco Rivera-Hidalgo 的分析中，40 岁以下成年人的 ROU 时点患病率（1.20%）高于 40 岁以上成人个体（0.59%），OR 值达 2.07；40 岁以下成年人的年患病率（22.54%）约达 40 岁以上成人年患病率（13.42%）的两倍，意味着 40 岁以下的年龄对于 ROU 的发作是危险因素之一。Axell 和 Henriccsson 等对瑞典人口进行调查研究，发现 15~24 岁人群的两年患病率（26.7%）远高于 75 岁以上的老年人群（3.1%）。泰国一项研究表明，70 岁以上的老年人中仅 0.7% 患有 ROU。De Veale、Franceschi 等指出，随着年龄的增长，机体免疫系统中的固有免疫和适应性免疫成分出现增龄性变化，如中性粒细胞的趋化性能和吞噬性能减低，免疫细胞通过分泌细胞因子做出免疫应答的过程出现改变，信号转导功能缺陷等。老年人群体自身免疫性疾病患病率相对更低也与外周血 $CD4^+CD25^{high}Foxp3^+$ 调节性 T 细胞（Treg）的增龄性变化息息相关。这一病变或许可以解释老年人群 ROU 患病率明显低于年轻人这一现象。

此外，不同分型 ROU 的年龄分布也存在差异。根据流行病学调查结果，重型 ROU 多分布于年轻人群体中，而疱疹型 ROU 更多集中在 30 岁以上的中年人群体。相关机制尚未研究明确。

根据这些研究结果可以推断，在 10 岁前 ROU 患病率较低，30~40 岁前 ROU 患病率随着年龄的增长而上升，40 岁后 ROU 患病率出现了下降的趋势。

四、性别分布

流行病学研究表明，女性相对男性而言，患 ROU 的风险更高。多项研究表明，在成人和儿童群体中,女性 ROU 患病率高于男性。马来西亚的调查研究结果表明男性和女性 ROU 的 PP 接近。而在 Francisco Rivera-Hidalgo 的研究中,男性 ROU 时点患病率(1.13%)几乎是女性的两倍(0.67%),但由于标准差过大,并无统计学差异,而男性年患病率(16.33%)则低于女性(19.33%),且有微弱的统计学差异。

五、社会及其他因素

许多流行病学研究表明,在人群中有较高社会经济地位的人,ROU 的患病率更高。在北美人口中,白种人 ROU 的患病率是黑种人的 3 倍以上。不抽烟者与抽烟者相比较,不抽烟的 ROU 的患病率更高。

第三节　危险因素

尽管 ROU 有明确的临床特征,但其发病机理仍不十分清楚,通常将其描述为"原发性"或"特发性"的口腔黏膜溃疡类疾病,是由多种原因导致的机体功能紊乱的常见临床表现。

从多因论的角度来看待病因,在致病的效应方面,将病因分为直接病因、间接病因及危险因素。其中,危险因素是指在非感染性疾病中,特别是发病率低、潜伏期长的慢性病,直接病因、间接病因有时难以明确区分或致病因子难以确定时,一般将它们统称为危险因素,其含义较致病因素更广泛。ROU 的病因尚不明确,其发病与多种因素密切相关,且具有个体差异性。迄今为止,一系列危险因素被指出与 ROU 发病有关,包括遗传因素、病毒和细菌感染、食物过敏、营养缺乏、系统性疾病、机械性损伤等。

早在 20 世纪 60 年代中期,遗传因素在 ROU 发病中的作用就被首次报道。基于对 ROU 易感家族的观察和研究,Ship 和 Miller 指出 ROU 可能存在的常染色体隐性的遗传特性,且环境因素在其中也发挥了修饰作用。后续对 ROU 患者的亲属和孪生兄弟姐妹的研究表明,24%~46%的 ROU 患者有家族史,且有家族史的 ROU 患者严重程度高于无家族史的患者,进一步确认了遗传因素与 RAU 的相关性。改变个体对 ROU 易感性的遗传风险因素包括人类基因组中多种 DNA 多态性的遗传,尤其是白介素(IL-1β,IL-2,IL-4,IL-5,IL-6,IL-10,IL-12)、干扰素 INF-γ、肿瘤坏死因子 TNF-α 的代谢过程中发生变化的部分。随着遗传研究的不断深入,Challacombe 等发现某些特定人类白细胞抗原(human leukocyte antigen,HLA)等位基因与 ROU 风险增加之间存在相关性。多位研究者先后观察发现,ROU 患者 HLA-A33、HLA-B35、HLA-B81、HLA-B12、HLA-B51、HLA-DR7、HLA-DR5 的出现率高,而 HLA-B5、HLA-DR4 的出现率更低。具体关联及其机制还有待进一步研究。

1963 年,Barile 等发现 ROU 患者的口腔病损黏膜内可分离出口腔链球菌(S. oralis),在细胞中寄生且呈潜伏带菌状态,将其注入至实验动物口腔黏膜后能形成类似 ROU 的改变。研究发现,ROU 患者中口腔链球菌抗体水平相对于对照组增加。后续研究者陆续证明结核杆菌、幽门螺杆菌、疱疹病毒、水痘-带状疱疹病毒、巨细胞病毒也都与 ROU 有关。研究者试图从 ROU 患者单核外周血细胞的生物样本中分离出单纯疱疹病毒、巨细胞病毒、水痘-带状疱疹病毒和 EB 病毒的 DNA,但仅在单个病例中成功提取,未能确认病毒感染在 ROU

发病机制中的作用。

1969年,Lehner首次指出在ROU前驱期病损处有大量的T淋巴细胞浸润,溃疡的前期以CD4$^+$T细胞居多,溃疡期以CD8$^+$T细胞为主,愈合期以CD4$^+$T细胞为主,这一发现提示T淋巴细胞在ROU的发病中起着重要的作用。后来多项研究表明,相比于正常对照组,ROU患者单核外周血细胞中Th1型细胞因子分泌增加,Th2型细胞因子分泌降低。由此可见,促炎因子和抑炎因子的分泌不平衡可能会导致ROU的易感性增加。随着研究的不断深入,Buno等试图确定ROU患者口腔黏膜病损中促炎因子的浓度。结果表明,与对照组相比,实验组IL-2、IL-4、IL-5、INF-γ、TNF-α等促炎因子浓度均显著上升,同时抑炎因子IL-10浓度呈下降趋势,提示免疫复合体的应答模式参与了ROU的形成过程。此外,与多种自身免疫介导的大疱类疾病(如寻常型天疱疮、类天疱疮等)不同,Wilhelmsen等在ROU患者的口腔黏膜样本中未发现免疫复合体的沉积。这一发现可能成为ROU与其他大疱类疾病鉴别的重点。

除上述因素外,多种危险因素与ROU的发生密切相关,包括营养缺乏、食物过敏、系统性疾病等。Chattopadhyay等通过对第三次美国健康和营养调查数据(NHANES Ⅲ)进行多变量Logistic回归分析,发现吸烟者ROU发病率较低,以及低胰岛素水平是较高的ROU发病风险的独立相关因素。Liuxia Shi等为研究在校大学生ROU的危险因素,对芜湖三所大学的在校大学生进行了问卷调查,进行多因素Logistic回归分析发现,遗传、刷牙时间、锻炼等均与ROU的发生有关。

免疫、遗传和环境可能是ROU发病的"三联因素",是国内外学者较认同的观点,即遗传因素与适当的环境因素(包括心理行为状态、精神神经体质、生活工作和社会环境等)相遇,诱发异常的免疫反应,进而出现ROU特征性病损。也有部分学者提出"二联因素"论,认为ROU是外源性因素(包括细菌和病毒)和内源性诱导因素(包括多向性免疫功能紊乱、营养缺乏、精神心理因素、系统性疾病以及激素的变化)相互作用的结果。总体来说,ROU是多种因素综合作用的结果。

ROU的病因学研究尚未完全揭示其明确的病因,然而相关研究得出的危险因素为疾病的防治提供了相应的措施。随着流行病学研究以及基础医学研究的不断深入,希望进一步探索某些因素或特征与ROU的关联及发病机制,为预防ROU的发生提供依据,从而找到有效的防治方法。

参考文献

[1] Chattopadhyay A, Chatterjee S. Risk indicators for recurrent aphthous ulcers among adults in the US[J]. Community Dent Oral Epidemiol, 2007, 35(2): 152-159.

[2] Shi L X, Wan K, Tan M M, et al. Risk factors of recurrent aphthous ulceration among university students[J]. Int J Clin Exp Med, 2015, 8(4): 6218-6223.

[3] Edgar N R, Saleh D, Miller R A. Recurrent Aphthous Stomatitis: A Review[J]. J Clin Aesthet Dermatol, 2017, 10(3): 26-36.

[4] Wu J, Chen Z P, Shang A Q, et al. Systemic bioinformatics analysis of recurrent aphthous stomatitis gene expression profiles[J]. Oncotarget, 2017, 8(67): 111064-111072.

[5] Natah S S, Konttinen Y T, Enattah N S, et al. Recurrent aphthous ulcers today：A review of the growing knowledge[J]. Int J Oral Maxillofac Surg，2004，33(3)：221－234.

[6] Rivera-Hidalgo F, Shulman J D, Beach M M. The association of tobacco and other factors with recurrent aphthous stomatitis in an US adult population[J]. Oral Dis，2004，10(6)：335－345.

[7] Kim Y J, Choi Y S, Baek K J, et al. Mucosal and salivary microbiota associated with recurrent aphthous stomatitis[J]. BMC Microbiol，2016，16 Suppl 1：57.

[8] Ge L. Healthy lifestyle habits benefit remission of recurrent aphthous stomatitis and RAS type ulceration[J]. Br Dent J，2018，224(2)：70－71.

[9] Messadi D V, Younai F. Aphthous ulcers[J]. Dermatol Ther，2010，23(3)：281－290.

[10] 娄佳宁,周曾同,莫宁,等.上海市宝山区居民口腔黏膜疾病的流行病学调查[J].临床口腔医学杂志,2016,32(4)：221－223.

[11] 邹俐琳,王文梅,刘雅菁,等.顽固性复发性阿弗他溃疡患者外周血 Th17 细胞与免疫球蛋白及补体水平的变化[J].上海口腔医学,2017,26(5)：521－525.

[12] 张华昌,范小平,向学熔,等.复发性阿弗他溃疡患者的 T 淋巴细胞免疫因素的研究[J].重庆医学,2010,39(10)：1239－1240.

[13] 阮欢欢,王翔,段宁,等.顽固性与普通性复发性阿弗他溃疡体液和细胞免疫水平的比较研究[J].临床口腔医学杂志,2017,33(5)：280－283.

[14] 陈俊俊.复发性阿弗他溃疡细胞免疫发病机制新进展[J].临床口腔医学杂志,2013,29(5)：305－307.

[15] 蔡东霖,卢锐.儿童复发性阿弗他溃疡病因学的研究进展[J].国际口腔医学杂志,2018,45(2)：145－149.

[16] 李奉华,刘虹,彭解英,等.复发性阿弗他溃疡致病因素及机制的研究进展[J].中国现代医学杂志,2003,13(7)：41－43.

第三章　病因及发病机制

ROU 病因复杂,研究报道的发病因素和诱发因素颇多,目前认为是多种因素综合作用的结果。到目前为止,ROU 的发病机制尚不明确,潜在的触发因素包括:免疫因素、遗传易感性、病毒和细菌感染、维生素和微量元素缺乏、食物过敏、药物、系统性疾病、氧化应激增加、激素、机械损伤和焦虑等。

第一节　发病因素

一、免疫因素

免疫细胞及细胞亚群之间相互协调维持着机体免疫功能的正常运行,一旦这种平衡被打破,就会引起免疫调节紊乱而发生疾病。机体免疫功能紊乱是 ROU 的重要发病因素之一,大量研究发现 ROU 患者发作期存在免疫功能异常。多数观点认为 ROU 的发生是多种免疫应答异常的结果,ROU 患者中可以检测到 IL-1、IL-6、INF-γ 等细胞因子的异常表达,ROU 的发生可能与不同效应 T 细胞亚群介导的固有免疫、细胞免疫或者体液免疫有关(详见本章第三节)。

(一) 固有免疫与 ROU

ROU 的组织病理学表现可见,病损部位有密集的中性粒细胞和嗜酸性细胞,固有层炎症细胞浸润,以淋巴细胞为主,其次为浆细胞、中性粒细胞和嗜酸性细胞,周围血管炎症细胞浸润。研究认为溃疡的产生是由于抗原与口腔黏膜内的免疫细胞相互作用,形成免疫复合物,中性粒细胞汇聚,释放出的组织降解酶损伤黏膜导致的。也有研究表明 ROU 患者的急性期和后期,NK 细胞的活性显著低于正常,这使得本应被杀死的病毒感染细胞残留下来,导致机体频繁产生 ROU。以上研究均表明固有免疫在 ROU 的发生中发挥了重要的作用。

(二) 细胞免疫与 ROU

Lehner 于 1969 年首次指出大量的 T 淋巴细胞浸润于 ROU 前驱期病损处,溃疡的前期以 CD4$^+$T 细胞居多,溃疡期则是 CD8$^+$T 细胞为主,愈合期又以 CD4$^+$T 细胞为主,提示 T 淋巴细胞在 ROU 的发病中发挥着重要的作用。也有报道发现,ROU 患者体内 CD4$^+$T 细胞的比例出现减少,CD8$^+$T 细胞的比例不变或者增加,两种细胞的比例出现倒置,则会引起机体局部细胞免疫功能降低,在其他因素的共同作用下,口腔黏膜上皮局部发生损伤、破坏以及坏死的变化,最终产生溃疡。

人们已经发现 CD4$^+$T 淋巴细胞包含多种功能不同的细胞亚群,有 Th1 细胞、Th2 细胞、调节性 T 细胞和 Th17 细胞,它们在 ROU 的发生、发展过程中所起到的作用也越来越引起学者们的关注。

Th1 细胞主要产生 Th1 型细胞因子,如 INF-γ、IL-2 等,其中 INF-γ 可提供巨噬细胞的激活信号,促进淋巴细胞和巨噬细胞黏附于血管内皮,募集到感染灶;分泌的 IL-2 细胞因子则可反向促进 Th1 的增殖,并放大免疫效应。Th1 细胞能够辅助 B 细胞,增强巨噬细胞吞噬病原体的能力。已有研究发现在 ROU 患者体内呈现 Th1 相关基因的高表达。

Th2 细胞主要分泌 IL-4、IL-5、IL-6、IL-10 等多种细胞因子,已经在多种自身免疫疾病中检测到 Th2 型细胞因子分泌增多的现象,且与特征性免疫球蛋白的改变密切相关。有研究表明,ROU 患者体内 IL-4、IL-10、IL-13 等 Th2 型细胞因子水平增高;而 ROU 患者外周血中 Th1 型细胞因子 INF-γ 减少,Th2 分泌的细胞因子 IL-4 增多,可引起患者体内 Th1 向 Th2 作用转移,影响机体的免疫应答能力,可能导致 ROU 的反复发作。以上研究说明 Th1/Th2 的亚群失衡可能是导致 ROU 发病的重要因素。

Th17 细胞被称为是第三类效应性 T 细胞,与炎症发展、免疫应答和免疫排斥等相关,不仅分泌 IL-17,还分泌 IL-21、IL-22、IL-23 等细胞因子。目前已有证据证实 Th17 细胞与系统性红斑狼疮、哮喘等多种自身免疫疾病的发生发展相关。研究发现,IL-17 在 ROU 中的表达呈上升趋势,然而有学者发现 γδ-T 细胞、CD8$^+$T 细胞、中性粒白细胞以及 NK 细胞被刺激后也会产生 IL-17,因此在 ROU 中单独研究 IL-17 的改变无法代表 Th17 细胞的变化,Th17 细胞在 ROU 中的作用还有待进一步研究。

CD4$^+$CD25$^+$Treg 是一类具有免疫抑制作用的 T 淋巴细胞亚群,主要通过细胞与细胞之间的接触依赖,抑制效应 T 细胞的活化、增殖,进而调节机体对于自身抗原或者外来抗原的应答水平,从而维持机体的免疫耐受状态。有研究表明,在人和动物的多种慢性炎症性疾病或自身免疫性疾病中均发现 Treg 细胞功能缺陷或缺失。国外学者研究发现,ROU 患者外周血 CD4$^+$CD25^{high}Treg 的数量在溃疡缓解期和发病期都低于正常组,国内有学者也发现 ROU 患者外周血中 CD4$^+$CD25$^+$Foxp3$^+$Treg 细胞呈现低表达,IL-17 的表达水平高于健康对照组,两者表达呈负相关,这从侧面反映了 Treg 细胞与 Th17 细胞在 ROU 中可能存在的关系。

以往关于免疫疾病的临床研究多只集中于 Th1/Th2 细胞平衡的改变,近年来研究也发现,Th17 和 Treg 细胞表面大部分趋化受体相同,两者在很多组织中同时存在。在一些自身免疫性疾病,如支气管哮喘、变应反应性鼻炎、炎症性肠病、类风湿性关节炎等,均发现有 Th17/Treg 比例的失衡,其在疾病发展的过程中起到了一定的作用。自身免疫性疾病中只关注 Th1/Th2 细胞平衡的改变是不全面的,Th1/Th2/Treg/Th17 细胞平衡的改变更能反映机体对于自身或者外来抗原免疫应答的调控,这也为 ROU 的发生机制的研究提供了方向。

(三)体液免疫与 ROU

免疫球蛋白在体液免疫中发挥了重要的作用,是其重要的组成部分,可与病原微生物和靶细胞的抗原特异性结合,随后迅速激活补体,溶解和杀伤病原微生物和靶细胞;免疫球蛋白可中和毒素,并通过 Fc 受体的 ADCC 效应活化巨噬细胞,参与免疫调理作用。

从 20 世纪 60 年代就有学者关注 ROU 体液免疫的改变，探讨其对 ROU 发生、发展的可能机制。Sistig 等学者发现 ROU 患者唾液 IgG 及亚型和唾液 IgA2 水平均升高；Brozović 等研究表明，轻型 ROU 患者的血清及唾液中的 IgA 水平明显升高；Almoznino 等经研究证实 ROU 患者的血清 IgE 水平明显升高，而且与各临床特征显著相关。王文梅等研究也发现 ROU 患者血清中的 IgG、IgA 以及 IgE 均显著升高。以上研究均表明，ROU 患者的血清免疫球蛋白与 ROU 的发病及其临床特征关系紧密。

免疫机制在 ROU 发病中具有重要的作用，认为是多种免疫应答异常的结果，与固有免疫、细胞免疫及体液免疫均存在一定联系，在本章第三节中我们将详细介绍 ROU 与这三种免疫应答的联系。

二、遗传因素

人类受精卵由双亲的 23 对染色体构成，这些染色体负责传递由脱氧核糖核酸（DNA）组成的遗传信息。这些 DNA 片段则组成了基因，目前已知是由 10 万个基因掌管着人体的生长发育以及功能。经过多年的研究，现已将人类的 4 550 余种性状与特定的基因联系起来。遗传因素的作用包含主要基因、特异性基因以及染色体畸变的影响。现在由于环境污染、生态平衡受到破坏，使基因突变的频率增高，人群中致病基因增多。目前已知的 4 000 多种遗传病中，其遗传方式大多已被阐明。

1977 年，Miller 等首次提出，ROU 的发生与基因易感因素有关，而基于对 ROU 易感家庭的研究，有学者猜测常染色体隐性遗传或受环境变化影响的多基因遗传有可能是 ROU 的遗传方式。经过研究，学者证实了 ROU 的家族遗传性，若父母双方均发生 ROU，其子女发病的概率为 80% 左右，若其中一人有 ROU，其子女发病的概率降为 50% 左右。研究结果显示，ROU 的家族遗传概率约 40%。有明显的家族病史的患者相比于没有家族病史的患者，ROU 病损的严重性更高，而且首发的年龄更小。某些特定基因多态性的遗传，尤其是编码在 ROU 形成中起作用促炎细胞因子的基因多态性的遗传，可能使得家族成员易于发生 ROU。遗传因素在 ROU 的发病机制中起着至关重要的作用（详见本章第四节）。

（一）HLA 基因与 ROU

随着遗传研究的不断深入，发现了一类重要的遗传标记物，被称为人类白细胞抗原（human leukocyte antigen，HLA）。遗传特征可以通过 HLA 的检测来体现，其在不同的个体之间存在着很大的差异，只有存在有血缘关系时，才有可能相同。通过对 ROU 患者的 HLA-B 抗原进行检测，发现 HLA-B 抗原阳性率明显升高，这提示了 HLA 在 ROU 发病机制上可能存在作用。有研究发现 ROU 患者 HLA-A33、HLA-B35 和 HLA-B81、HLA-B12、HLA-DR7 和 HLA-DR5 的出现率更高，而 HLA-B5 和 HLA-DR4 的出现率更低。

学者通过应用现代细胞遗传学技术，对 ROU 患者中的微核发生率以及染色体畸变发生率进行分析，发现 ROU 患者中可能存在着某些病理性遗传素质以及遗传物质的异常。也有一些研究者表明，ROU 与特定的 HLA 基因有多种关系，有的并无关联。这种结果可能是由于不同的民族背景或 ROU 的多种病因基础所导致的，其相关性需要进一步的研究。

（二）细胞因子基因与 ROU

通过对 ROU 的单基因遗传、多基因遗传、遗传物质以及遗传标记物的对比分析，发现至少在某些特定的 ROU 患病人群中,存在着基因遗传基础。遗传危险因素决定了 ROU 的个体易感性,风险因素包括人类基因组中的各 DNA 的多态性,其中细胞因子代谢的改变在其中发挥重要作用,如白细胞介素(如 IL-1β、IL-2、IL-4、IL-5、IL-6、IL-10 和 IL-12)、干扰素-γ (INF-γ)、肿瘤坏死因子-α 蛋白、内皮细胞一氧化氮合成酶基因、5-羟色胺转运体基因。

Buno 等将 ROU 患者各项检查项目与健康对照组相比较,通过分析口腔基因选择性表达水平,发现与 IL-2、INF-γ 和 TNF-α 的 mRNA 水平显著升高,而与 IL-10 的 mRNA 水平则明显减少。在 Guimaraes 等的研究中,也发现了多形性 TNF-α 基因与 ROU 患病风险增加存在着相互关系,后续研究也显示多形性 IL-1β 基因增加与 ROU 的相关性。研究也发现 ROU 患者 GATA-3 基因和蛋白的高表达,T-bet 基因和蛋白的低表达,即 T-bet/GATA-3 失衡表达。Th1 特征性细胞因子 γ-IFN 分泌减少,同时 Th2 特征性细胞因子 IL-4 分泌增多,将会引起 ROU 患者 Th1 向 Th2 漂移,进而抑制了机体内细胞免疫应答,这很可能是 ROU 患者临床上反复发作溃疡的重要原因之一。也有研究发现,ROU 患者中存在 Th-1 相关基因的过表达以及 Th-3 或 Th-17 相关基因上调。这些细胞因子相关基因与 ROU 的密切关系,提示其在 ROU 发生、发展中产生重要作用。

5-羟色胺可以系统维持心理和躯体的状态,调节机体功能的失调,包括压力和抑郁。研究表明,在患有 ROU 的患者中,S 等位基因出现的频率增多与 5-羟色胺表达和更新的减少有关。血清素转录酶编码基因多型基因和 ROU 基因之间存在相关性,这有助于了解压力和心理刺激作为 ROU 的刺激因素在 ROU 发病中的作用。

NO 介导各种各样的生物学反应,其参与 GTP 转化为 cGMP 的过程,同时可以阻止血小板和单核细胞的黏附。通过对有如高血压、中风和心肌梗死等循环系统疾病的 ROU 患者的研究,发现了内皮一氧化氮合酶基因表达发生了变化。Beh 等人的研究中检测到的 ROU 患者 eNOS 基因多态性,提示内皮功能障碍和血栓栓塞并发症在 ROU 的发病机制中也起一定的作用。

目前,人类组织相容性抗原以及特别的多形性促炎症细胞因子编码基因的分析,在 ROU 的发病过程中的作用研究已经取得了大量的研究成果,本小节仅对遗传因素进行概述,后续将在本章第四节进行详细的描述。ROU 的具体遗传发病机制仍不十分清楚,仍需对 ROU 进行更加全面、精确的研究,充分了解 ROU 的发病基因,为 ROU 的治疗提供依据。

三、感染因素

1963 年,Barile 等从 ROU 患者的口腔病损黏膜中分离出了口腔链球菌(S. oralis),发现其在 ROU 患者细胞中寄生且呈潜伏带菌状态,将其注入至实验动物的口腔黏膜后,就能形成类似 ROU 的改变。后续研究中发现,ROU 患者的口腔链球菌抗体水平相对于对照组增加。相似的,结核杆菌、幽门螺杆菌、疱疹病毒、水痘-带状疱疹病毒、巨细胞病毒也均被证明与 ROU 有关。本小节将对 ROU 的细菌及病毒因素进行概述,后续在本章第五节将对本因素与 ROU 的联系作详细的描述。

(一)细菌因素

1. 幽门螺杆菌与 ROU

Barry J. Marshall 和 J. RobinWarren 于 20 世纪 80 年代从胃黏膜活检样本中成功培养

和分离出了幽门螺杆菌(helicobacter pylori,HP)。经过多年研究发现,其与人类的胃炎、消化性溃疡及胃癌等疾病密切相关。近年来,随着越来越多的学者关注到口腔黏膜所存在的环境,ROU 的发病与 HP 相关的研究也越来越受到重视。

有研究发现,HP 参与了口腔黏膜溃疡病变的发生、发展过程。在部分正常人和 ROU 患者的唾液和牙菌斑中均可检出 HP,但 ROU 患者中的检出率明显高于正常人。近年来,许多临床研究对人类口腔微生物进行检测后,发现牙菌斑、唾液、牙周袋内等部位存在 HP,认为口腔可能是 HP 第二大重要贮存地。从口腔和胃的解剖生理学上看,两者关系非常紧密,因此认为 HP 在口腔和胃中相互传播的可能性也相应比较大。考虑口腔中的 HP 可能会通过唾液和食物进入胃内,而胃内的 HP 也可能通过粪口途径或食物反流进入到口腔。

HP 导致 ROU 的可能方式为,HP 会直接导致人体内细胞发生突变,改变了人体细胞的抗原性,使得机体产生了抗口腔黏膜的自身抗体,进而诱发一系列的免疫反应;或者是人体感染 HP 后,HP 产生的代谢物和酶会引起局部的炎症反应,产生的细胞因子和氧自由基进一步引起人体黏膜损害。有学者应用三联法治疗 ROU,取得了较好的疗效,同时 ROU 的复发率也显著降低,这表明了 ROU 与 HP 有一定相关性,HP 可能是 ROU 发病的致病菌之一。

大量的临床实验也验证了 HP 与 ROU 的相关性。有学者通过根除治疗 34 例 HP 阳性的 ROU 患者后,发现在降低 ROU 病变复发和症状强度方面取得了明显效果。Tas 等通过研究 46 名 ROU 患者并记录了其维生素 B_{12} 水平,其中 HP 阳性的患者 30 名,研究表明根除了 HP 的 ROU 患者,维生素 B_{12} 水平显著升高,同时 ROU 病变的数量也显著减少。这提示维生素 B_{12} 水平的变化可能是根除 HP 后影响 ROU 发生、发展的潜在机制。

ROU 和 HP 之间具有十分密切的关系,但影响两者相关性研究的因素也比较多。口腔 HP 与胃 HP 两者在形态、生化、免疫学特征上相同,但在基因结构等方面存在部分差异,尚不能断定两者同属一种菌群,同时 HP 在两处黏膜发挥的作用机制是否一致,也有待于进一步的研究。这都在一定程度上增加了 ROU 和 HP 相关研究的不确定性。虽然大量临床实验研究证实了 ROU 的发生与 HP 感染之间具有显著的相关性,但两者间是否直接相关仍待更深入的研究。

2. 口腔菌群与 ROU

链球菌、韦荣菌及奈瑟菌是唾液中常见的菌群,口腔微生态的平衡直接受到其含量变化的影响。目前已有大量研究证实,ROU 的发病与口腔菌群的变化相关,其中链球菌、韦荣氏菌的菌群变化是影响较大的因素。研究显示,ROU 患者中链球菌和韦荣菌的含量显著降低,而奈瑟菌和韦荣菌含量在 ROU 愈合组和溃疡组中具有显著差异;愈合组链球菌的含量也显著减少,以上研究表明 ROU 与口腔微生态的改变具有一定的相关性。

大量研究发现,ROU 的发病与链球菌属相关,尤其是其中的溶血性链球菌 2A 型。溶血性链球菌在某些药物如青霉素作用下可转变成 L 形链球菌,潜伏于细胞内。有学者在 ROU 患者病灶处分离并培养出了 L 形链球菌,发现 L 形链球菌的繁殖周期与 ROU 的复发周期一致,把培养液注入实验动物的黏膜下可以形成与口腔溃疡表现类似的病变,怀疑链球菌可能作为直接致病菌,或者作为抗原与口腔角质细胞热休克蛋白发生了交叉反应,引起 T 细胞介导的免疫应答进而损伤口腔黏膜。但也有研究认为,没有研究证据表明健康受试者中链球菌科物种的数量较 ROU 患者的健康黏膜有增加,因此不支持使用基于链球菌的产品来防止 ROU 的复发。

对 ROU 中卟啉单胞菌的研究发现,卟啉单胞菌的增加仅在溃疡部位出现,认为其可能不参与 ROU 的发病。然而,最近的研究显示,牙龈卟啉单胞菌抑制其他易感细菌的吞噬能力,从而促进自身的生态失调。尽管观察到的 ROU 患者(包括在样本采集时没有出现活动性溃疡的患者)中的拟杆菌的增加,表明了微生物在疾病发生中的作用,但是该研究尚未提供关于因果关系的明确数据。特发性 ROU 患者的黏膜微生物群与具有相似免疫发病机理,但不同病因的 ROU(如缺铁等系统基础疾病)的比较可以提供关于因果关系的数据。

多篇综述已经评估了将 ROU 的病原归因于感染性病原体(细菌和病毒)研究的稳健性,但认为证据是存在矛盾的。这些研究表明,与 ROU 的发病机制相关的,可能是口腔黏膜微生物群的失衡,而不是以往所提出的个别感染性病原体。最近有证据表明,黏膜微生物群的变化可能与个别感染性病原体相关的慢性黏膜炎症性疾病的发生相关。未来还需更多的研究去探索口腔微生物群在 ROU 发病机制中的作用。对 ROU 患者口腔微生物群进行宏基因组学研究,将定义与 ROU 相关的细菌群落的代谢和毒力相关基因表达之间的守恒变化。

(二)病毒因素

在 20 世纪 50～70 年代有些学者开始研究 ROU 与单纯疱疹病毒(Herpes simplex virus,HSV)的关系,发现口炎型 ROU 和单纯疱疹病毒感染在临床表现相似。HSV 是复发性疱疹性口炎的致病因子,疱疹样 ROU 的临床表现与复发性疱疹性口炎相似,所以有学者认为前者可能是 HSV 感染所致。HSV 的特点是宿主范围广,致细胞病变作用强,常潜伏在神经节中,当机体受到非特异性刺激后,病毒基因被激活,其又重新沿着神经纤维轴突移行至神经末梢支配的上皮细胞内增殖,再次复发。HSV-1 在 ROU 患者中阳性率明显高于对照组,为 HSV-1 在 ROU 患者溃疡局部的感染提供了直接证据,提示 HSV-1 与 ROU 发病的密切联系。

目前,在 ROU 的病毒病因学研究中,HSV1-8 型均可见相关报道。有研究表明 HSV-1、VZV、HHV-6、HHV-7、HHV-8、HCMV 及 EBV 可在 ROU 患者体内检测到,检出率明显高于健康对照组。有研究在 ROU 患者病灶中分离出了腺病毒,并且在循环免疫复合物中也发现了 HSV 的 DNA,也有报道在 ROU 患者口腔脱落上皮细胞中发现了人类巨细胞病毒的 DNA,阳性率明显高于正常组。最新的一些研究,采用实时定量 PCR 方法在 ROU 患者的病灶中,也能检测 HHV-8。ROU 存在着不同病毒的感染状态,且感染后的临床表现也存在差异,可以推论出 ROU 不只是一种病毒感染,多种病毒的复合感染也占有一定比例。

病毒感染可能是 ROU 的发病过程的一种诱因,导致患者体内免疫调节紊乱。也有学者认为在正常人的咽部、唾液和外周边细胞中存在病毒,病毒受刺激后在上皮中表达病毒抗原,然后通过复制引发或造成上皮局部免疫异常,进而导致黏膜病损形成。有学者使用抗病毒药阿昔洛韦治疗 ROU 后,发现总有效率为 90.24%,复发率为 27.03%,获得了比较好的治疗效果。阿昔洛韦治疗 ROU 证实抗病毒药能显著降低 HSV-DNA 和 HCMV-DNA 的复制。但也有一些研究指出未能在 ROU 中检测到 HSV 抗原,使用一些对 HSV 起效的抗病毒药,如阿昔洛韦,其疗效也是不明确的。有研究表明抗病毒治疗只能减轻但并不能控制 ROU 复发。对于病毒的研究结果虽然不尽相同,甚至存在相反的情况,但这并不能排除病毒在 ROU 发病过程中的作用。

目前研究认为病毒在该病的发病机制中起一定的作用。主要是因为溃疡的特征及其复发性,在血管周围的淋巴细胞浸润,即存在"袖口状淋巴细胞浸润",检测出了自身抗体,病灶处可观察到包涵体,在动物体上使用病毒可以获得与溃疡临床表现类似的病损。但病毒病因学尚未得到肯定结论,病毒在 ROU 发病中的作用仍需进一步研究。

四、营养因素

营养是人体健康的物质基础,人体每天都必须从外界环境中摄取食物,消化、吸收和利用食物中的营养素,以维持机体正常的生命活动。营养对人体的健康起到非常重要的作用。维持合理的营养可以增进机体健康,使人精力充沛、健康长寿。若出现营养失调则可引起疾病,ROU 可与营养缺乏相关,营养缺乏主要有微量元素的缺乏及各种维生素的缺乏。

(一) 微量元素与 ROU

微量元素广泛地存在人体内,是人体内不可缺少的物质,微量元素若出现失衡会引起多种疾病的发生和发展。近年来,人们越来越重视微量元素对健康的影响。目前研究主要集中在 ROU 与锌、铁、铜、硒的关系上。

1. 锌与 ROU

锌是人体的必需微量元素,可以直接参与核酸以及蛋白质的合成,是 DNA 和 RNA 聚合酶等重要酶的成分,并参与各种组织的代谢过程,与体内 80 多种酶的活性相关,是组织创伤愈合的必需物质。缺锌时,口腔黏膜不全角化,细胞膜的稳定性减弱,创伤组织愈合迟缓。锌的缺乏会导致含锌酶的活性降低,DNA 聚合酶的活性受到干扰,细胞稳定性减弱,可直接或间接地影响口腔上皮的更新和修复,激发增生淋巴细胞,对代谢活跃的口腔上皮产生细胞毒作用,破坏上皮从而形成溃疡病损。缺锌还会引起免疫缺陷,导致机体免疫功能低下,T 细胞功能不全,创伤组织愈合迟缓,这也会引起 ROU 的发病或复发。

机体细胞通过补锌后,可以显著提高细胞质膜中锌的含量,进而细胞中—SH 基含量也会随之增加,而丙二醛含量则相应降低,细胞内脂质过氧化作用受到了控制。ROU 各型患者在使用锌治疗后,血清中微量元素含量重新恢复平衡,血清中锌、铁的含量也相应回升,两者比值回落至正常,同时其症状也得到明显改善。研究认为缺锌是 ROU 的发病因素,通过及时补锌治疗可促进 ROU 的愈合。有学者应用塞曼火焰原子吸收分光光度计技术,对 33 例 ROU 患者及正常人头发中的 Zn、Fe 以及 Cu 等的含量进行比较分析,结果发现 ROU 患者头发中锌的含量显著低于正常人。研究结果表明 ROU 的发生与缺锌存在相关性,临床上对 ROU 患者进行补锌治疗可以加速溃疡的愈合并且有防止复发的效果。

大量学者通过补锌的治疗方法对 ROU 与锌元素的相关性进行了探讨。对儿科门诊的 100 例口腔溃疡患者应用硫酸锌糖浆联合思密达治疗并观察疗效,发现患儿经过补锌治疗后,溃疡的愈合时间显著缩短,同时并无毒副反应的发生。通过补锌可以产生收敛、缩小溃疡面和加速溃疡愈合的作用,也会使得体内锌发生重新分布,调节人体的免疫力,增强了人体的防御能力,这可能是补锌治疗对 ROU 产生作用的原因。

微量元素锌与 ROU 的关系是比较明确的,通过对 ROU 患者给予锌制剂,可使溃疡发作减轻,许多临床跟踪报道也显示锌在 ROU 治疗中的显著疗效。

2. 铁与 ROU

铁元素也是人体内重要的微量元素,它对细胞的稳定起着重要作用。铁主要参与血红蛋白以及多种活性酶的合成,同时其与细胞色素还原酶、乙酰辅酶 A 等酶的活性密切相关。当铁缺乏时,会引起细胞免疫功能的异常,使得口腔上皮细胞抵抗力下降,黏膜上皮厚度降低,导致上皮结构改变,局部坏死,进而形成溃疡。当机体出现铁元素缺乏时,机体内淋巴细胞的 DNA 合成会受到影响,白细胞无法正常发挥功能,同时抑制机体内抗体的产生,淋巴细胞也会丧失对特异抗原的敏感性,导致机体抗感染能力明显降低,易发生感染。

有研究应用 X 射线荧光分析法对 30 例 ROU 患者及健康对照组头发中微量元素的含量进行对比分析,发现 ROU 患者头发中 Zn、Fe 的含量显著低于健康对照组,认为人体微量元素 Fe 及 Zn 的含量减少与 ROU 的发病有关。也有研究对 68 例 ROU 患者中微量元素铁含量及淋巴细胞转换率的测定进行分析,发现其中有 55 例患者铁缺乏,显示其机体免疫功能缺陷和免疫活性细胞的不平衡,进行补铁治疗后,增加了机体内铁含量,同时机体细胞免疫功能也得到增强,口腔上皮厚度增加。欧敏华等对 65 例 6～14 岁 ROU 患儿血清微量元素与免疫功能进行研究,结果表明 ROU 患儿发病期间缺铁、锌,而且铜与锌的比值也发生了改变,这些改变与 ROU 的发病存在密切相关性。

ROU 的传统治疗方法能够达到缓解局部和全身症状的效果,但其有效率和痊愈率较低,更加苦恼的是治疗后易复发;在 ROU 治疗中加用微量元素,补充 Fe^{2+}、Zn^{2+} 后,发现机体内的 Fe^{2+}、Zn^{2+} 含量基本恢复正常,ROU 的治疗有效率得到显著性提高,综上认为铁的缺乏是 ROU 的重要发病因素。

3. 铜与 ROU

铜也是人体必需微量元素,它可以参与机体内的造血过程以及抗坏血酸氧化酶、酪氨酸酶、细胞色素 C 等多种酶的合成,同时也是超氧化物歧化酶系统的主要成分。近来针对铜与锌的比值的研究得到重视,许多研究显示,健康人中血清内铜与锌之间存在一定比值。铜与锌比值的测定,相对于只单独测定锌的含量,更加能够反映出机体内锌的营养状态,在诊断疾病、观察病情、指导疗效等方面具有重要的意义。

有研究使用电感耦合等离子体质谱方法,对 143 例 ROU 患者血清内微量元素进行检测分析,并比较了治疗前后的变化,结果显示治疗前各型 ROU 患者血清多种元素均出现失衡,铁以及锌的含量减少,且铜与锌的比值也发生了倒置,铜与锌之间有负相关关系,铜与 ROU 之间密切相关。有学者通过比较 84 例 ROU 患者及 50 例对照组头发中 Cu、Zn、Fe、Mn、Mg 的含量,发现 ROU 患者中铜含量显著高于对照组,而锌含量明显低于对照组,铁、锰、镁含量与对照组内并无统计学差异,机体内锌的缺乏以及铜的高含量与 ROU 的发生、发展密切相关。也有研究通过对已确诊为 ROU 的 162 例患者头发中的微量元素含量进行的测定,研究发现 ROU 与微量元素有着密切的关系,且治疗前,ROU 患者的 Zn^{2+} 和 Fe^{2+} 显著低于正常对照,Cu^{2+}、Ca^{2+} 明显高于正常对照。

4. 硒与 ROU

硒主要作用是通过 GSH-PX(谷胱甘肽过氧化物酶)保护口腔黏膜免受氧化物质的损害。有研究发现,硒元素在抗氧化自由基、调节细胞因子方面有良好的作用,它在 ROU 的辅助治疗中起重要作用。硒能促进免疫球蛋白 IgG、IgM 激活巨噬细胞,调节白细胞介素 - 2

等细胞因子,延长或维持细胞端粒,在机体内发挥消除自由基抗氧化物作用。

有学者应用原子吸收分光光度计技术加测了 ROU 患者血清中硒及锌的含量,结果表明硒及锌明显较健康对照组低,而镁、铁、铜的含量并未出现显著改变,这提示硒和锌在 ROU 的发病中有重要作用。通过补硒治疗,可以达到促进溃疡愈合、延长复发周期、抗炎、调节机体的免疫功能、增强机体抵抗力的作用。有研究分别通过对 ROU 患者和正常对照组的血清硒和红细胞过氧化脂质进行检测,发现 ROU 患者中血清硒显著低于对照组,结果提示 ROU 患者体内脂质过氧化反应增强与硒的缺乏存在关联,硒的缺乏会引起过氧化脂质的蓄积,进而通过一系列微循环障碍的改变引起 ROU 的发生、发展。

（二）维生素与 ROU

研究发现,ROU 患者血清和唾液中多种维生素含量低于正常对照组,而且补充维生素可促进溃疡病损的愈合。维生素是机体维持正常功能所必需的一类小分子营养物质,其在维持生理功能和调节物质代谢等方面发挥着非常重要的作用。机体中并不能合成维生素,或者合成量存在不足,必须依赖于食物供给,当维生素缺乏时则会发生维生素缺乏病。

1. 维生素 A 与 ROU

维生素 A 包括动物性食物来源的维生素 A_1、A_2 两种,是一类具有视黄醇生物活性的物质。维生素 A 可参与糖蛋白的合成,有助于细胞增殖与生长,对于上皮的正常形成、发育以及维持十分重要。有研究发现 ROU 患者中血清及唾液中维生素 A、C、E 均显著低于正常对照组。维生素 A 参与上皮的正常组织代谢,也与上皮组织间质中黏多糖合成相关,有保护受损黏膜的作用。因此,ROU 患者进行适当维生素 A 补充对于病损的愈合具有一定帮助。

2. 维生素 C 与 ROU

维生素 C 也被称为抗坏血酸,可促进机体抗体的形成,并且也可以促进胶原蛋白及细胞间质合成,同时具有刺激唾液分泌的作用。因此,维生素 C 可以较好地保护溃疡面,有利于口腔溃疡的愈合。有研究表明,ROU 患者溃疡期腮腺的分泌功能出现减退,唾液较正常时减少,考虑可能是由于出现焦虑、紧张等情绪波动,引起交感神经兴奋,抑制了副交感神经的兴奋,抑制了唾液腺分泌,上皮细胞生长也会变慢,但是上皮的脱落速度并未出现改变,后续则出现上皮的糜烂。如若恢复唾液分泌功能,则可以促进溃疡面的愈合。有临床实验研究发现,使用维生素 C 片直接贴附于溃疡面,用药后第二天就能缩小溃疡面,明显减轻疼痛感,直至溃疡基本愈合。也有学者采用维生素 C 注射液对 ROU 患者进行治疗,达到了良好的疗效,病人易于接受,值得临床推广应用。

3. 维生素 E 与 ROU

有学者对小鼠联合应用维生素 C 和维生素 E 后,检测其免疫功能及抗氧化功能的调节能力,结果表明小鼠的免疫功能及抗氧化能力在联合应用维生素 C 和维生素 E 后显著提高。结果提示抗氧化营养素维生素 E 和维生素 C 联合应用能够增强淋巴细胞的转化功能,提高机体细胞对白细胞介素-2 的反应活性,增加超氧化物歧化酶活性,从而避免机体受到毒性物质的损伤,提高小鼠的细胞免疫功能以及抗氧化能力。维生素 E 具有促进新陈代谢,使皮肤和皮下组织吸收足够的营养,维持细胞的正常结构功能,促进黏膜组织修复的作用。其药理作用包括可以抗氧化、抑制血小板黏附、抑制平滑肌细胞增殖、增强细胞免疫等,同时还具有抗氧化低密度脂蛋白,更为重要的是它可以抑制蛋白激酶 C 和谷胱甘肽 S 转移酶。大量实验和流行病学的研究证实,心脑血管疾病、肿瘤、肝肾疾病以及胃黏膜的损伤等与体内氧化应激亢进密切相关,由于体内的氧自由基过量生成和(或)细胞内抗氧化防御系统受到损伤,过量聚集氧自由基及其相关代谢产物,进而对机体器官的结构和功能产生破坏作用,出现病症。

基于维生素 E 的药理特性,有学者将维生素 E 涂于溃疡处,一个疗程后发现,维生素 E 可以缩小溃疡面,减轻疼痛感,药物安全可靠。大量研究结果提示,维生素 E 用于 ROU 的治疗中,安全无刺激,患者亦较易接受,可作为 ROU 的辅助治疗药物。

4. 维生素 B_2 与 ROU

维生素 B_2 具有维持上皮细胞的功能,可以促进受损皮肤黏膜上皮细胞及血管内皮细胞的再生和修复,减轻黏膜应激性损伤,加快溃疡面愈合。而当机体内出现维生素 B_2 缺乏时,机体的生物氧化则会受到影响,细胞代谢也会发生障碍。

有研究证实了维生素 B_2 在小儿口腔溃疡治疗中具有独特的疗效,无毒副作用,服用方便,安全可靠。也有学者采用浓缩鱼肝油加利多卡因、葡萄糖酸锌、维生素 B_2 的方法对儿童口腔溃疡进行治疗,取得了良好的疗效。

5. 维生素 B_{12} 与 ROU

维生素 B_{12} 也是人体内必需的维生素之一,参与人体内许多的生化反应,可以加速组织生长及修复,修复再生受损的皮肤黏膜上皮细胞及血管内皮细胞。有研究发现维生素 B_{12} 可以增强口腔局部免疫力,促进溃疡的愈合,减轻口腔溃疡的严重性。

Piskin 研究发现 ROU 患者中维生素 B_{12} 显著低于正常对照组。Sun 通过对 273 名 ROU 患者血液研究发现 ROU 患者中维生素 B_{12} 的缺乏与血球蛋白、铁以及叶酸的缺乏呈正相关。Kozlak 研究表明 ROU 病患中对维生素 B_{12} 的吸收减少。黄敏晏等将维生素 B_{12} 溶液及庆大霉素等组成的复合维生素 B_{12} 溶液直接喷涂于患者溃疡面,发现有效率达 92.04%,提示维生素 B_{12} 有助于修复受损黏膜,促进黏膜生长,缩短愈合时间。Volkov 研究亦发现可以通过口服维生素 B_{12} 达到缓解 ROU 的作用。

弄清导致 ROU 患者缺乏微量元素及维生素的原因,有助于了解 ROU 的发病机制,并为 ROU 的治疗提供一个监控及治疗的方向。

五、食物过敏

国外研究表明,ROU 患者中抗牛酪蛋白 IgG、IgA 以及 IgE 抗体水平明显高于健康人群,证实 ROU 的发病与食物不耐受有明显关联,通过饮食控制及药物辅助治疗能有效缓解病情,但无法阻止复发。食物过敏,如对牛奶、调味品、防腐剂、巧克力、奶酪、小麦粉、番茄、花生和草莓等的过敏,可能会导致 ROU 的发作。小部分患者停止进食此类食物后,ROU 消失。

食物不耐受的概念是由英国学者首先提出的,其引起的疾病往往呈慢性发作,机体对某些食物产生特异性 IgG 抗体,并形成免疫复合物,使机体产生炎性反应,其发病与食物所致的过敏反应存在明显差异。食物不耐受主要由 IgG 抗体参与,通过检测食物特异性 IgG 抗体水平可用于判断是否有食物不耐受。

(一)食物过敏治疗与 ROU

ROU 的发生与食入性过敏源如土豆、小麦面、芝麻、牛肉等,和吸入性过敏源例如花粉、兽毛、尘土等有关。避免接触过敏源，同时进行脱敏治疗将会有助于 ROU 的治疗。也有研究发现，血清中的抗牛乳蛋白 IgG、IgA、IgE 抗体的高表达与 ROU 临床表现密切相关。ROU 患者对鸡蛋和牛奶较易产生高表达的特异性的 IgG 抗体，然而其免疫反应机制仍需进一步深入研究。有学者指出在 ROU 患者溃疡发生的早期和前驱期，可以通过限制摄入致敏食物，并在局部使用激素类药物以及免疫抑制剂来防止溃疡的再次发生。对患者的不耐受食物进行控制可有助于 ROU 的有效治疗。

Wright 等通过对 11 例重型 ROU 患者的研究，发现控制了一周的可疑致敏饮食，其中 6 例患者溃疡发作减轻，推测食物过敏可能是导致其溃疡发生的原因。Nolan 等对 21 例 ROU 患者食品中常用的 12 种食品添加剂进行斑贴试验，发现其中有 20 个患者出现阳性反应；避免食用会使患者出现阳性反应的食物后，发现其中有 18 人的临床症状得到了明显改善，推测食物过敏与 ROU 的临床表现存在一定联系。Gonul 等对 27 例 ROU 患者和 25 例非 ROU 患者的研究表明，ROU 的发生与吃不同种类的食物有关；35%～50% 的 ROU 患者所吃的食物中可能存在防腐剂或致敏性食品等，若严格的控制该种食物的食用，25%～75% 的患者病情可以得到改善甚至解决。对一些常见食物过敏与 ROU 相关性进行了汇总，见表 3-1 所示。

表 3-1　ROU 相关食物过敏研究

食　物	鉴定方法	参考文献
牛奶	抗体检测（25 个病患中 48% 检测为阳性）	Thomas,Ferguson,Mclennan,Mason（1973）
麸质	麸质改变（25% 的病患消除食物中麸质取得了良好的反应）	Wray（1981）
荞麦，全麦，黑麦大麦，巧克力，坚果，贝类鱼，大豆，西红柿，苹果，奶酪	组胺释放测定（60 个病患中 38% 检测阳性）	Wray,Vlagopoulos,Siraganian（1982）
无花果，奶酪，西红柿，柠檬，醋，法国芥末，菠萝，苹果，牛奶，小麦面粉	消除饮食（15 个病患中 42% 获得改善）	Hay,Reade（1984）
小麦，大麦，黑麦，燕麦，牛奶，蛋白质，偶氮染料和防腐剂	消除饮食（15 个病患中 42% 获得痊愈）	Wright,Ryan,Willingham（1986）
麸质	α-麦醇溶蛋白抗体测定；消除饮食（4 个病患中 75% 检测阳性改变饮食后得到改善）	O'Farrelly, O'Mahony, Graeme-Cook, Feighery,Mccartan,Weir（1991）

（二）食物过敏机制与 ROU

针对食物过敏致 ROU 的发病机制进行了大量的研究。ROU 溃疡早期病变的组织病理学表现提示，ROU 的发病中存在细胞介导的免疫反应。目前的研究表明，免疫复合物、抗体依赖细胞介导的细胞毒作用、B 淋巴细胞抗体免疫致病机制以及杀伤细胞在食物过敏引起的 ROU 中可能发挥了关键作用。包括 ROU 在内的口腔黏膜疾病和过敏反应之间存在着一定的关联，过敏反应可以通过多种方式影响疾病的发生、发展或严重程度。

在 ROU 的病损早期阶段,最初可以发现某个区域由单核大颗粒淋巴细胞和辅助性 T4 淋巴细胞(CD4$^+$)浸润,溃疡性阶段则出现 CD4$^+$ 细胞毒性抑制细胞,愈合期又被 CD4$^+$ 细胞所取代。研究发现相对于健康对照组和其他原因的 ROU 患者,食物过敏引起的 ROU 患者中 $\gamma\delta$T 细胞比例有所增加,推测其在 ADCC 及免疫损害中可能发挥重要作用,但其具体致病机制尚不明确。在基底上皮细胞和早期阶段溃疡上皮细胞所有层次的周围细胞上,均会出现人类白细胞抗原(HLA)Ⅰ、Ⅱ类抗原,这些抗原会受到细胞毒性细胞的攻击,激活浸润上皮细胞的单核细胞,并密切接触棘细胞,进而发生凋亡。

国内对食物过敏致 ROU 相关研究较少,但在临床工作中口腔医生需要予以重视,相信随着医学研究的深入发展,食物过敏引起的 ROU 的发病机制、诊断和治疗可以取得突破。在临床上,对于食物过敏致 ROU,需要采取的是预防性治疗,主要在于 ROU 的早期甚至前驱期做好饮食的改变,同时配合局部使用免疫抑制剂,尤其是糖皮质激素,可以达到阻止溃疡发展的目标。

六、药物因素

某些药物可引起阿弗他样病损。在一些有发病倾向的患者中,使用非甾体抗炎药、ATP 敏感性钾(尼可地尔)的激活剂、ace 抑制剂和抗心律失常药后会出现阿弗他样溃疡,并可伴发生殖器溃疡。这些与服用药物有关的口腔不良反应的发病机制尚不清楚,并且其患病率尚不明确。药物诱发的溃疡主要存在于年龄较大的患者组,并且不总是以“复发模式”发病。中断或替换其他相关药物可以治愈口腔溃疡。研究发现,以下药物与复发性口腔溃疡的发生有一定相关性(见表 3-2)。

表 3-2　药物诱发阿弗他样病损报道

药　名	参 考 文 献
卡托普利	Corone(1987)
尼可地尔	Shotts(1999)
氟尼酸	Kuffer(1976)
苯基茚满二酮	Kuffer(1976)
苯巴比妥	Kennet(1968)
吡罗昔康	Siegel,Balciunas(1991)
次氯酸钠	Menni(1988)

七、系统性疾病

大量临床研究发现多种系统性疾病与 ROU 的发生密切相关。

(一)胃肠疾病与 ROU

ROU 也可以是肠道疾病的一个特征,如克罗恩病,溃疡性结肠炎和麸质敏感性肠病,且溃疡可能反映相关的血红蛋白缺乏症。这种相关性可能部分来自食物和微量元素的缺乏,这是这组疾病的一个典型的并发症。经统计发现,临床上约有 30% 的 ROU 患者同时患有消化道疾病。口腔黏膜与胃肠黏膜同属消化系统,在结构功能、生理、病理中两者均有相似之处。研究发现,诱发胃肠黏膜病损的抗胃壁细胞抗体和抗口腔黏膜抗体间会产生相互作用,同时也有部分交叉免疫,因此认为ROU与上消化道疾病具有共同的病理基础。

已有大量研究指出ROU与HP具有相关性,ROU患者慢性胃病的患病率显著高于非ROU患者,而且ROU患者口腔内HP的感染率也明显高于非ROU患者。但HP是否是ROU的直接致病因子,以及其具体致病机制还有待于进一步研究。目前公认的治疗HP的最佳方法是三联疗法,对ROU患者使用三联疗法进行治疗后,发现ROU的复发率有所下降,但仍需大规模试验研究进行证实。

自从Krajden首次从人口腔成功分离出了HP,口腔就被视为HP感染的第二个可能聚集地,而引起人们的广泛关注。研究显示,ROU患者口腔内HP感染率明显高于健康人群,并大部分并存于消化系统疾病,且消化疾病的发生早于ROU。临床上应用三联法治疗HP取得了较好的疗效,采用此疗法治疗ROU患者可以明显减轻ROU的症状,促进溃疡面愈合,从治疗方面说明ROU与HP有一定关系,但抗HP三联法治疗是否能抑制ROU的复发有待进一步探讨。中医方面认为ROU实为机体在外界环境中受到影响,引起脾胃湿热,致代谢功能紊乱,免疫力下降,自我修复不足而出现局部病损表现。上述研究均显示消化系统疾病与ROU的发生以及发展存在相关性。

肠道疾病麸质敏感性肠病是一种慢性肠炎,主要是由于遗传易感者摄入麸质蛋白后不耐受而引发的。小于5%的ROU门诊患者有麸质敏感性肠病。HLA-DRW10的单体型和DQW1被提出可使患有麸质敏感性肠病的患者容易形成溃疡。一些患者在空肠活检中没有检测出的临床或组织学证据证明的麸质敏感性肠病,也可能有口腔溃疡;去除饮食中的麸质后,患者的溃疡状况改善,但并不能总是减少溃疡的发生;一方面可能由于患者难以遵从医嘱,并且结果可以简单地反映出明显的安慰剂效应。

临床研究和流行病学调查显示,ROU与局限性肠炎、溃疡性结肠炎、胃溃疡、十二指肠溃疡、肝胆疾病以及寄生虫引起的各类消化道疾病或消化功能紊乱存在紧密相关性。临床上大约40%~45%的ROU患者同时患有消化道疾病,ROU在消化道疾病患者中的发病率均明显高于对照组,其中有消化道溃疡患者达到9%以上,溃疡性结肠炎的发病率也比较高,部分胃溃疡患者同时患有ROU,二者具有明显的相关性。

(二)内分泌与ROU

ROU好发于女性,常见女性月经前或月经期溃疡发作,而在妊娠期或哺乳期症状消失或好转,这主要与女性月经周期内性激素水平的变化相关。对切除卵巢后的仓鼠的口腔黏膜进行研究,结果发现其口腔上皮角化层不规则,口腔黏膜变薄,通过雌激素替代治疗后情况得到改善,由此认为雌激素对口腔黏膜的正常结构维持有重要作用。孕酮由卵巢合成和分泌,它是一种免疫抑制剂,口腔黏膜组织中存在孕酮的受体,是其靶器官之一。实验证明孕酮可促进溃疡的愈合。与经期相关的女性ROU患者黄体期存在催乳素水平及孕酮水平的异常,推测患者催乳素的升高会导致孕酮分泌的减少,引起机体免疫功能紊乱,从而导致ROU周期性地反复发作。

糖尿病常并发皮肤化脓性感染,ROU也是其并发症之一。胰岛素生物活性降低或分泌减少会引起糖尿病的代谢紊乱。此时机体内的主要改变是大量分解脂肪组织,产生酮体,而当酮体超过机体的氧化利用能力时,便可发展为酮症酸中毒,同时蛋白质的合成也明显减少,这不利于形成新生肉芽组织,会阻碍溃疡的愈合。有实验用胰岛素和高渗糖的混合液对ROU 溃疡处进行局涂,结果其有效率明显高于对照组,胰岛素可促进 ROU 愈合。此外,糖尿病患者的抗氧化能力也明显弱于健康人群,亦是导致 ROU 发生的不利条件。

（三）其他系统性疾病与 ROU

当然,许多其他系统性的疾病也与 ROU 的发生相关,如贫血、周期性中性白细胞减少、白塞病、HIV 感染、PFAPA 综合征、反应性关节炎、Sweet's 综合征等。

系统性疾病与 ROU 的相关性研究已经取得了一定成果,但是 ROU 的具体发病机制仍不清楚,病因复杂,需进行大量研究。

第二节　诱发因素

ROU 的病因复杂,与多种发病因素相关,其诱发因素多样。ROU 患者的诱发因素可以通过询问病史得知,诱发因素包括戒烟因素、社会心理因素、激素水平、氧自由基、免疫缺陷因素、贫血等。

一、戒烟因素

针对吸烟与 ROU 关系的流行病学调查指出,吸烟人群发生 ROU 概率较小,而吸烟者戒烟后可出现 ROU。研究发现,尼古丁对口腔溃疡及肠炎有效。有些病人在戒烟后便出现ROU 的复发,但再次吸烟后口腔溃疡消失。这可能是由于尼古丁对口腔黏膜角质化起到积极作用。

大量研究发现,吸烟与 ROU 的发生存在着负相关。这种负相关也存在于使用无烟烟草(咀嚼烟草、吸鼻烟等),亦存在于 HIV 阳性的吸烟者中。通常患有 ROU 的患者是不吸烟者。尼古丁会对溃疡的病程产生影响,使用常规治疗方法对 ROU 患者治疗后,若无明显疗效,尤其是不吸烟者的 ROU 患者,可以尝试使用尼古丁替代疗法进行治疗。但是也有研究指出,虽然目前的研究将吸烟作为 ROU 的一种"保护因素",但是黏膜角质保护层的形成需要长期的大量的吸烟刺激,而吸烟强度和溃疡发病严重程度上并无关联。

吸烟与 ROU 之间存在着紧密的联系,戒烟者在戒烟的第一周常常会出现 ROU,这可能是由于戒烟后会暂时性抑制机体免疫系统功能造成的。经过对 ROU 患者口腔黏膜的微循环观察,发现患者的毛细血管曲张、管袢形态异常、丛数减少、部分毛细血管闭塞、血流量减少、血流速度减慢。尼古丁可以为黏膜提供良好的血供,改善黏膜的微环境,防止黏膜的溃烂坏死,同时也可促进溃疡愈合。尼古丁及其代谢物可以降低炎性因子(TNF-α、IL-1、IL-6),增加抗炎因子 IL-10 水平。另一方面,口腔黏膜会受到尼古丁刺激,角化程度增高,使得口腔黏膜发生溃疡的频率降低。

有学者提出吸烟可减轻 ROU 的发生,主要与吸烟可改变口腔黏膜上皮的正常形态有关。口腔鳞状上皮细胞膜的超微结构也会受到吸烟的影响,推测吸烟可以增强口腔黏膜上皮的角化程度,也相应地降低了 ROU 的发生。Mc Robbie 等调查了 1 234 名烟民戒烟后ROU 的发生率、程度、病程和不同戒烟药物治疗对 ROU 的影响。实验显示有 40％的烟民戒烟后发生 ROU,其中大部分烟民戒烟后主要发生轻型 ROU。第一周使用尼古丁替代疗法戒烟的人群 ROU 发生率低于用膜片、鼻喷剂或安非他酮戒烟的人群,但之后没有太大区别。Bittoun 等对比使用尼古丁替代疗法戒烟以及不使用此疗法戒烟的烟民的 ROU 发病率,发现使用尼古丁替代疗法戒烟烟民发病率较低,故其认为尼古丁对 ROU 有预防作用。但是也有学者提出了不同的看法,Cowan 检测了吸烟者和未吸烟者血清及组织中的 α、β-胡萝卜素水平,结果吸烟者血清中的 β-胡萝卜素和组织中 α-胡萝卜素的水平明显低于未吸烟者。α、β-胡萝卜素为抗氧化物,能保护组织免受氧自由基的伤害。此研究从抗氧化能力方面探索吸烟与黏膜的联系,得出长期吸烟者的抗氧化能力较未吸烟者低,保护上皮黏膜的能力弱于未吸烟者,推测吸烟并无明确预防 ROU 的作用。

但烟草中的尼古丁对口腔疾病的影响也是非常大的。长期吸烟会促使口腔黏膜产生色素沉着,有研究指出长期吸烟者出现黏膜色素沉着的比例达到 56.7%。这也从另一个角度说明了黏膜出现角化、色素沉积,这也相应减少了溃疡的可能性。大量的尼古丁也是牙周病的重要诱发因素,吸烟者牙周病的发病率要比不吸烟人群高,而且比较容易造成牙槽骨的吸收。因此,并不建议通过吸烟来预防 ROU。

二、社会心理因素

早期研究发现 ROU 和一些心理因素相关,如焦虑、压抑、工作及其他压力因素。研究发现,对 ROU 患者进行放松治疗后,患者的 ROU 的复发频率显著降低。情绪和环境压力可能导致 60% 的首次口疮性溃疡发作病例,包括 20% 的复发性发作。社会经济地位较高的人群 ROU 的患病率更高,尤其好发于女性,以及焦虑的人群,比如处于考试期间的学生。

患者的心理因素与 ROU 的发生相关与否,一直以来也受到学者的关注。唐柳云等研究了 ROU 患者的社会心理因素(如性格特征,人际关系、心理状态是否健康,社会支持利用情况等),结果发现 ROU 患者存在明显的情绪障碍,心理状态不稳定,情绪反复明显,在人际交往的过程中,往往表现出敏感、焦虑、抑郁,容易产生敌对的情绪,存在情绪障碍。压力和焦虑可能在 ROU 的发生和复发中起重要作用。ROU 通常是在紧张的情况下发生的,例如学校考试时,牙科治疗和生活发生重大变化的时期。压力改变神经系统的交感神经和副交感神经分支的调节,并相应地改变 HPA-下丘脑-垂体-肾上腺轴。激素的自主活化和升高,包括由 HPA 轴产生的激素在调节免疫监视机制中起关键作用。这种免疫调节活性与心理应激诱导炎症部位的白细胞数量增加是特征性的,在 ROU 发病过程中经常观察到。

随着医学从以往的"生物医学模式"向现代的"生物-心理-社会医学模式"转变,人们对于疾病致病因素的研究,也逐渐地从单纯"生物因素论"转向"生物-心理-社会多因素论"。这种专门研究精神、心理和社会因素与人体健康和疾病相互关系的学科,称为"心身医学",而这些以躯体症状表现为主,但病变发生、发展和预后与心理、精神、社会因素密切相关的疾病,则被称为"心身疾病"。ROU 作为口腔科的心身疾病之一,对其致病诱因的探讨,由来已久。大量临床报道指出,病人在焦虑、过度紧张、神经衰弱、失眠、烦躁等中枢神经功能紊乱的情况下,均会出现 ROU。而若上述心理症状出现好转或者治愈后,ROU 也会明显出现好转或者自愈,同时发作的间歇期也出现延长,症状和体征出现减轻甚至表现不明显。研究表明 ROU 与自主神经功能失调有密切关系。因此,在临床上对 ROU 患者采取镇静、放松等心理疗法或给予抗焦虑、抗抑郁等药物进行治疗后,取得了一定的治疗效果。

根据 ROU 与心理－社会紧张刺激的密切关系,有学者提出了 ROU 发病的"心理－社会因素论",其认为心理、精神、社会因素会诱发胃肠道疾病,进而引起小肠吸收功能降低,这将造成体内微量元素缺乏,导致口腔黏膜角化不良,机体免疫功能下降,使得口腔黏膜抵抗力下降,加速了组织及血管蛋白质结构分解,最终会促使 ROU 的发生。当然也有学者提出了不同的致病机制,认为心理、精神、社会因素主要是通过改变神经血管,使得组织出现缺血、缺氧或充血水肿,同时也会引起唾液分泌功能改变,以致唾液流量减少,pH 也发生改变,口腔内环境失衡,黏膜组织的局部抵抗力降低,促进溃疡的发生。

以上对社会心理因素诱发 ROU 进行了初步介绍,后续将在本章第六节对本因素进行详细描述。综合性心理治疗可改善心理状态、躯体功能和生活质量,同时也提高 ROU 的临床疗效。为了进一步明确精神、心理、行为、社会等环境因素与 ROU 的关系,可以采取不同的分析量表,针对不同地区的患病人群,在不同时期进行多层面、多因素的综合分析,这样才能更有效地揭示病因,进而为临床治疗和预防 ROU 提供方向。

三、激素水平改变

少数患有 ROU 的妇女有周期性口腔溃疡,并与月经周期的黄体期相关,推测可能是孕激素驱动有缺陷的口腔黏膜上皮更新。ROU 多发于月经周期的黄体期和月经暂停期间。研究发现,这种情况会在怀孕期间及妇女服用避孕药期间得到很大的缓解,但在孕后会复发加重。虽然研究结果发现 10%的女性患者溃疡首发是在 50～59 岁之间,但目前研究尚未发现 ROU 的发生是否与停经相关。一些报告还提到了血清性激素水平与 ROU 基因的相关性。

有研究发现,糖尿病及月经期与 ROU 有关。研究证实 ROU 患者中血清孕酮含量显著降低,而口服甲孕酮 3 个月后 ROU 的症状明显改善。临床研究也指出女性 ROU 患者在妊娠期和哺乳期,ROU 的病情会出现好转情况。有学者研究发现,男性患者外周血中卵泡生成激素、睾酮、间质细胞刺激素增多,雌二醇和孕酮减少。以上研究表明内分泌失调可能也是 ROU 的诱发因素之一。

部分女性 ROU 患者发病情况明显与月经期有关。学者分别检测了与经期有关的 ROU 患者以及正常女性中的黄体期性激素水平,经过比较分析后发现与经期有关的 ROU 患者中黄体期催乳素以及孕酮水平存在异常,推测女性 ROU 患者升高的催乳素,会导致孕酮分泌降低,进而引起机体免疫功能失调,从而导致 ROU 周期性的发作。

四、氧自由基

近来有研究表明,氧自由基可能是众多 ROU 致病因素的共同枢纽环节。氧自由基能使富含多价不饱和脂肪酸的结构,产生大量具有细胞毒性的脂质过氧化物,损伤细胞生物膜,增高细胞膜通透性,使得细胞内外环境发生变化,最终导致细胞出现肿胀溶解。有学者发现,ROU 患者的超氧化物歧化酶活性有降低的趋势,而过氧化脂水平显著升高,ROU 患者血浆和红细超氧化物歧化酶含量较正常人减少,并且其中的脂质过氧化物含量出现明显升高,结果提示氧自由基损伤黏膜细胞是 ROU 发病的重要诱发因素之一。

ROU 患者的一些血液成分和指标也发生了一定的改变,其较对照组血液黏度明显升高,红细胞比容也增多,红细胞电泳时间延长,红细胞沉降率显著减慢。ROU 患者存在微循环障碍,会影响口腔黏膜的血供及正常代谢,一旦口腔黏膜稍受到轻微的损伤就会形成溃疡,而且愈合缓慢,这可能是在临床上 ROU 患者溃疡经常出现此起彼伏,迁延不愈的原因。人体内存在的超氧自由基与脂质发生过氧化反应,会产生具有细胞毒性的过氧化脂,正常情况下,体内存在的超氧化物歧化酶具有清除超氧自由基以及体内过氧化脂物质的作用,这利于组织更新和创面愈合,若未及时清除则易引发 ROU。有研究发现 ROU 患者血液中氧化物歧化酶含量明显低于正常组,过氧化脂含量显著高于正常组,表明 ROU 的发病与氧化物歧化酶及过氧化脂有直接关系,氧自由基损伤口腔黏膜细胞是 ROU 发病的重要诱发因素之一。

五、免疫缺陷因素

免疫缺陷疾病、骨髓增生异常综合征、周期性中性粒细胞减少(ROU 以 3 周为周期的出现可能提示有中性粒细胞减少)、CD4$^+$淋巴细胞计数低于每毫升 100 个细胞的 HIV 阳性免疫缺陷患者可引起重型阿弗他样溃疡。

六、贫血

约 20% 的 ROU 患者存在着贫血。研究发现,一些患者存在着铁、维生素 B_{12}、叶酸缺乏。然而,也有一些研究者发现,ROU 患者与正常对照组相比,铁、维生素 B_{12}、叶酸缺乏无显著差异。

与补血有关的物质(铁、叶酸或维生素 B_{12})的缺乏在患有 ROU 的患者组中可能是健康对照组的两倍,纠正这些物质的缺乏有助于改善一些患者的口腔溃疡。Volkov 等研究发现,对于营养缺乏型 ROU 患者,无论最初的血清水平如何,口服维生素 B_{12} 对 ROU 受试者均有积极影响。ROU 患者较正常患者缺少某些维生素,尤其是维生素 B_{12}。具体致病机制仍有待于多方面的研究和探讨。维生素 B_{12} 是脂肪和碳水化合物代谢,蛋白质合成和血细胞生成的辅酶。维生素 B_9(叶酸)也是参与蛋白质合成和红细胞生成的辅酶。近来已经证实,口腔黏膜炎症包括舌炎和口腔炎的变化可能是维生素 B_{12} 或叶酸缺乏早期唯一的临床表现。S Piskin 等报道,维生素 B_{12} 的缺乏可能是 ROU 的重要致病因素。无论 ROU 患者是否缺乏维生素 B_{12} 都对其进行维生素 B_{12} 的治疗,可以起到一定的治疗和预防的作用。

铁、叶酸和维生素 B_{12} 在 ROU 中起着重要作用,尽管这一课题仍有争议。因此,Wray 等人报道补血不足 23 例口腔溃疡(17.7%):维生素 B_{12} 缺乏症 5 例,叶酸缺乏 7 例和铁缺乏 15 例。4 名受试者有不止一种缺陷。在 130 个年龄和性别匹配的对照组中,有 11 人发现有缺陷(8.5%)。波特等人发现 11.6% 的 ROU 患者铁蛋白水平较低,而维生素 B_{12} 水平在低于 3.2%,铁蛋白浓度显著低于对照组。有人建议,在所有受试者中都应考虑可能的维生素 B_{12} 缺乏。罗杰斯和赫顿在美国研究了 102 例 ROU 患者,发现只有 5.9% 贫血患者。然而,39.2% 的患者表现为补血不足。同样,Challacombe 等研究了 193 例 ROU 患者在伦敦贫血的发生为 7.3%,而 30.6% 显示补血不足。Piskin 等人只发现患者血清维生素 B_{12} 水平要明显低于对照组。

七、其他刺激

ROU 发病原因不详,致病机制不明确,是多因素综合作用的结果,且病情严重程度、间歇期和持续时间存在明显的个体差异。ROU 的诱因是多种多样的,除常见诱发因素之外也存在一些独特的诱因。在一些研究中学者指出十二烷基硫酸钠,即一些口腔保健产品中的洗涤剂,也可能引起类似于 ROU 的溃疡。

表 3-3 列举了与 ROU 相关的成因和预测因子,其中没有一项被证明是与 ROU 单独相关。

表 3-3　与 ROU 相关的病因及诱发因素

病因及诱发因素	具 体 分 类
创伤	各种理化因素损伤
食物和营养素	巧克力、乳制品、坚果、西红柿、小麦
营养缺乏	维生素 B_1、维生素 B_2、维生素 B_6、叶酸、锌、铁
趋化因子,生物体产物	TNF-α,白介素、热休克蛋白
内分泌	月经、低胰岛素水平
胃肠疾病	克罗恩病、吸收障碍综合征、乳糜泻、溃疡性结肠炎、麸质敏感性肠炎
血液学	贫血、循环性中性粒细胞减少症、恶性血液病
免疫学	免疫功能缺陷类疾病(T 细胞应答机缺陷、HIV)
微生物	链球菌、肺结核、幽门螺杆菌疱疹病毒、水痘-带状疱疹、巨细胞病毒
多器官疾病	贝切特病、MAGIC(口及生殖器溃疡伴软骨炎)综合征、马歇尔综合征、反应性关节炎、多行性红斑
基因	HLA
其他	角质细胞成熟缺陷、缺陷黏膜上皮翻转
行为因素	吸烟 口服避孕药
心理因素	生理压力
药物	非甾体类抗炎药、β受体阻断剂、尼克地儿、阿伦磷酸钠

八、小结

ROU 病因复杂,存在明显的个体差异。有人提出 ROU 的发病的遗传、环境和免疫"三联因素论",即遗传背景加上适当的环境因素(包括精神神经体质、心理行为状态、生活工作和社会环境等)引发异常的免疫反应而出现 ROU 特征性病损。总之,学界的趋同看法是多种因素综合作用的结果(图 3-1)。

本章通过 ROU 的发病因素及诱发因素两方面对 ROU 的病因及发病机制进行了探讨,包括免疫因素、病毒和细菌感染、遗传易感性、维生素和微量

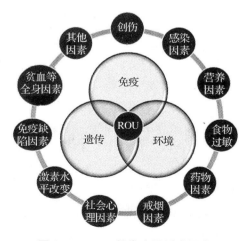

图 3-1　ROU 的发病及诱发因素

元素缺乏、食物过敏、药物、系统性疾病、氧化应激增加、激素、机械损伤和焦虑等。其中免疫因素、遗传因素、病毒和细菌感染、社会心理因素将分别在本章三、四、五、六节做进一步深入介绍。尽管目前已有大量的研究对 ROU 的病因进行了探讨,但是其具体的病因仍然不明,有待于后续深入地研究,这些研究将为 ROU 的诊断、治疗及预防提供一个更加明确的方向,为 ROU 的防治提供新的方案。

第三节 免疫因素

ROU 病因复杂,而免疫因素是 ROU 发病的"三联因素论"中的因素之一。免疫机制在 ROU 发病中发挥了重要的作用,ROU 的发病与免疫紊乱有关。众多文献指出 ROU 患者在发作期存在着免疫功能异常,认为 ROU 的发生是免疫系统紊乱、多种免疫应答异常的结果,与固有免疫、细胞免疫及体液免疫均存在一定的关系。

ROU 固有免疫紊乱具体表现为 NK 细胞低表达、T 细胞亚群失衡、多种免疫球蛋白及补体表达异常。其发病与固有免疫、口腔黏膜局部 SIgA 低表达、$CD4^+CD25^+Foxp3^+$ Treg 减少、Th1/Th2 失衡、细胞因子分泌紊乱、黏膜抗体形成以及过敏反应等一系列免疫紊乱反应有关,甚至局部微循环改变以及氧自由基介导的免疫紊乱也参与其中。

研究表明,ROU 体液中可检测到 IL-1(IL-1β)、IL-6、INF-γ 等细胞因子的表达,认为 ROU 的发生可能与不同效应 T 细胞亚群介导的固有免疫、细胞免疫或者体液免疫有关。局部创伤应答,如 IL-1β 或 IL-6 无对抗的甚至过度的生成,可能在 ROU 的发病中发挥作用。根据 ROU 病理表现分析溃疡形成过程中的免疫发生机制,认为在溃疡形成过程中,细胞介导的免疫复合体机制及 B 淋巴细胞介导的体液免疫机制均起到一定的作用:在溃疡形成的早期阶段,由 INF-γ 介导,HLA Ⅰ类和Ⅱ类抗原首先在基底上皮形成,而后在上皮全层的病灶周围细胞积聚;在溃疡形成前期,大量中性粒细胞在小血管周围积聚,中性粒细胞的侵入表明免疫复合体致血管炎的作用。且由于血管破坏、lysosomial 酶的激活可导致组织坏死,最终导致了溃疡病损的出现。这些细胞产生 TNF-α,导致角质形成细胞的空泡性变;在溃疡病损进展时,细胞介导的细胞毒性记忆免疫复合体持续发挥作用。尽管 ROU 中循环的免疫复合体尚未被确认,但在病损活检中可观察到免疫复合体的积聚,尤以棘细胞层为甚,且有证据表明淋巴细胞碎片或免疫复合体血管炎可导致免疫球蛋白和补体的非特异性沉积。TNF-α 作为主要的炎性介质,通过对内皮细胞的黏附作用和对中性粒细胞的趋化作用可引发炎症。

一、免疫学概述

研究免疫与 ROU 的发病关系,对于指导 ROU 诊断和治疗具有重要意义,为了更好地理解免疫学在 ROU 发生、发展中的作用,本章节将引入免疫应答的概念及分类,以便更好地理解。

（一）免疫应答分类及其特点

免疫系统将入侵的病原微生物以及机体内突变的细胞和衰老凋亡细胞认作"非己"物质,免疫应答即免疫系统识别和清除"非己"物质的整个过程。

免疫应答可分为固有免疫和适应性免疫,固有免疫又称先天性免疫或非特异性免疫,适应性免疫又称为获得性免疫或特异性免疫。固有免疫和适应性免疫相辅相成、密不可分。适应性免疫应答包括 T 细胞介导的体液免疫和 B 细胞介导的细胞免疫。体内 T 细胞和 B 细胞受抗原刺激后,自身活化、增殖、分化为效应细胞,产生一系列生物学效应(如清除抗原等)。

1. 固有免疫系统

固有免疫是机体出生即获得的非特异性防御功能,是生物体在长期进化过程中逐渐形成的天然免疫体系,主要由组织屏障、固有免疫细胞和固有免疫分子组成。皮肤黏膜屏障即固有免疫系统的第一道组织屏障。而固有免疫细胞主要包括吞噬细胞(包括单核吞噬细胞、中性粒细胞)、树突状细胞、NK 细胞、NKT 细胞、γδT 细胞、B-1 细胞、肥大细胞、嗜酸性粒细胞和嗜碱性粒细胞等。固有免疫细胞不表达特异性抗原识别受体,可通过模式识别受体或有限多样性抗原性识别受体对病原体及其感染细胞等表面共有的特定表位分子识别结合,产生非特异性免疫应答。

2. 体液免疫

体液免疫中,免疫球蛋白及补体是其重要组成部分,不同疾病中其水平改变有所差异。免疫球蛋白是具有抗体活性或抗体样结构的球蛋白,分布与人体血液或其他体液中,在血浆蛋白中约占 20%。免疫球蛋白功能多样,与相应细胞抗原特异性结合、将补体激活、与细胞结合和通过胎盘屏障等。补体是具有酶样活性的球蛋白,存于血清和组织液中,参与免疫调节及抗感染作用,具有放大免疫调节或效应协同特点。

3. 细胞免疫

细胞免疫是特异性免疫中的一种,以 T 淋巴细胞为主的免疫应答。T 淋巴细胞及其亚群间的稳定是免疫防御、稳定和监视功能得以施展的首要前提。T 细胞介导的免疫应答的特征是出现以单核细胞浸润为主的炎症反应和/或特异性的细胞毒性,广义的细胞免疫还包括 NK 细胞介导的细胞毒作用和原始的吞噬作用。

(二)淋巴细胞亚群

淋巴细胞亚群包括 B 细胞(CD19+)、T 细胞(CD3+)、CD4+ T 细胞、CD8+ T 细胞、NK 细胞,其中 T 细胞表面分化抗原是 CD,可根据 CD4 和 CD8 分子表达情况,将成熟 T 细胞分为 CD4+ T 细胞和 CD8+ T 细胞。

T 淋巴细胞(T lymphocyte)简称 T 细胞,CD3 是所有 T 细胞的表面标志。表达 CD3 的细胞被称为 CD3 阳性(+)细胞,是 T 细胞。根据表达的 CD 分子,T 细胞可分为 CD4+ T 细胞和 CD8+ 细胞。表达 CD4 的 T 细胞是辅助性 T 细胞(Th,helper T cells),辨别抗原时受 MHC II 类分子限制;表达 CD8 的 T 细胞是抑制/杀伤性 T 细胞(Ts/c,suppressor/cytotoxic T cells),识别抗原时受 MHC I 类分子限制。

B 淋巴细胞(B lymphocyte)简称 B 细胞,成熟后主要定居于外周淋巴器官。B 细胞可以将抗原呈递给细胞,也可以产生抗体发挥特异性体液免疫作用。一方面活化的 B 细胞可借其 B 细胞抗原受体(B cell receptor,BCR)结合可溶性抗原,以分子复合物的形式提呈给 T 细胞。另一方面 B 细胞接受第一与第二信号激活分化成为浆细胞,产生各种特异性抗体分子,并发挥其效应功能,清除病原菌及其产生的毒素等抗原物质。

二、ROU 与免疫因素的联系

(一) ROU 与固有免疫

ROU 的组织病理学检查可见,病损部位有密集的中性粒细胞和嗜酸性细胞,固有层炎症细胞浸润,以淋巴细胞为主,其次为浆细胞、中性粒细胞和嗜酸性细胞,周围血管炎症细胞浸润。有关于 ROU 的研究表明,抗原与口腔黏膜内的免疫细胞相互作用形成免疫复合物,吸引大量的中性粒细胞汇聚,其释放出的组织降解酶会损伤黏膜,形成溃疡。亦有研究表明,ROU 患者的急性期和后期,NK 细胞的活性明显降低,本应被杀死的病毒感染细胞残留下来,导致机体反复发作 ROU。可见固有免疫,尤其是 NK 细胞在溃疡的发生、发展中扮演着重要的角色。

自然杀伤细胞(natural killer,NK)来源于骨髓淋巴样干细胞,其分化、发育依赖于骨髓或胸腺微环境,主要分布于外周血和脾脏,在淋巴结和其他组织中也有少量存在。NK 细胞是机体重要的免疫细胞,不仅与抗肿瘤、抗病毒感染和免疫调节有关,而且在某些情况下参与超敏反应和自身免疫性疾病的发生,能够识别靶细胞、杀伤介质。NK 细胞发挥作用前无须抗原的预先刺激与活化,在免疫应答过程中可起到辅助、调节以及抗原提呈等作用,并可分泌多种细胞因子及趋化因子。NK 细胞表达 FcεRⅢ(IgG 的 Fc)受体,可通过 ADCC 作用杀伤、包被特异性 IgG 的细胞,活化的 NK 细胞也能分泌 INF-γ 和 TNF-α 等多种细胞因子。病毒感染 2~3 天后,NK 细胞可被吞噬细胞、干扰素等激活,在感染灶附近集聚,杀伤被感染细胞;同时通过其产生的可溶性因子如 IFN、TNF、IL-3 等招募活化中性粒细胞、巨噬细胞与树突状细胞,触发细胞及体液免疫。

NK 细胞一方面具有杀伤病毒感染细胞的功能,另一方面具有生理性免疫调节作用,对体液免疫起抑制作用,对细胞免疫起增强作用。国内外学者关于 ROU 患者外周血中 NK 细胞比例的研究不少,但结果不一致,存在争议。有对 ROU 患者 CD16$^+$、CD56$^+$ 作为 NK 细胞表面标志物的检测,结果显示 NK 细胞比例下降,尤其是溃疡期和愈合期,其水平低于正常,提示在 ROU 发作期患者的非特异性免疫功能减弱。而 NK 细胞比例下降,对 T 细胞增殖反应的辅助作用降低,可能导致机体的细胞免疫总体水平下降。另一部分研究中发现顽固性 ROU 与健康对照组比较存在差异,NK 细胞比例升高,活化的 NK 细胞功能多样,能够刺激多种细胞因子合成分泌,如 INF-γ 等细胞因子增加,导致细胞免疫功能紊乱。综上所述,认为在 ROU 的不同阶段,NK 细胞比例结果不同,主要表现在非特异性免疫抑制作用及对细胞免疫的调节作用改变,从而直接导致固有免疫系统紊乱和间接引起获得性免疫的紊乱。

(二) ROU 与细胞免疫

根据 Lehner 1969 年首次报道的 ROU 发生、发展不同时期的免疫细胞表达情况,结果显示 ROU 前驱期病损部位有大量 T 淋巴细胞浸润,溃疡前期和愈合期以 T 辅助细胞占多数,而溃疡期则主要是细胞毒 T 细胞,提示 T 淋巴细胞在 ROU 的发病中起重要的作用。

1. ROU 与不同 T 细胞亚群

T 细胞通过分泌各种细胞因子参与各种免疫过程,细胞因子是诱发和确定人体免疫反应类型的一个重要因素。ROU 免疫反应破坏的基本机制也可以认为是细胞因子的特殊表达,从而导致免疫系统的紊乱。研究表明,ROU 患者可表达大量的免疫细胞因子,包括 Th1 细胞分泌的 Th1 型细胞因子、Th2 细胞分泌的 Th2 型细胞因子以及调节性 βT 细胞分泌的转化生长因子(TGF-β)。

(1) ROU 与 Th1、Th2 细胞

Th1 细胞主要产生 Th1 型细胞因子,包括:IL-2、IL-12、INF-c 和 TNF-a,促进 Th1 的进一步增殖,进而发挥细胞免疫的效应,同时还能抑制 Th2 增殖,决定了自身免疫的倾向,诱导细胞免疫和迟发型超敏反应,刺激 IgG 的分泌。

Th2 细胞分泌 Th2 型细胞因子,包括:IL-4、IL-5、IL-10、IL-13,促进 B 细胞增殖、分化和抗体生成,辅助 B 细胞活化,通过信号转导与转录激活因子,具有显性抗炎性质、刺激体液免疫反应、诱导 IgE 生成和嗜酸粒细胞活化。

有研究认为溃疡形成主要取决于 Th1 型细胞免疫应答的激活,以及 Th1/Th2 免疫失衡。国外有研究显示,ROU 患者中 Th1 细胞因子的分泌量明显高于对照组。与 RAS 基因的 Th2 基因簇比较,证明 Th1 型反应基因簇的表达增加。ROU 急性期和缓解期,可观察到外周血单核细胞分泌的 IL-2、INF-c 和 TNF-a 水平明显增加。与健康对照相比,ROU 患者的抗炎细胞因子 TGF-b 和 IL-10 的分泌显著减少。

在口腔黏膜的特定区域,不恰当启动的细胞因子级联反应激活了某些免疫过程,可导致免疫紊乱。在 ROU 患者中,免疫系统的功能会因某种尚未定义的触发因素而受到干扰,这可能包括病毒、细菌抗原或压力。在许多报告中也强调了自体免疫在疾病发展中的作用。这两种类型的免疫反应:自然和后天(体液和细胞)免疫翻译可能成为干扰患者免疫稳定的重要因素,体现在中性粒细胞激活,补体浓度升高,NK 细胞、B 淋巴细胞数量增加,CD4$^+$/CD8$^+$ 比例下降。因此,为了确定 ROU 的免疫反应机制,有必要对患有此病的患者进行细胞因子分析。抗炎细胞因子产生的不平衡,可能促进了自体免疫性和 ROU 的发展。在 ROU 患者外周血中产生促炎性细胞因子(IL-2、IL-6、IL-12、IL-15、INF-c 和 CSF2)的 T 淋巴细胞数量增加,导致 Tc 细胞和 NK 细胞的细胞毒作用增强,进一步促进口腔溃疡的形成。在其他一些自体免疫介导的疾病,如克罗恩病、腹腔疾病和 PFAPA(周期性发热、口疮性口炎、咽炎和 adenitis)综合征中,也观察到 Th1 型免疫反应活性的增加。

(2) ROU 与 Treg 细胞及 Th17 细胞

国外学者研究表明,ROU 患者外周血中 Treg 细胞比例下降。ROU 患者在非皮损黏膜活检组织的 mRNA 表达降低,表明 ROU 患者口腔黏膜局部 CD4$^+$CD25$^+$Foxp3$^+$Treg 细胞功能和数量发生变化,导致局部免疫耐受丧失。

Th17 细胞是 T 细胞亚群一种,可影响 Th1/Th2 平衡。Th17 细胞和 Treg 细胞相互拮抗和制约,当其比例失衡时则有可能出现口腔溃疡。有学者研究表明,ROU 的溃疡期、恢复期外周血 Th17 水平升高,且 Th17 细胞与 CD4$^+$CD25$^+$Foxp3$^+$Treg 细胞呈负性相关关系。Th17 细胞分泌的细胞因子(包括 IL-17A、IL-17F、IL-21、IL-22、IL-23)可诱导上皮、内皮多种炎症,介导 ROU 的发生。

我们采用流式细胞术对顽固性 ROU 患者和健康人外周血中 Th17 细胞和 Treg 细胞比例的变化进行了检测。结果显示顽固性 ROU 患者外周血中 Th17 细胞水平高于对照组,Treg 细胞水平低于对照组。提示 Treg 细胞和 Th17 细胞参与了顽固性 ROU 的发病,

Th17/Treg 细胞亚群失衡可能与顽固性 ROU 的发病有一定的相关性。

2. ROU 与 T 淋巴细胞表面分子(TCR)

T 细胞表面具有很多重要的膜分子,它们参与 T 细胞识别抗原、活化、增殖、分化,以及效应功能的发挥。T 细胞通过 TCR 识别抗原,根据所含肽链的不同,TCR 分为 TCRαβ 和 TCRγδ,表达相应 TCR 的 T 细胞,分别称为 αβT 细胞和 γδT 细胞。有研究发现,具有口疮性病变的口腔黏膜中 TCRγδ 细胞数量显著增加。γδT 细胞产生 IL-2,表现出细胞毒性并可破坏某些病毒感染的细胞。它们在上皮生长控制过程中也起作用。先前的观察证实类风湿性关节炎、结核病和乳糜泻患者中,该类型细胞的浓度升高。研究结果显示,ROU 患者的口腔黏膜中也发现了 TCRγδ 细胞数量的局部升高。Freysdottir 提出了类似的结论,他们观察到白塞氏综合征和 ROU 患者外周血中 TCRγδ 细胞的浓度增加。然而,这些细胞在阿弗他溃疡形成和愈合过程中的生物学作用仍不清楚。

3. ROU 与细胞免疫

细胞免疫是特异性免疫中的一种,是以 T 淋巴细胞为主的免疫应答。T 淋巴细胞及其亚群间的稳定,是免疫防御、稳定和监视功能得以施展的首要前提。有很多学者发现,ROU 患者的各淋巴细胞亚群在溃疡的不同时期会出现不同程度的改变,由此可见,ROU 患者体内存在 $CD4^+$ Th 细胞减少、$CD8^+$ T 细胞不变或增多以及 $CD4^+/CD8^+$ T 比例倒置,致使全身和(或)局部细胞免疫功能下降,在病毒等因素作用下,口腔黏膜局部发生一系列病理变化后可形成溃疡。ROU 病程可分为发作期、愈合期和间歇期,形成溃疡的主要时期是在发作期,涉及多种免疫细胞及细胞因子,包括巨噬细胞等炎症细胞、NK 细胞、TNF-α、INF-γ、IL-1β 等,但 T 淋巴细胞活跃在整个周期,有可能是促成其他免疫细胞及因子产生破坏的主要因素。在 ROU 患者体内存在大量 INF-γ,INF-γ 由激活的 $CD4^+$、$CD8^+$ 和 NK 细胞分泌而来,可激活细胞毒性免疫应答,亦可促进向 Th1 的漂移,使免疫功能紊乱,诱发 ROU。在 ROU 患者病损处发现了大量的 IL-1β,可诱导黏附分子的表达,是诱发 ROU 发病的因素之一。

研究表明,细胞免疫紊乱可能在 ROU 的发病中占有重要的作用。早年国外学者对 ROU 的免疫进行研究,发现溃疡病损处有 T 淋巴细胞浸润,研究认为 ROU 可能具有细胞介导的免疫,目前关于 ROU 细胞免疫学方面的研究,也主要集中在 $CD4^+$、$CD8^+$ 以及 $CD3^+$ T 淋巴细胞亚群。正常情况下,机体 T 淋巴细胞亚群以及 $CD4^+/CD8^+$ 比值保持一定的动态均衡,依此判定机体免疫状态是否稳定。在受到一种或多种诱因,会做出适应的免疫应答,从而启动或加速局部口腔黏膜的免疫损伤,导致常见口腔溃疡的发生。

国内外多项研究发现,患者 $CD4^+$ T 细胞数量下降,$CD8^+$ T 细胞数量升高,$CD4^+/CD8^+$ 比值下降。对 ROU 患者和健康志愿者的外周血 T 细胞亚群进行流式细胞术检测和比较发现,外周血 Treg 细胞在 $CD4^+$ T 细胞的比例是下降的。而对大鼠 ROU 模型的实验结果测定显示,溃疡形成后 $CD4^+$ T 细胞数量降低,$CD8^+$ T 细胞数量增高。国内外学者研究比较一致的结果是 ROU 患者 $CD4^+$ T 细胞比例降低,$CD4^+/CD8^+$ 细胞比值下降。$CD4^+$ T 细胞改变在 ROU 的发生中可能发挥重要的作用。针对此结论得出 ROU 发生的可能机制为:$CD3^+$、$CD4^+$ T 淋巴细胞水平及 $CD4^+/CD8^+$ 比值低于正常时,可增加细胞对致病因子的易感性,引起机体或局部细胞免疫功能降低,加之其他诱发因素,从而导致口腔黏膜上皮局部发生损伤、破坏、坏死而形成溃疡。细胞免疫低下会导致某些因素启动并加重口腔黏膜的局部免疫损伤，形成溃疡，并使 ROU 反复发作。也有文献报道，$CD3^+$、$CD4^+$ T 细胞数量减少以及 $CD4^+/CD8^+$ 比值的下降会导致 B 细胞分泌加快，从而使体液免疫兴奋加大，进一步使补体激活，进而导致免疫复合物的沉积，从而形成溃疡。

在相关研究中，$CD4^+$ T 细胞比例和 $CD4^+/CD8^+$ 比值下降的同时，有研究表明 $CD3^+$ 细胞和 $CD8^+$ T 细胞比例升高，亦有结果表明无显著差异。有学者认为 $CD8^+$ T 细胞在 ROU 免疫改变中具有重要作用，且病毒感染可能是 ROU 的病因之一，如 EB 病毒、人巨细胞病毒（HCMV）、乳头状病毒（HPV）等，病毒入侵可激发机体免疫反应，引起 $CD8^+$ T 细胞比例升高，而 $CD8^+$ T 细胞表面的特异性受体可识别靶细胞表面抗原并与之结合，靶细胞溶解坏死最终形成溃疡。$CD3^+$ 是总 T 细胞，其数量比例改变表明 T 细胞水平的改变。而在 ROU 中，其水平可能不变或下降。

在对不同类型 ROU 细胞免疫因素研究中，王翔等将 ROU 分为顽固性和普通性两类进行比较研究。结果发现，顽固性 ROU 与健康对照组比较，除 $CD4^+$ T 细胞比例和 $CD4^+/CD8^+$ 比值下降、$CD8^+$ T 细胞比例升高外，还出现了 $CD3^+$ 细胞比例升高和 $CD19^+$ 细胞比例下降；顽固性 ROU 和普通性 ROU 比较，$CD19^+$ 细胞比例下降和 $CD4^+/CD8^+$ 比值下降，$CD8^+$ T 细胞比例升高。在机体免疫中，T 淋巴细胞亚群具有主管细胞免疫的功能，取决于 T 淋巴细胞总值和亚群的比例，$CD4^+/CD8^+$ 比值可直接反映细胞免疫状态和两者之间相互平衡关系。

综上所述，认为 $CD4^+$ T 细胞比例下降是引发 ROU 疾病发生的基本病因，而 $CD3^+$ 细胞、$CD8^+$ T 细胞比例变化，$CD4^+/CD8^+$ 比值改变，可能与 ROU 疾病的严重程度密切有关。细胞免疫紊乱可能是加重 ROU 疾病复发频率及加大治疗难度的因素之一。

（三）ROU 与体液免疫

体液免疫属于获得性免疫，是一种以特异性抗体作用于入侵的病毒及其代谢产物的一种免疫应答反应。ROU 患者体内存在抗口腔黏膜抗体和循环免疫复合物，而且在棘细胞中发现了细胞毒性作用和自身抗体，这些都提示 ROU 与体液免疫以及自身免疫反应有关系。有学者指出，ROU 患者血清及唾液中 IgA、IgE 含量与健康者存在不同。国外学者研究也充分证实溃疡发作期血清和唾液中的 IgA 水平均显著高于正常对照组。亦有研究发现 ROU 患者的血清 IgE 指标明显升高，且与各临床特征有关。

1. 免疫球蛋白及补体

免疫球蛋白 G（immunoglobulin G，IgG）是血清和细胞外液中含量最高的 Ig，是组成体液免疫的主要蛋白，由浆细胞产生，约占血清 75%～80%，是再次免疫应答的主要免疫球蛋白，抗感染作用强有力。血清半衰期在球蛋白中最长，为 23 天。IgG 能够发挥多种作用，如直接中和毒素调节免疫，通过经典途径活化补体、调理吞噬、介导抗体依赖细胞介导的细胞毒作用（antibody dependent cell-mediated cytotoxicity，ADCC）。近年克罗恩病和肾移植的研究中均涉及 IgG。

免疫球蛋白 A（immunoglobulin A，IgA）包括血清型 IgA 和分泌型 IgA（secretory immunoglobulin A，SIgA）两类，血清型为单体，占血清免疫球蛋白总量的 10%～15%，婴儿出生后 4～6 个月开始合成 IgA。SIgA 为二聚体，经上皮细胞分泌到外分泌液中，合成和分泌的部位在口腔、呼吸道、唾液腺和肠道等。SIgA 可参与黏膜局部免疫,阻止病原体黏附到细胞表面,在局部抗感染中发挥重要作用。通常血清 IgA 和 SIgA 具有相关性,SIgA 也可能与过敏性疾病有关。

免疫球蛋白 M(immunoglobulin M,IgM)是相对分子质量最大的 Ig,也称巨球蛋白,占血清免疫球蛋白总量的 5%～10%,多为五聚体,是初次体液免疫应答中出现最早的抗体。IgM 有较强的激活补体、调理吞噬和 ADCC 作用。

免疫球蛋白 E(immunoglobulin E,IgE)是正常人血清中含量最少的 Ig,可通过 Fc 段与肥大细胞和嗜碱性粒细胞上的高亲和力 Fc 受体(FcεRI)结合而使其致敏。这些致敏的细胞在接触相应变应原后可释放介质而引发 I 型超敏反应。

补体各成分如补体 3 和补体 4(complement 3,C3 和 complement 4,C4)均为糖蛋白,各成分中 C3 含量最高,近来研究发现补体水平的紊乱与自身免疫性疾病密切相关,能活化中性粒细胞或免疫系统的其他细胞,从而参与免疫活动。

2. ROU 与免疫球蛋白及补体

口腔免疫状态受机体免疫状态的影响,体液免疫在 ROU 发病中的研究结果不一。国内有学者研究溃疡期 ROU 免疫功能的变化发现,血清免疫球蛋白 IgG、IgA、IgM 和补体 C3 和 C4 的水平均较正常对照组高,口腔可能接触到广泛的引发反应的抗原,研究显示,麦麸、牛奶、花生、海鲜、尘螨等会引发溃疡,检测其特异性 IgE、IgG 及 IgA 水平均有所升高。国外有学者研究发现,ROU 患者血清及唾液 IgA 升高。同时发现患者唾液 IgG 及亚型和唾液 IgA2 水平均升高,ROU 食物不耐受存在 IgG 介导的迟发型变态反应。有学者在对实验家兔溃疡模型的血清进行检测,发现口腔溃疡的频率与抗口腔黏膜抗体的效价成正相关,经免疫荧光检测,IgG 有沉积到口腔黏膜结构上,提示循环免疫复合物在炎性病损组织中,尤其是在棘层产生较多。免疫荧光检测发现,血清循环免疫复合物存在一定阳性率。

更多的结果认为 ROU 患者的疾病特征与 IgE 水平研究表明,IgE 可能是 ROU 疾病的一种诊断线索。IgE 与许多过敏性疾病的发病有关,在寄生虫感染的疾病中发挥重要作用。近年来,对动脉粥样硬化、肺动脉高压,局部缺血再灌注、男性不育症、伤害感受、焦虑、阿尔茨海默病、自身免疫性疾病、肥胖和糖尿病等多种疾病的研究中,针对 IgE 的研究也较多。早年有学者发现 ROU 患者中 IgE 水平升高的现象;近年来研究发现,将近 50% 的 ROU 患者 IgE 升高,并且其水平与临床特征关系密切。

也有研究发现,ROU 患者的 C3、C4 和补体系统的溶血活动,要比健康对照组高。有学者发现,经鲨鱼肝油治疗 ROU 后,C4 的水平下降并且接近正常水平。以上研究表明,免疫球蛋白及补体水平在 ROU 溃疡期大多升高。国内有研究显示,ROU 发作期血清免疫球蛋白(IgG、IgA、IgM)和补体(C3、C4)的水平均较正常对照组高。这与国外所得出的研究结果相似,即 ROU 患者的补体 C3 和 C4 水平升高。王文梅等 625 例 ROU 患者外周血免疫球蛋白及补体水平进行检测,结果显示,ROU 患者免疫球蛋白(IgG、IgA、IgM、IgE)及补体(C3、C4)水平较健康组升高,与国内外众多学者的研究结果相近。

依据免疫学原理,机体内体液免疫中,免疫球蛋白是重要效应分子,具有与相应抗原特异性结合、将补体激活、与细胞结合和通过胎盘等多种功能,免疫球蛋白升高容易引起 II -细胞溶解型、III -免疫复合物型变态反应。通过对外周血免疫球蛋白的检测,研究者推测 ROU

患者中抗原的持续刺激诱发的免疫应答的增强。由此可见 IgG、IgA、IgM 和 IgE 在 ROU 的发病机制中起着一定的作用。另外 C3 和 C4 水平升高,补体激活可以释放抗体,诱导炎症介质,溃疡发作期逐渐增长的补体系统活动可能作用于外周血中的中性粒细胞,进而增强免疫应答效应。免疫球蛋白可与病原微生物和靶细胞的抗原特异性结合,随后迅速激活补体,溶解和杀伤病原微生物和靶细胞;也可中和毒素,并通过 Fc 受体的 ADCC 效应活化巨噬细胞,参与免疫调理作用。本研究结果提示,免疫球蛋白升高是顽固性 ROU 免疫的特征之一,也可能是导致顽固性 ROU 频繁复发及治疗困难的重要因素之一。

王文梅等对 625 例 ROU 患者免疫球蛋白及补体进行检测分析的基础上,对 329 例顽固性 ROU 和 296 例普通性 ROU 及健康对照组比较研究结果显示,顽固性 ROU 较健康对照组,其 IgG、IgA、IgE 及补体(C3、C4)水平升高,而普通性 ROU 与健康对照组相比,免疫球蛋白水平无明显差异。值得关注的是,顽固性 ROU 患者 IgE 水平远远高于普通性 ROU 及健康对照组。王翔等将 ROU 患者的性别、年龄、临床分型和溃疡面积等临床特征分组,分析各临床特征与血清中体液免疫水平之间的关系,结果显示 ROU 患者亚群的血清免疫球蛋白及补体水平存在差异,而且与年龄、临床分型、溃疡面积等临床特征密切相关。

王文梅等还比较了顽固性 ROU 患者健康志愿者的外周血 Th17 细胞的数量,血清免疫球蛋白 IgA、IgG、IgM、IgE 和补体 C3、C4 的水平。结果显示顽固性 ROU 患者外周血 Th17 细胞占 $CD4^+$ T 细胞的百分率显著高于健康对照组,免疫球蛋白 IgG、IgA 与 IgE 的水平显著高于健康对照组,Th17 细胞与 IgA 的表达呈明显的负相关,结果提示顽固性 ROU 患者外周血中 Th17 细胞和血清免疫球蛋白及补体水平存在差异。

综合文献报道和研究结果推测,某些因素如病毒等可启动 ROU 患者的免疫反应,异常的免疫反应可造成,如 $CD4^+$ T 细胞数量减少、$CD4^+/CD8^+$ 比值的下降等,会使 B 细胞分泌加快,体液免疫兴奋,免疫球蛋白水平增加,形成免疫复合物,进一步使补体激活、免疫复合物的沉积,导致组织损害,口腔黏膜溃疡形成。发病因素的反复出现,以及患者免疫系统的紊乱,可致使 ROU 反复发作。T 细胞亚群比例失衡,可导致细胞毒作用增加,从而加重口腔黏膜的上皮细胞受损,继而增强了细胞对各种致病因子的易感性,口腔黏膜局部遭到破坏,继而导致黏膜坏死而发生溃疡。此外,病毒感染可能是 ROU 的病因之一,为杀伤被这些病毒感染的细胞,人体的 NK 细胞激活,亦是诱导机体发生 ROU 的因素之一。总之,外周血体液和细胞免疫紊乱在 ROU 发病中发挥重要作用,免疫球蛋白、补体水平升高及淋巴细胞亚群比例的改变幅度与 ROU 的严重程度密切相关。

(四)小结

综上所述,ROU 可能是由 T 淋巴细胞、免疫球蛋白及多种细胞因子共同作用的一种与自身免疫相关的疾病。因而通过检测 ROU 患者外周血 T 淋巴细胞亚群及免疫球蛋白水平,从而研究 ROU 与免疫因素之间的关系,特别是不同类型 ROU 与免疫因素之间的关系,成为探究 ROU 病因及有效治疗途径的迫切需要。

第四节　遗传因素

遗传因素是 ROU 最明确的根本原因,ROU 患病率在 5% 到 66% 之间,平均值为 20%,

其患病率在不同人群中差异很大,且病情严重程度和持续时间存在明显的个体差异。有研究表明,46%的患者具有 ROU 阳性家族史,有家族史的 ROU 患者,其发病年龄较没有家族史的患者早,且发病症状更严重。父母均有 ROU 病史的子女,ROU 的患病可能性升高,大约为 67%～90%。且同卵双胞胎 ROU 的发病率高度相关,从另一侧面也证明了 ROU 的遗传背景。以上遗传特点均表明,遗传在 ROU 的发病机制中具有重要作用。尽管如此,由于 ROU 的多基因遗传特性,且 ROU 外显率与多种环境因素相关,因此,宿主 ROU 的易感性仍具有显著差异。

21 世纪将是分子医学的世纪,许多疾病从遗传学的角度有了新的含义。对 ROU 的遗传因素进行更全面、更精确的研究,可充分地获悉 ROU 的具体遗传发病机制,进而为 ROU 的治疗提供依据。目前对 ROU 单基因遗传、多基因遗传、遗传物质和遗传标记物的研究均显示,ROU 的发病具有遗传倾向。

一、遗传学概述

遗传是生物体的基本生命现象,表现为性状在亲代和子代间的相似性和连续性。它不仅与个体的生理、心理状态相关,也与不良健康状态相关。为了更好地理解遗传因素在 ROU 发生、发展中的作用,本节引入遗传学及基因多态性的概念。

（一）遗传学基础

健康是受人体遗传结构控制的代谢方式,与人体的周围环境保持动态平衡,而遗传结构的缺陷和环境的显著改变,都可能会打破这种平衡,从而导致疾病的发生。在不同疾病的病因中,遗传因素和环境因素所占的比重各不相同。例如外伤、感染性疾病等是由环境因素导致的;Down 综合征、Tuener 综合征等疾病主要是由基因突变导致的;糖尿病、高血压、类风湿性关节炎等许多常见病介于二者之间,称为多基因病或多因素疾病。那么,ROU 究竟是单基因遗传还是多基因遗传呢,针对这一问题研究者们做了大量的研究。为了便于大家理解,我们对单基因遗传和多基因遗传的特点进行了阐述。

1. 单基因遗传

在一对同源染色体上单个基因或一对等位基因发生突变,称之为单基因遗传病。基因突变指基因在分子结构上发生碱基对的组成或排列顺序的改变,其传递方式遵循孟德尔遗传规律。如果突变发生在体细胞中,变异的基因只能在体细胞中传递,包括常染色体显性遗传和常染色体隐性遗传;如果突变发生在生殖细胞中,变异的基因会传递给后代,包括 X 连锁遗传和 Y 连锁遗传。在研究单基因遗传方式时常用的研究方法为系谱分析法,即通过第一个罹患遗传病的患者或具有某种性状的患者入手,追溯调查其所有家族成员的数目、亲属关系及某种遗传病（或性状）分布。

2. 多基因遗传

人类绝大多数常见病是由环境因素和遗传因素共同决定的,如高血压、糖尿病、类风湿性关节炎、肿瘤等均是由多基因决定的。它是指与两对以上基因有关的遗传病,除与遗传有关外,环境因素影响也很大,故又称多因子病或多因素疾病。这类疾病涉及多个基因,每个基因只有微效累加的作用,因此由于涉及的致病基因数目上的不同,同样的病不同的人其病情严重程度、复发风险均可有明显的不同,且表现出家族聚集现象。很多学者认为,ROU 是受环境变化影响的多基因病。

（二）基因多态性

决定 ROU 个体易感性的遗传危险因素包括分布在人类基因组中的各种 DNA 多态性。遗传变异主要分为染色体差异和基因多态性差异，其中基因多态性是指在一个群体中，经常或同时存在两种或两种以上不连续的基因型或等位基因或变异型。基因多态性大多表现为单核苷酸多态性，其对遗传因素有着重要的影响，是最具意义的遗传标记。单核苷酸多态性是指基因组序列中单个核苷酸的突变，其表现为单个核苷酸的插入、转换、颠换和缺失。

研究发现，单核苷酸多态性与多种疾病相关，而不局限于遗传性疾病。人类基因组中存在着大量的单核苷酸多态性位点，可存在于编码区也可存在于非编码区。尽管许多单核苷酸多态性不影响细胞的功能，但这些多态性位点可能与疾病的易感型相关。

研究发现，许多细胞因子基因多态性与 ROU 有关联，从遗传学角度看，细胞因子基因多态性影响个体的细胞因子表达水平，而基因多态性可以影响 ROU 的个体易感性及严重性。在本章第四节中我们将详细介绍细胞因子基因多态性与 ROU 的联系。

二、ROU 与遗传

大量研究结果表明，ROU 的发病呈明显家族性倾向，遗传因素在 ROU 发病机制中扮演着重要的角色。ROU 受许多基因调控，其发生、发展和复发有关的基因相互作用并相互调节。这些与生理活性相关的基因构成了一个复杂的调节网络，并通过级联放大功能来确定疾病状态。许多细胞因子基因多态性与 ROU 基因有关联，确定遗传风险因素可揭示个体对 ROU 的易感性。决定个体对疾病易感性的遗传风险因素，包括分布在人类基因组中的各种 DNA 多态性，特别是与细胞因子代谢改变有关的那些 DNA 多态性。在基因学方面明确 ROU 的病因和发病机理，有助于研究 ROU 发病的危险性，进一步寻求 ROU 有效的治疗方法。

（一）ROU 的遗传基础研究近况

ROU 病因复杂，个体差异明显，因此对病因的确定尚处于研究和探索中。流行病学研究表明，在 ROU 患者中有 24%～46%的患者具有阳性家族史；父母双方均有发生 ROU，其子女发病的概率为 80%左右，若其中一人发病，其子女发病的概率约 50%左右。在人群中女性较男性更易罹患 ROU；有较高社会经济地位的人，更易罹患 ROU。在北美人口中，白种人的 ROU 患病率是黑种人的 3 倍以上。口腔溃疡的第一次发作可能出现在孩童时期，也可能出现在以后其他的生命阶段，20 岁被认为是 ROU 的发病高峰期。有 ROU 阳性家族病史的 ROU 患者，第一次发作年龄较无 ROU 阳性家族病史的患者小。此外，研究发现 ROU 的严重程度和发病频率随着年龄的增长而减少。ROU 分布具有明显的种族差异、性别差异、年龄差异，且呈家族聚集性，这些特征均提示 ROU 存在一定的遗传基础。

1. 家族聚集性

1965 年，Ship 猜测 ROU 是常染色体隐性遗传或受环境因素变化影响的多基因遗传。Miller 等在 1977 年首次提出，遗传易感性在 ROU 中的作用。2009 年 Safadi 等调查发现，在检查的 684 例约旦 ROU 患者中，66.4%的患者有阳性家族史；父母若曾患有 ROU，将会显著影响后代患 ROU 的风险，并加重 ROU 的病程；父母双方均患 ROU 的子女患 ROU 的风险高达 90%；而父母均健康的子女，患 ROU 的风险仅为 20%；有 ROU 阳性家族病史的 ROU 患者，比起家族中没有 ROU 史的患者，首发年龄更小，更易频繁复发，病损表现更为严重，更易发展为重型 ROU。此外，双胞胎研究也证实了遗传易感性在 ROU 发展中的作用。研究结果显示，ROU 的家族遗传概率约 40%。

Natalia Lewkowicz 等用家族系谱分析法通过对 6 个家族 4 代人中 318 人患病情况进行 Th1/Th2/Th3/Th17 基因分析，发现 ROU 的发病概率在第一代为 23.3%，第二代为 39.9%，第三代为 40%，第四代为 39.4%，有明显的家族性。对亲属和双胞胎的研究表明，基因易感因素与 ROU 发生过程有一定关联，子女 ROU 的发病率受父母患 ROU 的状态影响，并且在同卵双胞胎中 ROU 的状态的相关性非常高，但在双卵双胞胎中却不明显。相较于交替遗传，双亲遗传的 ROU 罹患频率更高。科帕西等人和 Shohat Zabarski 等人分别报道 54.2% 和 42% 的 ROU 患者有一级亲属关系。当父母中一人有这种疾病时，ROU 发生的可能性增大，且父母双方都有 ROU 时更是如此。患者的亲属中也具有较高的发病率，同样表明该病有一定的遗传背景。ROU 患者亲属发病率受亲属等级影响，患病率在一级亲属高于二级亲属，二级亲属又高于三级亲属，即亲属等级愈密切，患病率愈高。因此遗传因素在 ROU 的发病机制中起着至关重要的作用。

2. 染色体异常与 ROU

姊妹染色单体互换（sister chromatid exchange，SCE）是 ROU 的高危因素，SCE 是分裂中期两条姊妹染色单体间发生的等位点、同源体片段的对称性互换，可反映 ROU 患者在 S 期中存在 DNA 损伤修复缺陷，固有的染色体不稳定。微核率（micronucleus rate，MNR）是 ROU 的另一个危险因素，MNR 是一种核外遗传物质，由染色体断片在细胞分裂过程中形成，反映 ROU 患者存在固有的遗传物质缺陷以及固有的染色体不稳定。

3. 单基因遗传与 ROU

早在 1965 年，Ship 等对 815 个家族，共 1 974 个子女 ROU 的发病情况进行了研究，排除了 ROU 显性遗传的可能性，猜测 ROU 为常染色体隐性遗传或为多基因遗传。1977 年，Miller 追踪了 6 个家族 4 代人的 ROU 发病情况，研究发现疾病以稳定的患病率传递，不具有典型的常染色体单基因遗传特征。

多项研究表明，在成人和儿童群体中，女性 ROU 患病率高于男性。马来西亚的调查研究结果表明男性和女性 ROU 的患病率接近。但这些研究结果不支持 ROU 性连锁遗传的可能性。

4. 多基因遗传与 ROU

在遗传因素的研究中，家族系谱分析法、流行病学调查、HLA 研究均认为 ROU 为多基因遗传。在遗传背景下，环境因素可能起到了诱导和加速作用。多基因遗传病受多对基因作用的影响，并且多对基因的作用有累加效应。高通量基因表达分析指出了 ROU 疾病进展过程中基因表达的变化。Jian Wu 等通过比较实验组 14 个病例样本和 19 个对照组样本的基因表达序列，确认了 915 个差异表达基因（DEGs），adjPVal<0.05，|logFC|>1，其中有 707 个基因表达上调，208 个基因表达下降。GO 富集分析显示，在免疫应答、炎症应答、防御应答中，差异表达基因显著增多。

整合素是由 α 链（120～185 kD）和 β 链（90～110 kD）两个亚单位形成的异二聚体跨膜

蛋白,在细胞表面起到黏附和信号转导功能,是多种炎症性疾病的治疗靶点。ITGA4 编码整合素 α 链家族的大量蛋白,这一基因编码的前蛋白酶解生成的轻链和重链构成 α4 亚单位,再结合 β1 或 β7 亚单位构成的整合素,可导致炎症性疾病的发生。VCAM1 与淋巴细胞上的整合素 α4/β1(ITGA4/ITGB1)相互作用,介导黏附和信号转导。VCAM1/ITGA4/ITGB1 的交互作用在免疫应答、淋巴细胞向炎症部位的迁移等过程的病理生理机制中均发挥作用。

(二) ROU 与细胞因子基因多态性

决定 ROU 个体易感性的遗传危险因素包括人类基因组中分布的各种 DNA 多态性。基因组中存在多种多态性,许多细胞因子基因多态性与 ROU 基因有关联,特别是白细胞介素(IL-1β、IL-2、IL-4、IL-5、IL-6、IL-10、IL-12),肿瘤坏死因子(TNF)-α 和干扰素(IFN)-γ。其他基因如血清素转运蛋白基因、内皮型一氧化氮合酶基因和细胞黏附分子基因的基因多态性,也被认为是可能导致 ROU 易感的因素。

1. 细胞因子

Akman 等研究发现,与健康对照组相比,ROU 患者体内 IL-1α－889C、IL-1β＋3 962T 和 IL-1β－511T 等位基因频率显著增加。而 Bazrafshan 等发现,ROU 患者体内 IL-1β－551TH 和 IL-6－174G 出现频率的增加具有统计学意义,但没有观察到 IL-1α－889C 频率的增加,表明在 ROU 的病因和发病机制中扮演着至关重要角色的细胞因子是 IL-1β。Guimarães 等观察到 TNF-α 基因多态性与 ROU 风险增加相关,进一步研究还发现了 IL-1β 基因多态性与 ROU 发展的风险相关。

Najafi 等研究了 ROU 中的 IL-2 和 INF-γSNPs,发现患者和健康对照组间等位基因、基因型和单倍型存在显著差异。在 ROU 患者和健康对照组的位置－330(G/T)和＋166(G/T)处研究 IL-2SNP,结果显示患者组 G＋166 等位基因显著较低,而患者组 T166 等位基因显著较高。患者组中＋166GG 基因型和－330 TT 基因型显著降低。IL-2－330GT 基因型和＋166GT 基因型在 ROU 患者中显著增高,在这些位置异质性的个体倾向于 ROU。这项研究的结果说明,IL-2 基因＋166 位的 G 到 T 交换可能是造成 IL-2 分泌增加的原因。另一项研究显示,ROU 患者中 UTR5644 位置的 INF-γAT 基因型的分布显著提高,表明 UTR5644 AT 基因型可能是 ROU 患者中 INF-γ 水平升高的原因。ROU 患者 Th2 细胞分泌的 IL-4、IL-10 和 IL-5 水平升高,包括 TNF、IL-2 和 INF-γ 等 Th1 细胞因子水平升高。Borra 等研究发现 ROU 患者的 Th1 基因簇表达较 Th2 基因簇表达增加,证实 Th1 介导的免疫应答是 ROU 发展的关键机制;Th1 型免疫应答活动增加时还要考虑克罗恩病、腹腔性疾病和 PFAPA 症候群(周期性发热、口疮性口炎、咽炎和颈部淋巴腺炎)等自身免疫性疾病的发生。

Meta 分析结果显示,IL-1β(－511C/T)的 T 等位基因增加了欧洲 ROU 发生风险;IL-1β(＋3 954C/T)多态性增加了美国人群 ROU 发生的风险,参与 ROU 的发展;IL-10(－1 082G/A)的 A 突变降低了 ROU 的风险;IL-6(－174 G/C)与 ROU 可能无关。

2. 人类白细胞抗原(human leukocyte antigen, HLA)

某些特定基因多态性的遗传,特别是那些编码促炎细胞因子的基因多态性的遗传,可能使家族成员易于发生 ROU,在 ROU 的发病中起重要作用。研究表明,等位基因与 ROU 风险增加存在关联。除了对 ROU 发病过程中特定促炎症细胞因子编码基因多态性进行分析外,许多研究者也关注于评估人类组织相容性抗原在 ROU 发病机制中的作用。

主要组织相容性复合体(main histocompatibility complex,MHC)的基本功能是将抗原呈递给 T 淋巴细胞。为了被 T 细胞识别并刺激细胞免疫应答,抗原需要与呈递细胞结合,特定人类白细胞抗原(human leukocyte antigen,HLA)分子类型的频率可以显著影响 ROU 患者免疫应答的强度和病程。人类白细胞抗原(human leukocyte antigen,HLA)是一类重要的遗传标记物。遗传特征可以通过 HLA 的检测来体现,因其在不同的个体之间存在着很大的差异,只有存在有血缘关系时才有可能相同。通过对 ROU 患者的 HLA-B 抗原进行检测,发现其阳性率明显升高,提示了遗传因素在 ROU 在发病机制上可能存在作用。

以往研究评估了单个 HLA Ⅱ类等位基因、单体型和 ROU 之间的关联。ROU 患者较健康对照组,其体内 HLA-A33、HLA-B35、HLA-B81、HLA-B12、HLA-B51、HLA-DR7 和 HLA-DR5 的分布较高,而 HLA-B5 和 HLA-DR4 发生率较低。来自英国和希腊人群的横断面研究显示,某些 HLA 抗原尤其是Ⅰ类抗原 A2 和 B12 以及Ⅱ类抗原 DR5 与 ROU 间存在关联。研究表明,DRB1 等位基因中 DRB5*01、DRB1*13:17 和 DRB1*15:01 是 ROU 患病率高的易感等位基因,而 DRB3:01 在 ROU 中可能具有保护作用。与健康个体相比,在 DQB1 区域,HLA-DQB1*03:02 在 ROU 患者体内表现出更频繁的等位基因;相反,HLA-DQB1*02:01 和 HLA-DQB1*03:01 等位基因在健康个体中表达更频繁。

不同研究者的研究结果显示,ROU 患者的 MHC 的研究结果存在一定差异,这可能与种族不同有关,也可能是选取患者的标准不同或应用的方法不同。Albanidou-Farmaki 等试图确定 HLA 某些特定的单倍体遗传方式对家族性 ROU 的影响,虽然已证明 ROU 的易感性与 HLA 单倍体遗传一致,但尚未证明个体性 HLA 等位基因和 ROU 的关系。多项研究还发现,ROU 与基因依赖的 HLA 亚型相关。在犹太患者中,HLA2、B12、B51、Cw7 的出现频率上升;在土耳其患者中,DR2、DR4 上升;在希腊患者中,DR5、A28 上升;在西西里患者中,DR7、MT3 上升;在中国患者中,DRw9 上升。在西西里患者中,ROU 与 HLA-B5 呈负相关;在希腊患者中,ROU 与 DR4 呈负相关。不同的民族背景加之 ROU 的多种病因基础,导致 ROU 与特定的 HLA 基因有多种关系。

3. 其他因子

一些检测到的基因多态性(促炎性细胞因子编码基因),解释了在其载体上对某些抗原产生增强免疫反应的易感性增加,从而导致口腔糜烂和溃疡的形成。血清素转录酶编码基因多态性和 ROU 之间存在相关性,研究其相关性有助于了解压力和心理刺激作为刺激因素在 ROU 发病中的作用。

Victoria 等研究发现,在 5-HTTLPR(5-羟色胺转运体基因启动子区)存在基因多态性,并发现伴有抑郁的研究组中 5-HTTLPR 基因出现的频率比健康对照组高,ROU 患者中 S 等位基因出现频率的增加与 5-HT(5-羟色胺)表达和更新的减少密切相关。Najafi 等研究结果表明,5-HTTLPR 基因型和 L/S 等位基因出现频率是 ROU 病程进展的风险因素。这些研究证明,心理因素与遗传因素在 ROU 的发病机制中起重要作用。

内皮型一氧化氮合酶(eNOS)基因多态性在 ROU 发展起作用。一氧化氮(NO)介导各种生物反应,如参与将 GTP 转化为 cGMP——一种平滑肌松弛和血管舒张所需的化合物,如抑制血小板和单核细胞的黏附。在对有循环系统疾病的 ROU 受试者的研究中发现内皮一氧化氮合酶基因表达的变化,例如,伴有高血压、中风和心肌梗死。Beh 等检测到 eNOS 基因多态性,表明内皮功能障碍和血栓栓塞并发症可能也在 ROU 的发病机制中起作用。

目前,特定促炎症细胞因子编码基因多态性分析,以及人类组织相容性抗原在 ROU 的发病过程中的作用研究,已经取得了大量研究成果,但是 ROU 的具体遗传发病机制仍不十分清楚,仍需对 ROU 患者进行大样本的深入研究,进行更加全面、精确的研究,充分了解 ROU 的发病基因,为 ROU 的治疗提供依据。

(三) ROU 与表观遗传学

表观遗传学是生命科学中一个普遍而又十分重要的新兴学科。表观遗传不改变基因的序列,通过基因修饰,蛋白质与蛋白质、DNA 和其他分子的相互作用,通过细胞分裂和增殖周期,从而影响和调节遗传。其补充了"中心法则"忽略的两个问题,一是哪些因素决定了基因的正常转录和翻译;另外,核酸并不是存储遗传信息的唯一载体。

表观遗传修饰常常互相影响,是一个复杂的调控体系,具有可逆性的特点,可以介导基因组和环境之间的相互作用,为基因与环境搭建桥梁。表观遗传学研究的具体内容包括:① 基因选择性转录表达的调控(DNA 甲基化、DNA 甲基化与转座子的稳定性、染色质重塑等);② 基因转录后的调控(非编码 RNA、反义 RNA、microRNA 等);③ 蛋白质的翻译后修饰(非组蛋白的共价修饰、组蛋白的甲基化和乙酰化、组蛋白的其他修饰)。

研究表明,一定程度的 DNA 低甲基化可能会造成免疫细胞的异常活跃,进而导致自身免疫病。Hughes 等发现在单核细胞中白塞病组与对照组存在 383 个 CpG 岛甲基化差异,CD4$^+$细胞中白塞病组与对照组存在 125 个 CpG 岛甲基化差异,经过治疗后几乎可以完全逆转异常 DNA 甲基化位点,且基因信息学分析揭示在调节细胞骨架动力学基因中存在 DNA 甲基化异常。miRNAs 在自身免疫调节和病毒感染后免疫应答中也起着关键作用。

ROU 是受环境影响的多基因遗传方式。在遗传因素的作用下,环境因素可能起到了诱导和加速作用。因此表观遗传在 ROU 的发病过程中可能起重要作用。但目前针对 ROU 表观遗传学方面的研究尚缺乏,仅 Zahran 等报道 ROU 患者与健康对照组的 micro RNA-21、micro RNA-184 和 micro RNA-145 的表达非常接近。而 DNA 甲基化、乙酰化、微小RNA 在 ROU 发病中的具体作用机制还有待进一步研究。

(四) 小结

综上所述,基因在 ROU 发病机制中起着至关重要的作用,从染色体异常到单基因突变到多基因遗传缺陷的发现,遗传因素已被证实是导致 ROU 的重要病因。ROU 的发生不是单一或简单因素作用的结果,而是在多基因、多因素的综合作用下形成的,且 ROU 的发病机制尚未完全阐明。想要进一步研究高频基因位点和重要致病通路在 ROU 中的作用机制,还需要进行大样本、多地区的研究。我国地理环境差异大、种族多、人口基数大,给基因学研究提供了丰富的资源。在未来领域,研究 ROU 与基因多态性或分子/通路基因变异的相关性是至关重要的,可为临床预防和治疗 ROU 提供更好的理论基础。

第五节　感染因素

有研究发现,与健康人群相比,ROU 患者的口腔菌群种类及数量存在一定差异。人体的体表皮肤，以及与外界相通的口腔、上呼吸道、肠道、泌尿生殖道等黏膜及其腔道内，寄居着不同种类和数量的微生物。菌群与宿主的免疫系统相互作用，维持着相对稳定的微环境，如果平衡被打破将导致 ROU 的出现。研究发现，细菌、病毒感染与 ROU 的发生发展可能存在协同作用。亦有研究结果显示，存在口腔内的幽门螺杆菌与 ROU 等常见口腔疾病的发生具有相关性。

20 世纪，研究者针对感染究竟是 ROU 的原发病因还是继发现象这一问题，进行了广泛探讨，结果显示尚不能用感染单一因素来解释 ROU 的病因。然而，随着国内外学者日益关注微生物菌群失调及相关机制，口腔微生态失调再次成为 ROU 研究的热点之一。

一、感染性疾病

为了更好地理解感染与 ROU 的联系，我们将引入感染及感染性疾病的概念，以及感染性疾病的诊断方法。

（一）感染、感染性疾病的概述

感染（infection）是病原体（pathogen）和人体在一定条件下相互作用的病理过程，感染的病原体包括各种细菌、病毒、寄生虫、真菌、支原体、衣原体、螺旋体等。一方面病原体入侵机体，损害宿主的细胞和组织；一方面机体的种种免疫防御功能力图杀灭、中和、排除病原体及其毒性产物。病原体的来源可分为外源性和内源性感染两种类型。外源性感染是由于外界的病原体侵入人体，如志贺菌、结核分枝杆菌、人免疫缺陷病毒（HIV）等引起的感染。内源性感染是人体内经常寄生的微生物，如大肠埃希菌、肠球菌、某些真菌等在一定条件下引起的感染。

感染后是否引起感染性疾病（infection diseases）与病原体的数量、毒力和人体的抵抗力有关，并决定感染的发生、发展和结局。病原体感染后机体可以出现不感染、隐性感染（covert infection）、显性感染（overt infection）、持续性感染（persistent infection）或病原体携带状态（carrier state）几种类型。感染性疾病是由于感染的病原体毒力强、数量多，超过了机体的抵御能力，定植在机体一定部位增殖、扩散或蔓延、释放毒素，引起机体免疫病理反应，导致组织、器官等损伤，生理功能紊乱，并出现一系列的临床症状和体征。

（二）口腔黏膜感染性疾病及诊断方法

口腔黏膜病中的感染性疾病是由于病原体如病毒、真菌、细菌或螺旋体感染引起的口腔黏膜损害。常见疾病包括，疱疹性口炎、手-足-口病、疱疹性咽峡炎、三叉神经带状疱疹、口腔念珠菌病、球菌性口炎、口腔结核、急性坏死溃疡性龈炎等；此外一些性传播疾病在口腔黏膜上都会有典型表现，常常因口腔出现症状首次就诊于口腔科，如淋病、尖锐湿疣、梅毒、艾滋病等。

感染性疾病的检查主要包括病原体的检查、感染的血清学试验等，并由此确定感染性疾病的发生和性质；通过病原体的药物敏感试验、耐药株监测和医院感染的监测报告，为临床感染性疾病的最佳治疗药物选择，采取最有效的预防措施，防止感染的传播或流行提供及时、有效的实验数据。

病原体检查是临床确诊感染性疾病的主要手段。临床病原体检查必须通过采集标本，而标本采集质量的好坏直接影响诊断结果。早期采集、无菌采集、适当与适量采集是确保查明病原体的前提。临床病原体检查的方法有多种,包括涂片检查、分离培养、血清学鉴定和分子生物学诊断等,可根据临床需要和标本类型进行选择。临床标本分离培养的阳性结果具有确诊意义,但阴性结果并不能完全排除病原体感染的可能。

感染相关生物标志物的检测对鉴别感染和非感染性疾病有一定参考意义,结合临床及其他实验室检查结果,也能一定程度上帮助区分引起感染的致病源(细菌、真菌、结合、病毒),以及判定患者的预后。其中,外周血白细胞是临床初步鉴别感染与否的最基本、最常用指标,但其影响因素极多,特异性不高,故需结合临床表现及其他实验室指标综合判断。如WBC+中性粒细胞比例升高时考虑急性细菌感染,尤其为革兰阳性球菌。而WBC+淋巴细胞比例升高时考虑急性病毒感染,长期升高,则需要警惕血液病。WBC+嗜酸性粒细胞比例升高多见于寄生虫感染或结核、变态反应及肿瘤等。病毒、非典型病原体及某些细菌,严重细菌感染可发生总数下降。C反应蛋白(C-reaction protein,CRP)是急性时相反应蛋白,是一个敏感度的炎症指标,常于疾病初发的6~8小时开始升高,24~48小时达到高峰,升高幅度与感染或炎症严重程度呈正相关。

近年开始临床应用的细菌感染生物标志物有降钙素原(procalcitonin,PCT)、IL-6。PCT在细菌引起全身性炎症早起即可升高,感染12~24小时达到高峰,与感染严重程度呈正相关,感染消失后恢复正常,因此对严重细菌感染的早期诊断、判断病情严重度、预后有较高的临床价值。IL-6主要由巨噬细胞、T细胞、B细胞等多种细胞产生,它可调节多种细胞的生长与分化,具有调节免疫应答、急性期反应及造血功能,并在机体的抗感染免疫反应中起重要作用。炎症反应中,IL-6的升高早于其他细胞因子,如CRP和PCT,且持续时间长,因此可用来辅助急性感染的早期诊断。但其用来鉴定感染与非感染的特异性不如PCT和CRP。某些肺感染状态(手术、创伤、自身免疫性疾病等)也可以出现IL-6的升高。

依据临床和实验室检查,进行及时正确的诊断,明确是否为感染性疾病,若为感染性疾病,确定感染部位和感染病菌的种类,根据感染源的不同,进行针对性治疗,进行正规的足量足疗程的抗微生物治疗,往往能达到控制疾病的目的。

二、ROU 与感染

细菌(幽门螺杆菌、口腔链球菌、韦荣氏菌)和病毒(单纯疱疹病毒、水痘-带状疱疹病毒、巨细胞病毒、腺病毒)等都是引起ROU免疫反应的潜在因素。

(一) ROU 与幽门螺杆菌

近年来,临床研究发现人类口腔中也存在一定数量的幽门螺杆菌,它们与复发性口腔溃疡等常见口腔疾病的发生有相关性。

幽门螺杆菌(helicobacter pylori,HP)是一种单极、多鞭毛、末端钝圆、螺旋形弯曲的革兰阴性和微嗜氧菌,大小为$(0.3\sim1.0)$ $\mu m \times (2.0\sim5.0)$ μm,主要定植在胃黏膜上。流行病学研究表明,幽门螺杆菌感染了世界范围内一半以上的人口,其发病率各个国家不同,甚至同一国家的各个地区也不相同。目前已知发病率的高低与社会经济水平、人口密集程度、公共卫生条件以及水源供应有着较密切的关系。在工业化国家,20%~50%的人受到影响,而在欠发达国家,有80%的人受到影响。幽门螺杆菌感染是对人类健康的全球性威胁。大量的研究证实了HP可提高胃炎、消化道溃疡和胃恶性肿瘤的发生率。

Krajden 等于 1989 年在口腔菌斑生物膜和唾液中发现了 HP 菌株的存在。此外，研究人员也在努力探索幽门螺杆菌与口腔疾病之间的联系。在免疫能力正常的成年人的口腔黏膜溃疡中分离到了 HP 的 DNA。随着 HP 在口腔组织中的不断发现，它与口腔黏膜病、牙周炎、干槽症等一些病因尚不清楚的口腔疾病的关系也引起了关注。Nisha K J 等报道，HP 可能在牙菌斑中定植，与牙周病有很密切的联系。一项回顾性研究表明，患过 HP 的儿童患龋齿的风险是增加的，Tsami A 等也检测到儿童龈下牙菌斑及其家族中存在 HP。到目前为止，学者们关于口腔疾病中幽门螺杆菌能否产生影响仍然存在争议。这些不一致的研究结果，可能是由于实验样本数目不多，样本的收集差异及对 HP 检测方法的不同等原因造成的。关于幽门螺杆菌是否能定居于口腔从而使口腔成为其传播过程中的传染源的问题，已成为近年来幽门螺杆菌传播理论研究的热点。

1. 幽门螺杆菌的检测

幽门螺杆菌感染检测有许多方法，分为侵袭性和非侵袭性。侵袭性方法主要指必须通过胃镜取活检标本检查的方法，是目前消化病学科的常规方法。它包括细菌的分离培养和直接涂片、快速尿素酶试验、药敏试验、胃黏膜组织切片染色镜检（如 W-S 银染、改良 Giemsa 染色、甲苯胺蓝染色、免疫组化染色）、基因检测方法（如 PCR、寡核苷酸探针杂交等）。非侵袭性方法主要指不通过胃镜取活检标本诊断 HP 标本感染的方法，这类方法包括血清学和同位素示踪两大类。

现阶段 HP 感染的诊断标准为以下检测任二项阳性者，检测方法包括：细菌培养、快速尿素酶试验、尿素呼吸试验、使用单克隆抗体的粪便 HP 抗原检测中任一项阳性者或者 HP 形态学（涂片、组织学染色或免疫学染色）、免疫学（血清及分泌物抗体检测、粪便 HP 抗原检测）、基因检测。

2. 口腔幽门螺杆菌与胃幽门螺杆菌感染的相关性

HP 具有微需氧生长、擅于黏附组织的特点，而口腔牙菌斑可黏附于牙龈沟和牙周袋内的组织表面，这样的环境恰恰是微氧环境，且合适的 pH 和低氧化还原电势在理论上适合 HP 生长。约 20% 的亚洲人口腔中检出有 HP 感染，中国约有 2.8 亿人罹患此菌，这些人群都有胃 HP 感染复发的问题。多数研究认为胃 HP 阳性者较阴性者有更高的口腔 HP 检出率，这印证了胃与口腔 HP 感染存在显著的相关性。有报道指出，清除口腔 HP 可以帮助更多的胃部感染患者恢复。一项研究表明，单独使用口腔清洗治疗或联合牙周治疗可以在一定程度上降低口腔 HP 的患病率并提高胃 HP 的根除率。这提示药物治疗 HP 的根除率与患者的牙周状况和口腔卫生状况有关。接受胃部 HP 治疗的患者，在牙菌斑仍然携带 HP 的情况下仍然是 HP 阳性，这表明根除胃 HP 成功并不能保证预防再次感染。根除伴随口腔和胃部定植的 HP 一度被认为是治疗 HP 相关性胃炎、胃溃疡的策略。

研究显示口腔和胃 HP 具有相同的基因型、具有较高的同源性。用聚合酶链反应检测发现，胃、唾液和粪便中 HP 分离株的基因型具有高度的相似性。个体体内不同位点的样本中检测到 HP 是同种同型的概率为 89%。但胃、唾液和粪便样本中显著的基因型多样性表明，同一患者也可能存在多个 HP 基因型。这些证据均表明，口腔 HP 的存在与胃 HP 感染具有一定相关性，然而这些研究尚无法说明是胃 HP 引起了口腔 HP 存在，还是口腔 HP 引起了胃 HP 感染。

此外,HP 在口腔中能否长期大量的定居和繁殖也是有争论的。学者认为,聚合酶链反应检测到口腔幽门螺杆菌存在数量较少,且可能为低活性的球状 HP,故不能简单认为其必然导致胃 HP 感染。

3. 口腔幽门螺杆菌与口腔溃疡

口腔黏膜与胃黏膜同属于消化道黏膜,均来自外胚层,其在发育和结构上亦具有相似性。此外,从口腔和胃解剖生理学上看两者关系密切,口腔和胃内 HP 相互传播可能性比较大,口腔中 HP 会经过食物和唾液进入胃内,而胃内 HP 也会通过食物反流或粪口途径进入口腔。既然胃 HP 是胃溃疡的病因之一,那么口腔幽门螺杆菌是否与口腔溃疡具有相关性呢,这一问题值得深入探讨。

有研究者应用三联法治疗 ROU 取得了较好的疗效,并使 ROU 的复发率明显下降,这表明了 ROU 与 HP 有一定相关性。HP 所含的尿素酶、过氧化氢酶、超氧化物歧化酶、蛋白水解酶水平较高,对口腔黏膜有破坏作用。目前,多数研究认为 HP 参与 ROU 发病的机制可能有以下两种:① HP 直接致人体细胞突变,改变细胞的抗原性,使机体产生抗口腔黏膜的自身抗体,产生自身的免疫反应;② 感染 HP 后产生的代谢产物或酶引起局部炎性反应,而炎症产生的细胞因子和氧自由基进一步加剧损害。

HP 产生的毒素和有毒素作用的酶,能破坏胃黏膜屏障、影响胃酸的分泌,影响机体对多种微量元素及营养素的吸收。近年来,不断有证据表明,HP 感染与维生素 B_{12} 缺乏密切相关。维生素 B_{12} 是人类维持生命健康、正常生长所不可或缺的微量营养素,因含有金属钴,又称钴胺素,因人体不能主动合成,必须依靠从食物中摄取来补充维生素 B_{12}。

研究发现,血清维生素 B_{12} 水平≤200 pg/ml 的老年患者中 HP 的存在率更高,而 HP 的密度与血清 B_{12} 水平呈负相关,对于血清维生素 B_{12} 水平≤200 pg/ml 的老年患者,应建议进行上消化道内镜检查。HP 感染引起维生素 B_{12} 吸收障碍的机制尚不清楚,但可能与下列因素有关:① HP 感染相关性胃炎引起胃酸分泌减少,进而影响维生素 B_{12} 从食物中分离,影响其与胃相应受体的结合;② 机体分泌维生素 B_{12} 功能障碍;③ 胃黏膜分泌维生素 C 减少和胃 pH 的升高,影响维生素 B_{12} 的吸收。

Tas 等人证明了根除幽门螺杆菌在 ROU 患者中的积极作用,然而其根本机制可能是根除 HP 后血清维生素 B_{12} 水平的增加的缘故,与细菌的直接作用无关。维生素 B_{12} 水平可能是解释根除 HP 对 ROU 发展影响的潜在机制,增加或补充维生素 B_{12} 和叶酸的饮食摄入对预防 ROU 发作有临床价值。但是,这些结果还需要在一大批随访时间较长的患者中进一步确认。此外,还应调查与 HP 感染和治疗相关的其他生物学机制。一项在 1 050 例成年的中国人中进行的横向研究认为,HP 的阳性率与 ROU 之间无统计学意义($\chi^2 = 0.062, P >$ 0.5)。因此,目前尚不能以口腔 HP 感染这一单一因素来解释 ROU 的发病原因。

ROU 和 HP 之间的关系十分密切,但影响其相关性研究的因素较多。不同的临床研究结果,一方面源于 ROU 治疗过程中形式不一的 HP 感染检测方法和手段,另一方面则归因于 ROU 不甚清楚的发病机制。虽然口腔 HP 与胃 HP 有相同的形态、生化、免疫学特征,但两者在基因结构等方面仍有部分差异,所以尚不能断定它们属于同一菌群,其对胃黏膜、口腔黏膜的作用机制是否一致仍需探讨。这些因素都在一定程度上增加了相关研究的不确定性。ROU 的发生是否由 HP 直接所致还有待更深入的研究,口腔 HP 与胃 HP 的相关性尚需临床上的进一步证实。

（二）ROU 与口腔细菌感染

1. ROU 与口腔链球菌

在 1963 年，Barile 和他的同事从一位病患的口腔溃疡缺损部位分离出了口腔链球菌，它在患者体内细胞中寄生而呈潜伏带菌状态。Barile 发现其繁殖周期与口腔溃疡的复发周期相一致，将这种培养液注入至实验动物的口腔黏膜，能形成类似 ROU 的改变。其他后续研究发现，ROU 患者中某些口腔链球菌的抗体滴度异于健康人群。

已有研究证实口腔链球菌与热休克蛋白 65（heat shock protein 65，HSP-65）存在相互关系，而 ROU 病患中 HSP 表达是明显上调的。人类线粒体 HSP-60 与细菌的 HSP-65 之间有交叉反应，T 细胞介导的针对口腔链球菌免疫反应，可能会激活人类线粒体 HSP，从而导致口腔黏膜损伤，引发 ROU。也有其他研究者认为，HSP 的上调是机体针对应激而刺激 T 细胞产生的调节免疫，与口腔链球菌无直接联系，HSP 上调为免疫系统提供的一种免疫调节机制，以监测和控制危险的或潜在的有害炎症反应。

有学者分析口腔链球菌可能是 ROU 的重要决定性因素，其致病机制可能主要为两个方面：一是引起了机体的迟发性变态反应；二是口腔链球菌可能与口腔黏膜上皮存在共同抗原决定簇，交叉反应而导致 ROU。然而，以上观点存在一定的争议，有研究者认为，无论是对链球菌抗原介导的细胞超敏反应，抑或是口腔黏膜和链球菌抗原之间的交叉反应都不可能在 ROU 的发病机理起主导作用，其潜在机制与根除后血清维生素 B_{12} 水平的增加有一定关系，而不是细菌引发的直接作用。

2. ROU 与其他口腔常见菌群

与链球菌相比，牙龈卟啉单胞菌（porphyromonas gingivalis）和韦荣氏菌（veillonellaceae）的数量在溃疡部位明显增多，牙龈卟啉单胞菌抑制其他易感细菌的吞噬能力，从而促进自身的生态失调。研究人员发现，ROU 患者发病期，口腔黏膜细菌的组成发生了显著性改变，表现为口腔内链球菌属及韦荣氏菌属的含量均较健康组降低。但卟啉单胞菌科和韦荣氏菌科细菌的增加仅在溃疡部位出现，而在溃疡患者的健康黏膜处未观察到这一现象，表明这些变化不太可能参与 ROU 的发病。同样的，在 ROU 患者中，以及在样本采集时没有出现活动性溃疡的患者中，拟杆菌的检出率增加，表明了微生物在 ROU 发生中的作用，但是该研究尚未提供关于两者因果关系的明确数据。

（三）ROU 与病毒感染

1. ROU 与单纯疱疹病毒

ROU 的发生是否与病毒感染相关，一直是研究者关注的焦点之一。在 20 世纪 50～70 年代，有些学者开始研究 ROU 与单纯疱疹病毒的关系，发现口炎型 ROU 的临床表现和单纯疱疹病毒感染相似。单纯疱疹病毒（herpes simplex virus，HSV）是复发性疱疹性口炎的致病因子，疱疹样 ROU 的临床表现与复发性疱疹性口炎相似，所以有人考虑前者是否为 HSV 感染所致。HSV 的特点是宿主范围广，致细胞病变作用强，常潜伏在神经节中，当机体受到非特异性刺激后，病毒基因被激活，其又重新沿着神经纤维轴突移行至神经末梢支配的上皮细胞内增殖，再次复发。HSV 主要有两个血清型：HSV-1 和 HSV-2。HSV-1 主要侵犯躯体腰以上部位，可引起口腔、唇、眼、脑及腰以上部位感染，多为隐性感染，并不表现出症状；HSV-2 侵及躯体腰以下部位，主要是生殖器，它是引起性病的主要病原体之一。

Studd 等人在 ROU 患者的活检中检测到其中部分含有 HSV-1 DNA 序列。以及 HSV-1 在 ROU 患者中检出的阳性率明显高于对照组，这为 HSV-1 在 ROU 患者溃疡局部的感染提供了直接证据，提示 HSV-1 与 ROU 发病的密切相关。也有其他人员未能在活检中检测到 HSV 抗原，且不能从 ROU 病损中成功培养出 HSV。作为抗单纯疱疹病毒非常有效的药物阿昔洛韦，在治疗 ROU 的临床效果似乎只有一个模棱两可的结果。因此，HSV 是否为 ROU 的致病因素还有待于进一步研究。

2. ROU 与其他病毒

对于其他人类疱疹病毒，如水痘带状疱疹病毒（varicella-zoster virus，VZV）、人巨细胞病毒（cytomegalovirus，CMV）、人类疱疹病毒 6（human herpes virus 6，HHV-6）、人类疱疹病毒 7（HHV-7）等，均有研究表明其在 ROU 患者中检出率高于对照组。研究发现，ROU 患者水痘带状疱疹病毒和巨细胞病毒 IgM 的滴度高于对照组。进一步研究发现，一些 ROU 和白塞病（Behcet's disease，BD）患者的口腔溃疡活检中可检测到 CMV、EB 病毒（epstein-barr virus，EBV）。休眠的疱疹病毒可能被 ROU 的免疫调节异常而激活。

Sallay 和同事分离了来自 ROU 的腺病毒，但未检测到 ROU 中有抗体应答反应，由于腺病毒在环境中普遍存在，因此这一结果还需要被再次验证。ROU 存在着不同病毒的感染状态，且感染后的临床表现也存在差异，因此 ROU 可能不只是一种病毒感染，多种病毒的复合感染也占有一定比例。然而，在 ROU 患者的口腔黏膜和外周血单核细胞中检测到人疱疹病毒 DNA 的存在，似乎代表正常的病毒脱落而并不能代表两者之间存在直接的因果关系。总之，病毒参与的证据如 HSV，VZV，CMV，EBV 和 HHV-6、7 仍存在争议。ROU 有可能是由多种病因引发的非特定反应，最后表现为黏膜炎症。

（四）ROU 与口腔微生物菌群失调

1. 口腔微生物菌群及生态失调

口腔微生物菌群是一个复杂的生态系统，目前已超过 600 种口腔微生物被鉴定，相应的微生态区具体可划分为唇、颊、舌、腭、牙、牙龈、牙槽骨、龈沟及唾液等。正常情况下口腔细菌与人体之间处于动态的生态平衡，各种微生物之间相互制约而保持一个彼此共存的状态。口腔中的弱碱性唾液、食物残渣等为正常菌群的繁衍提供了合适条件。不同微生态环境的温度、湿度、pH、氧气浓度等差别很大，加之口腔溃疡、牙周炎、龋齿、牙髓病、磨损、义齿等干扰，导致口腔不同部位差别很大的微生物群落。口腔微生物群包括细菌组、真菌组、病毒组等几个部分。最常见的菌群是甲型链球菌和厌氧链球菌，其次是表皮葡萄球菌、奈瑟氏菌、乳杆菌、螺旋体、假丝酵母菌等。生态平衡中正常菌群和宿主机体，只要有一方发生较大的不可逆改变，各种因素造成平衡的破坏，正常细菌可以成为条件致病菌，就有可能造成生态失调而导致疾病。

引起口腔生态失调的原因复杂多样，主要包括药物、饮食、口腔卫生、年龄及免疫功能障碍等。具体主要包括：① 药物因素：抗生素、免疫抑制剂、细胞毒性药物、激素及抗肿瘤等药物的长期应用均可引起口腔菌群失调。尤其是长期使用广谱抗生素可使口腔敏感菌被抑制，耐药菌过量繁殖，这是导致口腔菌群失调最常见的原因。② 饮食习惯：不良的饮食习惯如可乐等碳酸饮料代替水摄入，口腔处于微酸环境会破坏口腔菌群的平衡。因此，养成良好的饮食习惯对维持口腔菌群动态平衡有重要的作用。③ 口腔卫生：许多口腔问题的根源来自牙菌斑的堆积和成熟。细菌黏附于牙面或修复体上生长、繁殖和衰亡，并进行着复杂的物质代谢活动。积极维护口腔卫生，能有效减少牙菌斑堆积。④ 年龄因素：老年人菌群结构显著不同于其他任何年龄，物种多样性降低，有益菌如双歧杆菌属（bifidobacteria）、拟杆菌属（bacteriodes）和梭菌属（clostridium）丰度降低，且个体间差异性非常大。⑤ 口腔免疫功能障碍：分泌型免疫球蛋白 A（SIgA）是口腔黏膜主要的免疫球蛋白，构成生物屏障对各种内源共生菌及外源入侵的病原体都有抵抗作用。当口腔免疫功能出现障碍时，情况如 SIgA 分泌减少，口腔细菌会因失去监控而过度繁殖，造成生态失调。⑥ 其他外伤、重症感染、手术、化学物品、精神疾病、肿瘤等均可导致菌群失调。

除了口腔外，正常人体肠道内寄居着数量庞大、种类繁多的微生物，以细菌为主，统称为肠道菌群。肠道菌群正常情况下，参与机体一系列生命活动，对维持机体健康起着不可或缺的作用，一旦这种平衡状态被打破，则会导致肠道菌群失调，引发肠内外各种疾病，菌群失调与这些疾病相互作用、互为因果，两者之间深层次的探讨已成为研究热点。炎症性肠病（克罗恩病和溃疡性结肠炎）、肠易激综合征、肝病患者（包括慢性肝炎、脂肪肝、肝硬化）、糖尿病及多器官功能衰竭。菌群失调参与各种疾病的发生、发展过程，治疗菌群失调已成为此类疾病治疗的潜在靶点。

2. ROU 与口腔微生物菌群

研究发现，部分口腔疾病的发生是由口腔微生态失调导致的。当口腔微生态失调时，大多数正常菌群会被抑制或杀死，而原来处于劣势的少数菌群或外来不能被抗菌药物杀死的细菌（耐药菌）便会趁机大量繁殖，使原来的菌群种类和数量比例大大改变。像链球菌、疱疹病毒这些条件致病菌将会趁机抢占地盘，造成口腔炎症，引起 ROU 的发生。DNA 测序是一种强大的工具，以便我们更好地了解微生物参与 ROU 的病因。通过利用细菌 16SrDNA 序列测序的方法对细菌进行种属鉴定，许多以前在龈沟菌斑中身份不明的细菌显露出来。与口腔黏膜关系最为密切的是唾液菌群，唾液中的细菌主要是口腔链球菌，其次是韦荣氏菌、奈瑟氏菌、梭杆菌及酵母菌等，其中链球菌群、韦荣菌群、奈瑟氏菌群三者相对含量的变化，决定着口腔微生态的稳定性。

国内学者王见璋等对 95 例研究对象唾液中常见的 3 种口腔菌群（链球菌、韦荣菌、奈瑟菌）分别进行检测，结果显示溃疡组链球菌和韦荣菌含量的对数值均显著低于健康对照组；愈合组链球菌含量的对数值为显著低于健康对照组；溃疡组、愈合组及对照组三组间奈瑟菌含量的对数值无明显差异，说明 ROU 的发生与口腔微生态的改变具有一定的相关性。同样的，Yun-ji Kim 等国外学者指出，与 ROU 患者的健康部位相比，菌群多样性检测显示溃疡部位的厚壁菌减少和变形菌增多，而 ROU 患者的健康部位和正常人群之间无差异；ROU 患者的健康部位的总拟杆菌的丰度高于正常人群；在溃疡部位，与牙周病相关的卟啉单胞菌科和韦荣氏菌占优势地位，与口腔健康相关的链球菌科含量较低，而在 ROU 患者的健康部位和健康人群之间没有观察到这些菌群的数量差异。虽然这些变化表明微生物菌群在 ROU 发病中有关，有助于帮助我们理解黏膜微生态在口腔黏膜疾病中的潜在作用，但这些研究并没有揭示二者之间的因果关系。

国内外多位学者认为，将 ROU 的病原归因于感染性病原体（细菌和病毒）并不准确。现阶段更为普遍的认知是,与 ROU 的发病机制相关的可能是口腔黏膜微生物群的失衡,而不是所提出的个别感染性病原体。未来还需更多研究探索口腔微生物群在 ROU 发病机制中的作用。

(五) 小结

ROU 病因复杂,相关研究已经取得较大进展,但其病因尚未完全明了。口腔微生态失调作为 ROU 的发病机制之一,越来越受到国内外学者的重视,菌群与口腔健康的关系开始为学者关注。随着测序技术的进步,人们可以将整个口腔菌群作为一个整体,对它所包含的所有基因进行分析,通过对口腔菌群宏基因组的研究,进一步挖掘菌群功能,全面弄清 ROU 发病机制,更深层次地探究菌群和 ROU 的关系,对于更好地指导临床治疗具有重要的意义。

第六节 心理因素

ROU 作为最常见的口腔黏膜疾病,它的发病原因十分复杂,尽管做了大量的研究,发病机制仍不明确,但是其与心理因素的关联不容忽视。心理应激、不良行为习惯、精神创伤等可能导致人体自主神经功能紊乱,机体内环境失衡,这可能成为 ROU 发生和反复发作的一部分原因,也是 ROU 病情发展、治疗困难和不易根治的影响因素。

通过诊疗过程中的问诊,临床医师可发现 ROU 患者的心理发病因素。在正确评估患者的心理状态后,可根据其实际情况,采取安抚、劝导的方法改善其心理状态,必要时可推荐其参与到更专业的心理治疗中,改善患者的疾病状态,促进疾病的痊愈、减少复发。为了获得心理状态的正确评估,我们需要借助一些专业的心理评估方法及手段,这就需要具有心理学的专业知识。本章节在对心身疾病、心理评估的手段方法、心理治疗方法作简单的介绍的基础上,阐述 ROU 的相关心理因素及其心理干预措施。

一、心理学概述

随着生物医学的模式向现在的生物－心理－社会医学的模式发生转变,越来越多的研究者认识到 ROU 是一种心身疾病。早在 1987 年美国精神病学协会就提出了"心身疾病"的概念,并得到了广泛的认可。现已有数十种疾病被划为心身疾病的范畴,而 ROU 是美国心理生理障碍学会制定的心身疾病分类中口腔类心身疾病的一种。心身疾病是一组发生、发展与心理社会因素密切相关的,但以躯体症状表现为主的疾病,它的主要特点包括,心理社会因素在疾病的发生与发展过程中起重要作用;表现为躯体症状,有器质性病理改变或已知的病理生理过程;不属于躯体形式障碍。心身疾病的发病机制目前仍不清楚,有学者认为心理应激因素作用于人体,主要通过中枢神经系统影响各内脏器官,最终导致心身疾病的产生,这其中有许多中介机制,可能包括自主神经系统、内分泌系统和免疫系统等。

国内资料显示,在综合性医院的初诊病人中,有近 1/3 的患者所患躯体疾病是与心理因素密切相关的。然而,目前临床医生缺乏心身疾病方面的专业知识,很少去关注疾病的发生、发展过程中可能存在的心理因素。因此在治疗方面,往往只有常规的针对躯体症状的治疗,并没有及时正确地评估患者的心理状态及采取适当的心理安抚、心理治疗等。

（一）心身疾病

目前心身疾病尚缺乏大样本的流性病学调查资料，由于界定的范围不同，心身疾病的发病率国内外各学者所报道的数据差异甚大，波动幅度约为 $10\%\sim60\%$ 。徐俊冕等国内学者曾针对综合性医院的门诊病人做了流行病学调查，发现就诊的患者中大约有 32.2% 的患者所患的疾病并不仅是躯体性疾病，而是在有躯体症状的同时伴随可能导致疾病的心理因素，即准确地说应该是心身疾病。

心身疾病是由多种因素综合作用的结果。目前对心身疾病的发病理论的研究主要有三大体系，包括心理动力学理论、行为学习理论和心理生理学理论。其发病可概括为以下四个环节，心理社会因素作为应激源传入大脑；大脑对应激源的信息加工；中枢神经系统传出信息引发一系列的生理反应；产生心身疾病。其相关因素包括生活事件、精神应激和情绪反应、个体敏感性以及行为模式。

根据美国心理生理障碍学会制定的心身疾病的分类，该分类是目前比较权威、受到多方认可的心身疾病的分类，ROU 被列为心身疾病中的口腔类心身疾病，其他口腔类心身疾病还包括特发性舌痛症、咀嚼肌痉挛。除了以上在口腔科心身疾病中主要提及的三种疾病之外，国内外学者多年的研究发现扁平苔藓、盘状红斑狼疮以及地图舌等常见的口腔黏膜疾病也与心理因素有着密切的联系。

（二）心理评估

心身疾病的诊断需要一定的心理学基础，心理评估可以帮助我们了解受试者本身的心理状况、心理应激状态。心理评估在复发性口腔溃疡患者的临床诊疗过程中同样重要，口腔临床医生往往缺乏此方面的知识，对专业的心理评估的手段方法进行一定的了解也是很有必要的，能够对 ROU 的诊疗提供助益。

心理评估（psychological assessment）是指在生物－心理－社会－医学模式的指导下，综合运用观察、谈话、测验等方法获得信息，对个体或团体的某一心理现象进行全面、系统、深入的客观描述的这一过程。方法主要有两类：一类是标准化测验，另一类是非标准化的评估方法（图 3－2）。标准化测验是指一个系统化、规范化、科学化的测验和评定过程。主要的心理测验有智力测验、人格测验和心理量表。其中，心理量表作为一种标准化及量化的工具，它的应用可以帮助我们客观地评估患者的心理健康状态，是临床心理评估和研究的常用方

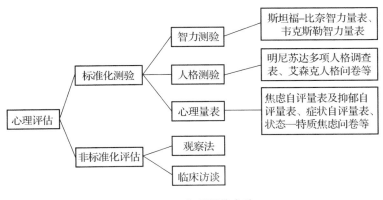

图 3－2　心理评估方法

法。心理量表的特点包括客观、数量化、可比较和简便易用等。主要的心理量表参考国际健康组织出版的《国际疾病分类诊断指导手册》、美国精神病学会出版的《精神障碍诊断和统计手册》以及我国制定的《心理卫生评定量表手册》和《中国精神疾病诊断标准》。

常用的心理量表种类较多，有焦虑自评量表（self-rating anxiety scale，SAS），抑郁自评量表（self-rating depression scale，SDS），口腔健康影响程度量表（oral health impact profile，OHIP），症状自评量表（symptom check list-90，SCL-90），生活事件量表（life event scale，LES），医院焦虑和抑郁量表（hospital anxiety and depression scale，HADS），汉密顿抑郁量表（hamilton depression scale，HAMD），Beck 抑郁自评问卷（beck depression inventory，BDI），简易心理状况评定量表（the 10-item kessler psychological distress scale，Kessler 10），流行学研究中心抑郁量表（center for epidemiological survey，depression scale，CES-D），状态－特质焦虑问卷（state-trait anxiety inventory，STAI）等。

临床上很多学者进行了口腔黏膜疾病患者的心理状态评估，如灼口综合征、ROU、扁平苔藓、盘状红斑狼疮、地图舌等，通过运用各种科学的心理评估手段，剖析心理因素与口腔黏膜疾病的关联，从而更好地指导临床诊疗工作。

其中，灼口综合征是典型的心身疾病。陈方淳等人在 2012 年应用焦虑自评量表（SAS）、抑郁自评量表（SDS）分析灼口综合征（burning mouth syndrome，BMS）患者的心理状态进行分析，较健康对照组 SAS、SDS 评分差异具有统计学意义，得出结论心理障碍与BMS 的发生存在一定的相关性，其中抑郁状态与 BMS 关系密切。Sevrain M 等采用医院焦虑和抑郁量表（HADS）对 BMS 患者进行焦虑及抑郁状态评估，同样得到 BMS 与焦虑及抑郁心理状态相关的结论。Merigo E 等则通过明尼苏达多项人格调查表（Minnesota multiphasic personality inventory，MMPI）的填写分析 BMS 患者发病的心理因素，性格因素，从而验证了 BMS 与心理因素的联系。

有研究对扁平苔藓（oral lichen planus，OLP）的患者病史进行追踪记录，结果显示该类患者多有负性情绪的生活事件存在，迁延不愈的临床症状使患者生活质量下降，部分有恐癌心理。Alves MG 等人针对 OLP 的研究中采用了多种量表，包括状态－特质焦虑问卷（STAI）、健康调查简表（the MOS item short from health survey，SF-36）以及自述问卷（self-reporting questionnaire-20，SRQ-20），从不同角度综合分析 OLP 患者的负性情绪，得出 OLP 与心理因素尤其是负性情绪、负性事件相关的结论。Hirota SK 等通过状态—特质焦虑问卷及流行学研究中心抑郁量表（CES-D）对 91 名 OLP 患者及 87 名对照组健康人群进行心理状态评价，OLP患者较健康人群更多存在焦虑及抑郁的心理状态。吴晓虹等将 67 例 OLP 患者根据临床症状分为糜烂组和非糜烂组，分别与对照组进行比较。也有很多学者研究盘状红斑狼疮（DLE）发病与心理因素的联系。如 Martins PR 等人通过分析 DLE 患者的生活质量问卷，进一步分析了心理因素在 DLE 疾病发展过程中的影响，心理因素可能不是发病的主要病因，但是作为诱因，通过一定的中介机制，刺激了机体产生免疫反应，从而促进了疾病的发生、发展。

近年来也有部分学者开始关注地图舌患者可能的心理因素。Alikhani M 等主要研究分析了地图舌患者的焦虑抑郁状态，采用的是状态—特质焦虑问卷（state-trait anxiety inventory，STAI），发现地图舌患者焦虑抑郁评分明显高于对照组，从侧面反映了地图舌这种常见的口腔黏膜疾病与心理因素间的关联。

ROU 早已被美国心理生理障碍学会归为心身疾病的一种，关于 ROU 患者的心理评估研究及 ROU 疾病与心理因素的联系将在下一小节进行详细的介绍。

二、ROU 相关心理因素

美国医生、心身疾病专家 Edward Weiss 是第一位将心身疾病的概念引入口腔科的学者。他从心身医学的角度和观点论述了口腔科病人某些临床表现与心理问题之间的关联。在其后的研究中所提到的口腔心身疾病多为口腔黏膜病，如灼口综合征、复发性口腔溃疡、扁平苔藓、盘状红斑狼疮、地图舌等。有学者研究发现心理因素是口腔黏膜疾病发病的诱因之一，而口腔黏膜疾病的发生、发展对患者的健康生活质量产生了负面影响。

（一）ROU 患者心理评估

心理学家 Alexander 最早提出的 7 种经典的心身疾病包括溃疡类疾病、溃疡性结肠炎、局限性肠炎、甲状腺功能亢进、类风湿性关节炎、原发性高血压及支气管哮喘，他认为特异性心理冲突和人格类型在这类疾病的发病学有着重要的意义。其中溃疡类疾病首当其冲，而 ROU 作为最常见的口腔黏膜溃疡类疾病，其发病的心理因素已经引起国内外学者的关注。

Picek P. 等通过状态－特质焦虑问卷（STAI）及 Beck 抑郁自评问卷（BDI）的综合分析显示 ROU 患者较健康对照组存在较明显的焦虑、抑郁心理状态。Zwiri AM 应用口腔健康影响程度量表（OHIP）及医院焦虑和抑郁量表（HADS）分别分析了 ROU 对口腔健康状态的负性影响及 ROU 患者的焦虑及抑郁状态。国内学者唐柳云等选用了艾森克人格问卷（EPQ）分析 ROU 患者性格特征，以及症状自评量表（SCL-90）分析其心理状态。结论为心理社会因素对复发性口腔溃疡有一定影响。

大量的临床实验结果揭示 ROU 与心理因素存在密切的联系，心理因素在 ROU 发生、发展中所起的作用不容忽视，这些实验及结论都是以科学的心理评估手段为基础的。

1. 生活事件

生活事件（life events）就是指生活出现的各种事件，是造成心理应激并可能进而损伤躯体健康的主要应激源。作为影响健康的心理应激因素之一，生活事件是最早被注意到的。按事件对个体产生的影响，可分为正性生活事件（positive events）和负性生活事件（negative events）。多项研究表明负性生活事件与心身健康的相关性大于正性生活事件。负性生活事件对人往往具威胁性，会造成较明显较持久的消极情绪体验，从而导致机体出现病感，甚至疾病的发生。有关负性生活事件对 ROU 的影响国内外有很多学者进行研究，也获得了大量的实验理论基础。生活压力、生活事件的发生可能会促进复发性口腔溃疡的发生和发展。肖雪等人做的研究显示 ROU 的发生及病变的严重程度与患者的心理、工作、社会环境、生活负性事件等因素存在关联，负性生活事件及社会工作环境对患者心理带来影响，可能是 ROU 发病的因素之一，只有从根本上改善患者的心理环境，才能身心结合地治疗 ROU，最终达到改善患者生活质量的目的。贾丁鑫、周彩滨等学者针对 ROU 患者和健康对照人群进行了生活事件量表的调查，结果显示研究组对象调查前 1 年内的负性事件刺激量明显高于对照组，揭示了 ROU 的发生与患者的生活应激事件反应有密切关系。

2. 情绪反应

临床工作中，经常发现 ROU 的患者，因为长期反复受疾病带来的不适症状的影响，常存在烦躁、郁闷的情绪。情绪的产生可诱发机体一系列生理反应,从而对健康产生不同程度的影响。与此同时,所有的心理活动又都是在一定的情绪基础上进行的,因而人们将情绪看成是心身联系的桥梁和纽带。情绪可分为正性情绪和负性情绪。正性情绪是指愉快、积极的情绪,有益于心理和生理的健康。负性情绪是指不愉快、消极的情绪,如焦虑、抑郁、悲伤、苦闷等常常会损害人正常的生理功能和心理反应,严重时可导致心身障碍。王文梅等通过对ROU患者进行焦虑自评量表(SAS)及抑郁自评量表(SDS)调查分析,发现ROU患者比较具有神经质倾向,其心理状态较健康人群更焦虑、抑郁。陈方淳等同样对ROU患者进行了SAS及SDS量表的调查,结果显示ROU患者较健康对照组的SAS、SDS评分明显高,表示患者的情绪反应中存在更多的焦虑、抑郁等负性情绪。

3. 个体易感性

即使处于相同的环境及心理应激的状态下,也不是每个人都会发生ROU,造成这种个体差异的原因,一般认为是由于个体易感性的区别。ROU本身发病原因及机制就十分复杂,对于个体易感性、个体差异的研究也是十分必要的。

4. 个性、性格

个性(personality)是指人整体的精神面貌,即具有一定倾向性的、稳定的心理特征的总和。人的个性特征决定了他的行为模式。性格(character)是个人对客观显示稳定的态度及与之相适应的习惯化的行为方式。已经有很多学者研究性格特点及行为模式与躯体疾病的关系。

临床心理学研究发现ROU患者常常表现得比较焦虑、敏感,说明个性和性格对复发性口腔溃疡疾病的发生、发展亦会产生一定的影响。对于性格及个性的分析研究多采用艾森克人格问卷(EPQ)、明尼苏达多项人格测验(MMPI)、卡特尔十六人格因素测验(16PF)等量表。国内多采用艾森克人格问卷,因其操作简易,不容易有误差,对于缺乏心理学基础的口腔临床医师亦可掌握,且效度、信度得到了大量实验的验证。

王文梅对ROU患者和健康对照组的进行艾森克人格问卷中国版(EPQ-RSC)中的4个量表调查分析,发现EPQ-RSC中N(神经质)量表的分值试验组明显高于对照组,差异有统计学意义($P<0.05$)。按照性别分组,其中男性组EPQ-RSC中E(内外向)量表的分值试验组低于对照组,结果提示,ROU的发生、发展与患者的性格存在密切的关系。ROU患者可能具有神经质的个性倾向性,对各种外界刺激的反应易强烈,继而对身心产生负面影响,与疾病的发展和预后相关。

有学者对ROU患者及健康对照组人群进行的EPQ问卷调查,结果显示相比健康人群,ROU患者性格更易激惹、易怒、焦躁,部分男性患者存在内向的性格倾向性。何静在研究时同时采用了症状自评量表(SCL-90)及EPQ,来综合分析ROU患者的个性及性格,EPQ结果显示N量表分值实验组明显高于对照组,N量表即神经质量表,主要用于测查情绪的稳定性,N量表分值高表明ROU患者的情绪欠稳定性,性格焦躁、易怒;SCL-90的结果显示ROU患者在强迫、人际敏感、抑郁及敌对四种性格因子分值高于对照组。分析ROU患者的性格个性特征有助于临床上对患者的综合诊治。

(二) ROU与心理因素相关的临床指标

ROU与心理因素之间的联系是建立在机体内部错综复杂的生理基础上的,其中的病理生理变化可能体现在部分临床指标上,对于 ROU 心理相关的临床指标的研究,在临床医师的诊疗工作中,为 ROU 的诊断及治疗方法提供更多的参考。

1. 心理应激

人体是一个有机的整体,各个系统协同作用维持人体的正常功能和内环境的稳定,任何一个因素的改变都可引发一系列的连锁反应,从而导致疾病的发生。心理应激因素可以通过中枢神经系统作用于人体各系统包括免疫系统、自主神经系统及内分泌系统等,继而影响身体各组织器官,诱发心身疾病。

心理应激(psychological stress)是指个体在察觉需求与满足需求的能力不平衡时,机体在受到各种外界环境因素和机体内部因素刺激时,通过整体心理和生理反应表现出来的多因素作用的适应过程。

2. 应激激素

心理应激过程是能量代谢的过程,神经内分泌系统释放多种应激激素,如儿茶酚胺、皮质醇等,从而适应环境刺激。

(1) 儿茶酚胺

儿茶酚胺类物质,又被称为"压力激素",通常包括去甲肾上腺素(noradrenaline,NA)、肾上腺素(adrenaline,A)和多巴胺(dopamine,DA)。儿茶酚胺是人体正常分泌的激素类物质,参与体内多种反应、维持内环境的平衡稳定。但当我们的情绪失去控制,体内儿茶酚胺类物质便会过多地产生,从而破坏人体内的生态平衡,引发各种心身疾病。多项临床研究表明,心身疾病患者血浆儿茶酚胺类物质有不同程度的升高,Thaker 等进行的动物实验显示,长期慢性的压力作为应激源可增加卵巢中的儿茶酚胺含量,增加卵巢肿瘤的发病率。Krizanova 等人总结提出了肿瘤与儿茶酚胺物质过量的产生之间的联系。

ROU 也是心身疾病的一种,王文梅等通过研究 ROU 患者及健康对照组心理因素及血浆儿茶酚胺水平的变化,研究显示血浆肾上腺素值 ROU 患者明显高于健康人群。并且对于同组实验对象的焦虑自评量表、抑郁自评量表的标准分与血浆肾上腺素水平进行相关性分析,结果为三者均有显著相关性。结论提示 ROU 患者存在明显的心理因素变化,同时伴有体内儿茶酚胺类物质水平明显升高。心理因素、焦虑和抑郁的心理状态通过应激的生理作用过程影响着神经递质的分泌,尤其是肾上腺素,为心理因素与 ROU 发生、发展可能存在的物质生理基础。

(2) 皮质醇

有学者研究 ROU 患者唾液皮质醇水平以及焦虑状态发现,ROU 组平均唾液皮质醇水平较健康对照组显著升高。皮质醇,亦称氢化可的松,肾上腺皮质分泌对糖类代谢具有最强作用的肾上腺皮质激素,即属于糖皮质激素的一种。皮质醇也是应激激素,在机体承受外界压力及刺激的同时,分泌量升高。同样个体的焦虑状态与唾液皮质醇水平之间存在高度正相关。

(三) ROU 患者的心理干预

现在的医学模式向生物－心理－社会医学模式发生了转变,人们对心身疾病的重视程度越来越高。在心身疾病的治疗方面,国内外学者亦从心理治疗方面着手展开了一系列的研究。Jee SR 等韩国学者对功能性消化不良患者的研究中发现,对于那些有顽固性的,症状严重的功能性消化不良患者,心理治疗是有一定的作用的。心血管疾病因其慢性的、难治愈的临床特点,成为很多中老年患者的心理刺激因素,是典型的心身疾病,也有很多学者研究发现心理辅助治疗可改善高血压患者的药物临床疗效。心理健康治疗对减轻冠心病的临床症状、降低发病频率也有一定的帮助,且有持续作用。还有研究发现心理治疗对慢性尿频也有一定的疗效,还对凝血和纤维蛋白溶解的激活有逆转作用等。

ROU 早已被美国心理生理障碍学会归为心身疾病的一种,其治疗应当在适当的药物治疗的基础上,强调综合治疗的原则,兼顾心理、行为等方面的治疗。前面我们提到了多方实验验证 ROU 发生、发展是与心理因素存在密切联系的,并且存在一定的物质生理基础,即心理应激因素影响疾病的内在机制。所以在治疗过程中,如果能同时进行相关的心理治疗、心理干预,将有利于控制疾病的发展,巩固临床疗效,减少复发的频率,获得更为全面的治疗效果。早在 1990 年就已有学者进行了 ROU 患者心理治疗方面的探索及研究,也肯定了心理治疗对 ROU 的疗效。

ROU 患者由于长期反复发作,发作时的疼痛,影响了生活质量,容易产生不良的心理状态,如焦虑、抑郁状态都较健康人群要明显,以及在艾森克人格问卷的调查实验中,男性组的 ROU 患者与健康人群的性格比较分析,ROU 患者组的成员性格更内向。在临床问诊中,如果深入询问,常发现 ROU 患者的发作频率与某些生活负性事件或长期的失眠、心烦等心理状态有关。临床医生在对 ROU 患者进行药物治疗的同时,应当在诊疗过程中尽量了解患者的问题,设法排解患者的焦虑、抑郁状态。必要时,应当推荐患者向专业的心理咨询师、心理医师寻求帮助,从而更全面地缓解患者的病痛,达到好的治疗效果,改善患者的心理状态及生活质量。

目前临床常用的心理治疗方法、心理干预的手段有很多,有环境控制疗法、松弛训练、支持疗法、认知疗法、生物反馈疗法、行为矫正疗法和家庭疗法等。具体哪种方法适用,要根据患者的具体情况及医生的专业认知。

药物治疗为心理治疗带来了革命性的影响,通过适当的药物的运用,改变了病人焦虑、抑郁的心理状态。这种治疗始于 1953 年医院治疗流程中引入了氯丙嗪这种药物,疗效也获得了多方认可。目前常用的药物分三类:抗焦虑药物、抗抑郁药物及抗精神病药物。它们有统一的原理,就是通过调节大脑中神经递质的活动水平,来改变人的情绪及心理精神状态,从而产生疗效。抗精神病的药物通过降低大脑中多巴胺的活性来产生疗效,常见的有氯丙嗪、氟哌啶醇等。抗抑郁药物产生疗效是通过增加神经递质去甲肾上腺素、5-羟色胺等的活性,最常用的抗抑郁的药物是百忧解(盐酸氟西汀)。百忧解同时也可用于治疗焦虑,常用的抗焦虑的药物还有安定等。选择合适的药物很重要,这就需要医生有足够的专业知识,针对个人病患的具体情况慎重用药,才能获得良好的疗效。

(四)小结

心理因素在 ROU 发生、发展中所起的作用不容忽视,针对存在心理因素的 ROU 患者,就诊时临床医生应充分了解病史,必要时适当地推荐其接受合理的心理治疗。在临床药物治疗溃疡本身的同时,从病因学角度出发,综合治疗,减少疾病的复发及减轻患者的痛苦。心理治疗的方法很多,有的需要专业的心理医师参与,有的需要家庭以及社会的助力。复发性口腔溃疡患者心理状态多呈现轻度的焦虑、抑郁,通过适合的心理治疗,可以相对缓解焦虑、抑郁的心理状态,从而达到改变机体内环境,改善疾病状态的目的。具体治疗过程的实施还需要口腔科医师与心理医师的配合,更重要的是患者的理解与接受,最佳的治疗方案还有待我们进一步研究探索。

参考文献

[1] Al-Omiri M K, Karasneh J, Lynch E. Psychological profiles in patients with recurrent aphthous ulcers[J]. Int J Oral Maxillofac Surg, 2012, 41(3): 384 - 388.

[2] Brocklehurst P, Tickle M, Glenny A M, et al. Systemic interventions for recurrent aphthous stomatitis(mouth ulcers) [J]. Cochrane Db Syst Rev, 2012(9), CD005411.

[3] Chu C H, Tuan P K, Cheng Y P, et al. Recurrent oral ulcers and blisters in a young woman[J]. Clin Exp Dermatol, 2017, 42(1): 112 - 114.

[4] Deen K, Curchin C, Wu J. Successful treatment of recurrent aphthous ulcers with nicotine lozenges in a lifelong non-smoker[J]. Australas J Dermatol, 2015, 56(2): 143 - 144.

[5] Han J Y, He Z W, Li K, et al. Microarray analysis of potential genes in the pathogenesis of recurrent oral ulcer[J]. Int J Clin Exp Pathol, 2015, 8(10): 12419 - 12427.

[6] Hijazi K, Lowe T, Meharg C, et al. Mucosal microbiome in patients with recurrent aphthous stomatitis[J]. J Dent Res, 2015, 94(3 Suppl): 87S - 94S.

[7] Jing C, Zhang J Q. Association between interleukin gene polymorphisms and risk of recurrent oral ulceration[J]. Genet Mol Res, 2015, 14(2): 6838 - 6843.

[8] K S, B S, Palaneeswari M S, et al. Significance of ferritin in recurrent oral ulceration[J]. J Clin Diagn Res, 2014, 8(3): 14 - 15.

[9] Lewkowicz N, Kur B, Kurnatowska A, et al. Expression of Th1/Th2/Th3/Th17 - related genes in recurrent aphthous ulcers[J]. Arch Immunol Ther Exp(Warsz), 2011, 59(5): 399 - 406.

[10] Marchini L, Campos M S, Silva A M, et al. Bacterial diversity in aphthous ulcers[J]. Oral Microbiol Immunol, 2007, 22(4): 225 - 231.

[11] Orbak R, Cicek Y, Tezel A, et al. Effects of zinc treatment in patients with recurrent aphthous stomatitis[J]. Dent Mater J, 2003, 22(1): 21 - 29.

[12] Pedersen A, Hornsleth A. Recurrent aphthous ulceration: A possible clinical manifestation of reactivation of varicella zoster or cytomegalovirus infection[J]. Journal of Oral Pathology and Medicine, 1993, 22(2): 64 - 68.

[13] Ruan H H, Li G Y, Duan N, et al. Frequencies of abnormal humoral and cellular immune component levels in peripheral blood of patients with recurrent aphthous ulceration[J]. Journal of Dental Sciences, 2018, 13(2): 124 - 130.

[14] Slebioda Z, Szponar E, Kowalska A. Recurrent aphthous stomatitis: Genetic aspects of etiology [J]. Postepy Dermatol Alergol, 2013, 30(2): 96 - 102.

[15] 洪晨,王文梅,王翔,等. 复发性阿弗他溃疡患者心理因素及血浆儿茶酚胺水平变化[J]. 上海口腔医学,2018,27(1): 48 - 51.

[16] 邹俐琳,王文梅,刘雅菁,等. 顽固性复发性阿弗他溃疡患者外周血 Th17 细胞与免疫球蛋白及补体水平的变化[J]. 上海口腔医学,2017,26(5): 521 - 525.

[17] 阮欢欢,王翔,段宁,等. 顽固性与普通性复发性阿弗他溃疡体液和细胞免疫水平的比较研究[J]. 临床口腔医学杂志,2017,33(5): 280 - 283.

[18] 黄素贞,殷拥军,于在湖,等. 复发性口腔溃疡患者血清锌铜含量检测[J]. 中华口腔医学杂志,1998,33(1):29.

[19] 刘婷,吕晨,冯晓蕾,等. 复发性阿弗他溃疡与相关的营养因素研究进展[J]. 广东微量元素科学,2009,16(3):1-10.

[20] 蔡巧丽,陈敏仪,莫志臣,等. 复发性阿弗他溃疡与饮食关系的研究现状[J]. 微量元素与健康研究,2009,26(4):58-61.

[21] 陈俊俊. 复发性阿弗他溃疡细胞免疫发病机制新进展[J]. 临床口腔医学杂志,2013,29(5):305-307.

[22] 阮秀花,范振远,张效本,等. 复发性阿弗他溃疡与病毒感染的相关性研究[J]. 中国现代医学杂志,2006,16(11):1639-1641,1645.

[23] 唐金菊,杨永进. 幽门螺杆菌与复发性阿弗他溃疡的关系[J]. 国际口腔医学杂志,2015,42(1):89-92.

[24] 王国庆,王翠环,张黎黎,等. 食物不耐受检测在复发性阿弗他溃疡中的临床价值[J]. 检验医学,2017,32(4):290-294.

[25] 王见璋. 复发性口腔溃疡口腔微生态的研究[D]. 广州:南方医科大学,2009.

[26] 刘鑫,曾丹,周维康. 食物过敏致口腔复发性阿弗他溃疡的研究[J]. 重庆医学,2013,42(36):4462-4464.

[27] 曹雪涛. 医学免疫学[M]. 6版. 北京:人民卫生出版社,2013.

[28] Schroeder H W Jr, Cavacini L. Structure and function of immunoglobulins[J]. J Allergy Clin Immunol, 2010, 125(2 Suppl):S41-S52.

[29] Almoznino G, Zini A, Mizrahi Y, et al. Elevated serum IgE in recurrent aphthous stomatitis and associations with disease characteristics[J]. Oral Dis, 2014, 20(4):386-394.

[30] 刘好好,许子悦,谢春雨,等. 复发性口腔溃疡与T细胞免疫研究进展[J]. 现代免疫学,2016,36(1):72-75.

[31] 王翔,王文梅,阮欢欢,等. RAU临床特征与血清免疫球蛋白及补体水平的关系[J]. 临床口腔医学杂志,2015,31(12):732-733,734.

[32] 张静. 复发性口腔溃疡患者外周血T淋巴细胞亚群的分析[J]. 放射免疫学杂志,2013,26(2):251-252.

[33] Slebioda Z, Szponar E, Kowalska A. Etiopathogenesis of recurrent aphthous stomatitis and the role of immunologic aspects:literature review[J]. Arch Immunol Ther Exp(Warsz), 2014, 62(3):205-215.

[34] Lewkowicz N, Lewkowicz P, Kurnatowska A, et al. Innate immune system is implicated in recurrent aphthous ulcer pathogenesis[J]. J Oral Pathol Med, 2003, 32(8):475-481.

[35] 邓雪莲,劳均平,郭庆平,等. RAU病变期外周血细胞免疫功能检测及临床意义[J]. 临床口腔医学杂志,2005,21(4):244-245.

[36] 王栋,李言君,付爱丽,等. 复发性口腔溃疡患者外周血调节性T细胞和白细胞介素2水平的表达[J]. 中华临床医师杂志(电子版),2011,5(24):7287-7290.

[37] Digre A, Singh K, Åbrink M, et al. Overexpression of heparanase enhances T lymphocyte activities and intensifies the inflammatory response in a model of murine rheumatoid arthritis[J]. Sci Rep, 2017, 7:46229.

[38] 张燕,刘文娟,王弘轶,等. 复发性口腔溃疡免疫病因学相关研究[J]. 现代免疫学,2012,32(5):

434 - 437.

[39] 陈杰,丁维俊. 复发性口腔溃疡微生物及免疫学机制与中医相关性探讨[J]. 中国实验方剂学杂志,2016,22(13)：202 - 207.

[40] 阮欢欢,王文梅,王翔,等. 小剂量短疗程泼尼松治疗顽固性复发性阿弗他溃疡的疗效及免疫改变[J]. 口腔医学研究,2017,33(1)：47 - 50.

[41] 李娇娜. 浅析遗传病的诊断及治疗[J]. 当代医学,2013,19(5)：21 - 22.

[42] 廖晓明,刘鑫. 口腔复发性阿弗他溃疡的遗传病因研究[J]. 重庆医学,2014,43(27)：3659 - 3661.

[43] Scully C，Porter S. Oral mucosal disease：recurrent aphthous stomatitis[J]. Br J Oral Maxillofac Surg，2008，46(3)：198 - 206.

[44] Halder R，Hennion M，Vidal R O，et al. DNA methylation changes in plasticity genes accompany the formation and maintenance of memory[J]. Nat Neurosci，2016，19(1)：102 - 110.

[45] Jiang L，Zhang J，Wang J J，et al. Sperm，but not oocyte，DNA methylome is inherited by zebrafish early embryos[J]. Cell，2013，153(4)：773 - 784.

[46] Saikaly S K，Saikaly T S，Saikaly L E，et al. Recurrent aphthous ulceration：a review of potential causes and novel treatments[J]. J Dermatolog Treat，2018，29(6)：542 - 552.

[47] 李奉华,刘虹,彭解英,等. 复发性阿弗他溃疡致病因素及机制的研究进展[J]. 中国现代医学杂志,2003,13(7)：41 - 43.

[48] 郭锡久,阮兴朝. 复发性阿弗他溃疡遗传因素危险度分析研究[J]. 中华口腔医学杂志,2000,35(1)：21 - 23.

[49] Shang D，Zhang J W，Zhang Q，et al. Exploring the Molecular Mechanism and Biomarker of Recurrent Aphthous Stomatitis Based on Gene Expression Microarray[J]. Clin Lab，2017，63(2)：249 - 253.

[50] Najafi S，Mohammadzadeh M，Zare Bidoki A，et al. HLA-DRB and HLA-DQB Allele and Haplotype Frequencies in Iranian Patients with Recurrent Aphthous Stomatitis[J]. Iran J Allergy Asthma Immunol，2016，15(4)：289 - 295.

[51] 张敬,沙晶晶,龚娟. 转化生长因子- β1 和白细胞介素- 10 单核苷酸多态性与复发性口腔溃疡易感性的研究[J]. 华西口腔医学杂志,2016,34(1)：27 - 31.

[52] Sun M，Fu S M，Dong G Y，et al. Inflammatory factors gene polymorphism in recurrent oral ulceration[J]. J Oral Pathol Med，2013，42(7)：528 - 534.

[53] Najafi S，Yousefi H，Mohammadzadeh M，et al. Interleukin - 2，Interferon-gamma Gene Polymorphisms in Recurrent Aphthous Stomatitis[J]. Prague Med Rep Found，2017，118(2/3)：81 - 86.

[54] Hughes T，Ture-Ozdemir F，Alibaz-Oner F，et al. Epigenome-wide scan identifies a treatment-responsive pattern of altered DNA methylation among cytoskeletal remodeling genes in monocytes and CD4[+] T cells from patients with in Behcet's disease[J]. Arthritis & Rheumatology (Hoboken，N. J.)，2014，66(6)：1648 - 1658.

[55] 张英,贾平,王岩. RAU临床类型和遗传倾向与微核关系研究[J]. 实用口腔医学杂志,2003,19(5)：519 - 520.

[56] Nisha K J，Nandakumar K，Shenoy K T，et al. Periodontal disease and Helicobacter pylori infection：A community-based study using serology and rapid urease test[J]. J Investig Clin Dent，2016，7(1)：37 - 45.

[57] Tsami A, Petropoulou P, Kafritsa Y, et al. The presence of Helicobacter pylori in dental plaque of children and their parents: Is it related to their periodontal status and oral hygiene? [J]. Eur J Paediatr Dent 2011, 12(4): 225 - 230.

[58] Yee K C, Wei M H, Yee H C, et al. A screening trial of Helicobacter pylori-specific antigen tests in saliva to identify an oral infection[J]. Digestion, 2013, 87(3): 163 - 169.

[59] Zou Q H, Li R Q. Helicobacter pylori in the oral cavity and gastric mucosa: A meta-analysis[J]. J Oral Pathol Med, 2011, 40(4): 317 - 324.

[60] Wang X M, Yee K C, Hazeki-Taylor N, et al. Oral Helicobacter pylori, its relationship to successful eradication of gastric H. pylori and saliva culture confirmation[J]. J Physiol Pharmacol, 2014, 65 (4): 559 - 566.

[61] Anand P S, Kamath K P, Anil S. Role of dental plaque, saliva and periodontal disease in Helicobacter pylori infection[J]. World J Gastroenterol, 2014, 20(19): 5639 - 5653.

[62] Cai H F, Li W, Shu X L, et al. Genetic variation of Helicobacter pylori in the oral cavity and stomach detected using thymine adenine cloning in children with chronic gastritis[J]. Pediatr Infect Dis J, 2014, 33(1): e1 - e6.

[63] Kalkan C, Karakaya F, Tüzün A, et al. Factors related to low serum vitamin B_{12} levels in elderly patients with non-atrophic gastritis in contrast to patients with normal vitamin B_{12} levels [J]. Geriatr Gerontol Int, 2016, 16(6): 686 - 692.

[64] 杨锴毓,李雨庆,周学东. 口腔幽门螺杆菌与胃幽门螺杆菌感染关系的研究进展[J]. 华西口腔医学杂志,2014(3): 314 - 318.

[65] Tas D A, Yakar T, Sakalli H, et al. Impact of Helicobacter pylori on the clinical course of recurrent aphthous stomatitis[J]. J Oral Pathol Med, 2013, 42(1): 89 - 94.

[66] Ding Y J, Yan T L, Hu X L, et al. Association of Salivary Helicobacter pylori Infection with Oral Diseases: A Cross-sectional Study in a Chinese Population[J]. Int J Med Sci, 2015, 12(9): 742 - 747.

[67] 张微. 复发性口腔溃疡患者口腔微生态菌群情的检验结果分析[J]. 当代医学,2016,22(34): 36 - 37.

[68] Mysak J, Podzimek S, Sommerova P, et al. Porphyromonas gingivalis: Major periodontopathic pathogen overview[J]. J Immunol Res, 2014, 2014: 476068.

[69] 陈杰,丁维俊. 复发性口腔溃疡口腔病毒组失调机制的研究进展[J]. 世界华人消化杂志,2016 (17): 2642 - 2646.

[70] 王见璋,陈清,申洪. 复发性口腔溃疡患者口腔菌群的变化[J]. 南方医科大学学报,2009,29(5): 986 - 989.

[71] Kim Y J, Choi Y S, Baek K J, et al. Mucosal and salivary microbiota associated with recurrent aphthous stomatitis[J]. BMC Microbiol, 2016, 16 (Suppl 1): 57.

[72] 陈净,孙勤国. 复发性口腔溃疡患者口腔微生态的研究进展[J]. 实用医学杂志,2015,31(19): 3264 - 3266.

[73] 陈渠奕,林路得,斯灵,等. 口腔微生物群和人体健康[J]. 中国微生态学杂志,2017,29(10): 1219 - 1224.

[74] Testa A, Giannuzzi R, Sollazzo F, et al. Psychiatric emergencies(part I): Psychiatric disorders causing organic symptoms[J]. Eur Rev Med Pharmacol Sci, 2013, 17 (Suppl 1): 55 - 64.

[75] 徐俊冕,童一砂,甘松青,等. 综合性医院门诊心身疾病的调查报告[J]. 心理科学通讯,1984,7

（6）：48－49.

［76］Bomhof-Roordink H，Seldenrijk A，van Hout H P，et al. Associations between life stress and subclinical cardiovascular disease are partly mediated by depressive and anxiety symptoms［J］. J Psychosom Res，2015，78(4)：332－339.

［77］张瑶，宋维真，姚林，等.生活事件,性格对某些心身疾病的影响的调查分析［J］.心理学报,1992，24(1)：35－42.

［78］徐志鹏,黎红华,陈文军,等.十二指肠溃疡患者的心理健康状况及影响因素分析［J］.实用医学杂志,2007,23(9)：1359－1360.

［79］Moldovan R，Radu M，Băban A，et al. Evolution of Psychosomatic Diagnosis in DSM. Historical Perspectives and New Development for Internists［J］. Rom J Intern Med，2015，53(1)：25－30.

［80］Švec J，Švec P，Bencová V，et al. Anxio-depressive Syndrome-Biopsychosocial Model of Supportive Care［J］. Klin Onkol，2015，28(3)：177－182.

［81］陈方淳,唐宇英,胡亚莉.复发性阿弗他溃疡、口腔扁平苔藓及灼口综合征患者的心理因素分析［J］.重庆医学，2012,41(26)：2709－2710,2713.

［82］Sevrain M，Brenaut E，Le Toux G，et al. Primary Burning Mouth Syndrome：A Questionnaire Study of Neuropathic and Psychological Components［J］. Am J Clin Dermatol，2016,17(2)：171－178.

［83］李健代.代成林,华红.灼口综合征的心理因素分析及心理治疗［J］.现代口腔医学杂志,2005,19(1)：99－100.

［84］苏红影,李维善,刘岩,等.复发性阿弗他溃疡患者焦虑与唾液皮质醇和脱氢表雄酮水平的相关性研究［J］.口腔医学研究,2017,33(2)：221－224.

［85］Zadik Y，Levin L，Shmuly T，et al. Recurrent aphthous stomatitis：stress，trait anger and anxiety of patients［J］. J Calif Dent Assoc，2012，40(11)：879－883.

［86］Martins P R，Skare T，Ferrari T A，et al. Comparative analysis of the quality of life of patients with discoid lupus erythematosus and systemic lupus erythematosus with skin injuries［J］. An Bras Dermatol，2012，87(2)：326－328.

［87］Alikhani M，Khalighinejad N，Ghalaiani P，et al. Immunologic and psychologic parameters associated with geographic tongue［J］. Oral Surg Oral Med Oral Pathol Oral Radiol，2014，118(1)：68－71.

［88］姜乾金.医学心理学［M］.北京：人民卫生出版社,2005.

［89］Manandhar K，Risal A，Linde M，et al. Measuring Neuroticism in Nepali：Reliability and Validity of the Neuroticism Subscale of the Eysenck Personality Questionnaire［J］. Kathmandu Univ Med J，2015，13(50)：156－161.

［90］García-Torres F，Alós F J. Eysenck personality questionnaire revised psychoticism predicts motivational-somatic symptoms of depression in breast cancer survivors［J］. Psychooncology，2014，23(3)：350－352.

［91］钱铭怡,武国城,朱荣春,等.艾森克人格问卷简式量表中国版（EPQ－RSC）的修订［J］.心理学报,2000,32(3),317－323.

［92］Merz W A，Ballmer U. Demographic factors influencing psychiatric rating scales(Zung SDS and SAS)［J］. Pharmacopsychiatry，1984，17(2)：50－56.

［93］Samakouri M，Bouhos G，Kadoglou M，et al. Standardization of the Greek version of Zung's Self-rating Anxiety Scale(SAS)［J］. Psychiatriki，2012，23(3)：212－220.

［94］郑亚楠,陶钧,龚茜,等.医学院校大学生复发性阿弗他溃疡发病率及其与A型人格关系的调查分

析[J]. 上海口腔医学,2017,26(5)：553-556.

[95] Schmitz N，Hartkamp N，Kiuse J，et al. The Symptom Check-List-90-R(SCL-90-R)：A German validation study[J]. Qual Life Res，2000，9(2)：185-193.

[96] Merigo E，Manfredi M，Zanetti M R，et al. Burning mouth syndrome and personality profiles[J]. Minerva Stomatol，2007，56(4)：159-167.

[97] 洪晨,王翔,王文梅,等. 复发性阿弗他溃疡的心理因素分析[J]. 中国实用口腔科杂志,2017,10(6)：345-349.

[98] Seoudi N，Bergmeier L A，Drobniewski F，et al. The oral mucosal and salivary microbial community of Behçet's syndrome and recurrent aphthous stomatitis[J]. J Oral Microbiol，2015，7(27)：27150.

[99] Zwiri A M. Anxiety，Depression and Quality of Life among Patients with Recurrent Aphthous Ulcers[J]. J Contemp Dent Pract，2015，16(2)：112-117.

[100] 唐柳云,马梁红,刘念邦. 心理社会因素对复发性口腔溃疡的影响[J]. 华西口腔医学杂志,2001,19(2)：102-103.

[101] 陈谦明. 口腔黏膜病学[M]. 4版. 北京：人民卫生出版社,2012.

[102] Nyman E，Miettunen J，Freimer N，et al. Impact of temperament on depression and anxiety symptoms and depressive disorder in a population-based birth cohort[J]. J Affect Disord，2011，131(1/2/3)：393-397.

[103] Geiser F，Gessler K，Conrad R，et al. Can activation of coagulation and impairment of fibrinolysis in patients with anxiety and depression be reversed after improvement of psychiatric symptoms? Results of a pilot study[J]. J Nerv Ment Dis，2012，200(8)：721-723.

[104] 王秀民. 复发性阿弗他溃疡的心理治疗初步探讨[J]. 口腔医学,2006,26(2)：159.

[105] Andrews V H，Hall H R. The effects of relaxation/imagery training on recurrent aphthous stomatitis：A preliminary study[J]. Psychosom Med，1990，52(5)：526-535.

[106] Weiss E. Psychosomatic Aspects of Dentistry[J]. the Journal of the American Dental Association，1944，31(3)：215-220.

[107] 贾丁鑫,周彩滨. 心理社会因素与复发性阿弗他溃疡的关系研究[J]. 中国实用口腔科杂志,2014,7(6)：357-359.

[108] 何静. 心理社会因素对复发性阿弗他溃疡的影响[J]. 广西医学,2005,27(9)：1369-1370.

第四章　临床表现和分型

第一节　临床表现

临床上在诊断 ROU 时,需对口腔溃疡的数目、形状、边缘、基底、局部刺激因素等多个方面进行检查。在数目上,观察是单发、少数还是大面积出现溃疡;在形状上,观察溃疡是椭圆形、圆形还是不规则形状;在边缘上,观察是隆起还是整齐;观察溃疡壁的形状是倒凹还是平实;观察基底周围的组织有没有充血、红斑,触摸基底是硬结还是柔软。

ROU 具有周期性、复发性、自愈性的病史特点,临床特征为“黄、红、凹、痛”。“黄”是指溃疡表面覆盖黄色(有时候有点偏灰色)的假膜;“红”指溃疡周围边缘有一圈红色的充血带;“凹”指溃疡本身是凹陷下去的;“痛”是指患者感觉有明显的灼痛,常常影响进食、言语甚至整个人的精神状态。溃疡的发作周期长短不一,可分为发作期(前驱期、溃疡期)、愈合期、间歇期,且具有不治自愈的自限性。

ROU 的好发年龄为 10～30 岁,虽然多见于成人,但儿童也常有发生,有研究数据显示,该病首发多见于儿童及青少年时期,其中以 10～19 岁最为常见。一般类型的儿童 ROU,临床表现与成人一致,但在青少年中存在一种独特的 ROU,郑际烈将其命名为青少年复发性坏死溃疡(juvenile mucosa necrotica ulcers recurrence,JMNU),其可发生在较小的年龄,即 5 岁左右,亦可发生在 17 岁左右,平均年龄 10 岁,以男孩居多。病程 20 天至 3 个月,1 年复发 2～6 次不等,平均 2～3 个月 1 次。好发部位为舌尖及双侧舌缘,双侧磨牙后垫颊沟处。JMNU 与成人型腺周口疮区别在于 JMNU 常固定在一个部位复发,仅在舌尖或在颊脂垫尖处复发,而绝无游走性,溃疡愈合后留有瘢痕,并可在瘢痕区再度复发。

第二节　分　型

目前临床上 ROU 的分类主要沿用的是 1968 年提出的 Lehner's 传统分型方法,该方法根据患者的临床特征(如溃疡大小、数量和是否形成瘢痕等),将 ROU 分为 3 型:轻型、重型及疱疹型。1969 年,Cooke 在考虑了系统型疾病的基础上,将 ROU 分类为:小型、大型、疱疹样型及白塞病。国内也有相关学者对此进行了研究,除了以上的分类方法,国外有些学者把复杂难治的或严重的 ROU 单独列出讨论,这类 ROU 都有共同的特征,严重的几乎持续、多发的口腔溃疡,或持续的大于 3 个溃疡,且部分学者认为这类 ROU 可能发展为白塞病。下面将对 Lehner's 分型、Cooke 分型、郑际烈分型及其他分型作详细介绍。

一、Lehner's 分型

Lehner's 分型一般表现为反复发作的圆形或椭圆形溃疡,具有"黄、红、凹、痛"的临床特征,即溃疡表面覆盖黄色假膜、周围有红晕带、中央凹陷、疼痛明显。溃疡的发作周期长短不一,可分为发作期(前驱期—溃疡期)、愈合期、间歇期,具有不治自愈的自限性。根据临床特征,按 Lehner's 分类,ROU 可分为三种类型(表 4-1)。

表 4-1　Lehner's 分型 ROU 的临床特征

分型	临床特征				
	大小(mm)	个数	持续时间(d)	形成瘢痕	构成比(%)
轻型	5~10	<10	10~14	否	75~85
重型	>10	1 个至数个	>14 (可 1~2 个月或更长)	是	10~15
疱疹型	<5	>10	10~14	否	5~10

轻型阿弗他溃疡(minor aphthous ulcer,MiRAU)是最常见的,大约占 ROU 患者的 75%~85%。溃疡小(直径小于 5 mm),环形或椭圆形,具有灰白色假膜和红色周晕。通常发生于非角化黏膜,尤其是颊、唇或口底黏膜,不常见于牙龈、腭部以及舌背黏膜;溃疡大约 10~14 天痊愈,不留瘢痕。

重型阿弗他溃疡(major aphthous ulcer,MaRAU)是 ROU 的严重型,又称为复发性坏死性黏膜腺周围炎(periadenititis mucosa necrotica recurrens)或腺周口疮,大约占 ROU 患者的 10%~15%,直径可达到 1 cm,好发于唇、软腭和喉部。病程可持续 6 周并且愈合后可留有瘢痕。MaRAU 通常发生于青春期后,慢性进展,并且可持续 20 年之久。

疱疹型复发性口腔溃疡(herpetiform ulcers,HU)又称口炎型口疮,大约占 ROU 患者的 5%~10%,特点为广泛多发的小疱疹,疼痛剧烈。可在特定时间发作,多达几十个,每个直径约 2~3 mm,极易融合变得更大,且形状不规则。HU 多发于女性,被称为疱疹型溃疡,但要注意和疱疹性口炎鉴别。

二、Cooke 分型

Cooke 将 ROU 分为小型、大型、疱疹样型及白塞病。在当时的医学条件下,Cooke 将白塞病也纳入了 ROU 的分型。

1. 小型(minor aphthous ulcer,MiRAU):约占 ROU 患者的 80%,多数患者初发病时均为此型。溃疡好发于唇、舌、颊、软腭等无角化或角化较差的黏膜,初起为局灶性黏膜充血水肿,圆形或椭圆形,直径<5 mm,呈粟粒状红点,灼痛明显,继而形成浅表溃疡;约 5 天左右溃疡开始愈合,此时溃疡面有肉芽组织形成、创面缩小、红肿消退、疼痛减轻;约 7 天至 10 天溃疡愈合,不留瘢痕。

溃疡一般为 3~5 个,散在分布。溃疡复发的间歇期,半月至数月不等,有的患者会出现此起彼伏、迁延不愈的情况。有些患者有较规则的发病周期,如月经前后,或常在劳累之后发病。一般无明显全身症状与体征。

2. 大型(majoraphthousulcer,MaRAU):亦称复发性坏死性黏膜腺周炎或腺周口疮和米库利奇阿弗他(Mikulicz's aphtha)。溃疡大而深,愈合后可形成瘢痕或组织缺损,故也称复发性瘢痕性口疮。该型约占8%左右,好发于青春期。

溃疡大而深,似"弹坑"状,以非角化黏膜变薄为初期表现,24小时无疱期后形成溃疡,直径可大于1 cm,可深达黏膜下层腺体及腺周组织,表面有灰黄色假膜或灰白色坏死组织,愈合后常留下瘢痕。

3. 疱疹样溃疡(herpetiformulcers, HU):亦称口炎型口疮,约占ROU患者的10%左右。好发部位及病程与轻型相似,好发于成年女性,但溃疡直径较小,约2 mm,可达十几个或几十个,溃疡数目多,散在分布,似"满天星"样。

邻近溃疡可融合成片,黏膜充血发红,疼痛最重,唾液分泌增加。可伴有头痛、低热及全身不适、局部淋巴结肿痛等症状。

4. 白塞病(Behçet's disease,BD)　又名白塞综合征、贝赫切特综合征、口-眼-生殖器三联征。以同时发生的口、眼、生殖器病损以及皮肤病损为主要临床特征,几乎累及每一病例。其中,口腔溃疡为最基本的病损,发生率达100%。另外,也可发生关节、神经、消化、呼吸、泌尿和心血管等多系统的病变,虽然少见,但可危及生命,后果严重。

临床表现为多系统多脏器病损,主要表现如下:

(1)口腔损害:约98.6%～100%患者有口腔损害,55.2%为首发症状,最终是100%患者的必发症状,并累及咽喉、食管和鼻腔,症状和发作规律与ROU类似。初始往往为口腔单个溃疡反复发生,多表现为轻型或疱疹样型。白塞病一般在口腔溃疡出现后相继产生其他部位的症状,因此反复发作的口腔溃疡往往为白塞病诊断的重要依据。

(2)眼部症状:发生率约占42.1%,眼部症状一般发生较晚,且危害较大,征象繁多。可表现为反复发作的虹膜炎、前房积脓、虹膜睫状体炎、脉络膜炎、葡萄膜炎、视网膜炎、视神经炎。病变往往是开始累及单眼和眼球前段病变,逐渐发展为双眼和眼球后段病变。当出现眼部病变时,则预示已形成微血管炎损害。眼部病损若反复发作,则会导致视力逐步减退,甚至失明。有报道指出,眼部损害出现的4～8年内,有40%患者失明。

(3)全身其他表现:如皮肤症状、外生殖器溃疡、关节炎、消化系统损害、循环系统损害、神经系统损害、呼吸系统损害、泌尿系统损害等。

近年来认识到后者的发病原因、基本病理变化以及转归、预后均有其特征性,因而认为白塞病不应划归为ROU。

三、其他分型

1. 郑际烈分型

2000年,郑际烈根据临床诊断及治疗的特点,把ROU分为四类:局部型(又称普通型)、系统型(白塞病)、独特型(成人型、青少年型腺周口疮)、表征型(如肝外表现、肠外表现、血液表征、病毒感染表征、克罗恩病等)(表4-2)。

表 4-2 郑际烈 ROU 的分类

类型	亚型	Cooke 型别	病因与性质	治疗
普通型(未定型)	频繁复发(重) 非频繁复发(轻)	小型,疱疹样	局部免疫反应 局部应激反应未明	较困难,可试用酞咪哌啶酮可控制复发
表征型		小型,大型,疱疹样	全身性疾病表现(肠外表现,病毒,如 HIV、AID 等)	全身疾病治疗
系统型(白塞病)		小型,大型	自身免疫病,病理—血管炎	免疫治疗 抗凝剂
独特型(腺周口疮)	成人型 青少年型	大型 大型	未明 早期血管炎	免疫抑制剂 中西医综合治疗

(1) 局部型 ROU:又称普通型(单发性与多发性),病因不明,临床上最常见。本型又可分为两亚型:频繁复发(重)ROU,每月至少复发 1 次者;非频繁复发(轻)ROU,复发无规律或数月复发 1 次,溃疡数可以一个至数十个。

(2) 系统型 ROU:即白塞病,现已公认为自身免疫性疾病,除口腔中出现 ROU 或腺周口疮外,病人内脏也可受累,基本病理变化为血管炎,出现多器官病变。

(3) 独特型 ROU:即复发性坏死性黏膜腺周围炎,简称腺周口疮,又可分为成人型与青少年型。

(4) 表征型 ROU:这一型为全身疾病的口腔表征,例如,肝外表现、肠外表现、血液恶液质、皮肌炎、皮脂炎、克罗恩病、Chediak-Higashi 综合征、自身免疫性中性粒细胞缺乏、巨细胞病毒感染以及人类获得性免疫缺陷病毒感染(HIV 阳性)均可出现 ROU,其他还有 Sweet's 综合征、口腔及生殖器溃疡合并炎性软骨综合征、儿童发热性咽喉炎等。

郑际烈分类的优点在于不拘于小型、大型之分,因为 BD、腺周口疮、全身性疾病均可出现大型 ROU,而小型 ROU 亦可发生于 BD、局部因素或全身因素。这一分类旨在帮助医生根据患者临床症状未明确诊断时进行分类,协助临床医生寻找病因进行诊断,尤其注意到全身性因素,有其新颖性,可防止片面性,对诊断和治疗有一定的分类指导意义。但这种分型方法也存在一定局限性,如对溃疡疼痛的评分及药物疗效未完全考虑,并且把全身疾病的口腔表征也归为 ROU 的一类。

2. Roger 分型

国外有些学者把复杂难治的或严重的 ROU 单独列出讨论,如 Roger 学者于 2003 年在 ICBD 国际会议提出了复杂性溃疡的概念,以区别于单纯性口腔溃疡,其临床表现见表 4-3 所示。

表 4-3 复发性口腔溃疡的临床表现

单纯性溃疡	复杂性溃疡
常见	不常见
间歇性发作	间歇性或持续性发作
短暂性病变	持续性病变

续表

单纯性溃疡	复杂性溃疡
病变少	病变少或多
每年3次至6次发作	频繁或持续性溃疡形成
快速恢复	缓慢恢复
疼痛	疼痛明显
少有功能障碍	存在功能障碍
局限于口腔	可伴有生殖器溃疡

诊断依据:① 几乎恒定的存在的三个或更多的口腔溃疡;或② 反复发作的口腔和生殖器溃疡;和③ 排除 BD。

因此,国外推荐的溃疡分型是把单纯性溃疡、复杂性溃疡及白塞病分开,如表 4-4 所示。

表4-4　国外学者推荐的溃疡分类

单纯性溃疡	复杂性溃疡	白 塞 病
A. ROU B. 大多数年轻人所发的 ROU 溃疡	A. 初级的,自发的复杂性溃疡 B. 次级复杂性溃疡 　　a. IBD 　　b. HIV 　　c. 循环性嗜中性粒细胞减少症 　　d. PFAPA(发热、溃疡、咽炎、腺炎综合征)* 　　e. 微量元素缺乏 　　f. 麦胶性肠病 　　g. MAGIC 综合征**	BD

* PFAPA 综合征:周期性发热、口腔炎、咽炎和淋巴结肿大;

* * MAGIC 综合征:口腔与生殖器溃疡,软骨炎。

四、经典分型的局限性

目前,临床上常用的 ROU 分型是 Lehner's 分型,其优点是分型简单,根据溃疡的大小、个数、形成瘢痕与否进行分型。然而 Lehner's 分型有其局限性及明显的不足。ROU 最大的临床特点是口腔溃疡呈周期性复发,然而,目前 ROU 临床分型主要反映的是溃疡形态学,ROU 最重要的临床特征,即溃疡复发的频率及其周期的长短在 Lehner's 分型和 Cooke 分型均未反映出来。如同样是轻型 ROU,复发频率高、溃疡时间长、间歇期短的病例较复发频率低、溃疡时间短、间歇期长的病例发病机制以及治疗原则方法均有较大差异。

五、顽固性 ROU 的探讨

为弥补目前 ROU 分型的不足,有学者在临床将 ROU 进一步分为"普通性""难治性"或"复杂性";国外学者有将 ROU 冠以"refractory""intractable"命名。然而,这些分型的定义是模糊的、不确定的。有些定义是基于对药物疗效的反应,有些基于溃疡的发作频率,有些基于疼痛特征,并没有形成统一的观点,不利于疾病的诊断、治疗及临床研究。因此,我们追踪了国内外"难治性口腔溃疡"或"顽固性口腔溃疡"文献,建议以下分型以利于ROU病因和治疗的研究。

为了恰当地诊断和治疗ROU,对ROU患者的临床评估除了需要基于形态学进行分类外,还要关注溃疡复发频率及持续时间。我们在原有经典分型的基础上结合ROU的复发频率及持续时间对其进行补充分型,分为顽固性ROU和普通性ROU,其中顽固性ROU定义为"发作频率高或此起彼伏(每月发作至少1次),累计50%以上的时间口腔黏膜伴有溃疡,间歇期短",其他为普通性ROU。该分型反映ROU周期性复发的重要特征,指标客观,利于评估。

早在1995年Wahba-Yahav等人描述了一项难治性复发性阿弗他溃疡(intractable recurrent aphthous stomatitis)已酮可可碱治疗的试验,研究中提及某些患者的溃疡此起彼伏,局部用药效果不佳,还需考虑进行全身治疗。2004年Sarmadi等人描述了一个罕见的重型ROU的临床病例,采用多种局部及系统性治疗后疗效不佳,持续数月不愈合,最后选择性地试用沙利度胺治疗。2011年Cheng和Murphy两人针对难治性复发性阿弗他溃疡(refractory aphthous ulceraion)进行沙利度胺治疗的十年临床经验进行了回顾性研究,患者都是先前对局部激素治疗、短期的类固醇治疗和局部麻醉治疗无效的溃疡病人。2014年Ryu等人研究英夫利昔治疗顽固性口腔溃疡(refractory oral ulcers)患者,学者研究的病例为2例无系统性疾病的复发性口腔溃疡患者,1例伴有软腭穿孔溃疡患者,2例有白塞病(无大的器官障碍)的患者。其他也有研究严重、难治的重型阿弗他溃疡(severe, recalcitrant, major aphthous stomatitis)的临床病例。

国内相关的临床报道中,ROU的命名更多。在CNKI检索的文献中,最早可以查询到北京市口腔医院牙周病针灸室,于1956年在采用针灸疗法治疗口腔疾患中提出了顽固性溃疡的概念;任玉兴等人于1973年在摘自的英文文献中看到,大约2%的阿弗他溃疡患者表现为比较严重的、慢性的和顽固性的状态;1978年,肖学和等应用中西医结合治疗顽固性口腔溃疡,取得了一定疗效;1982年,许姜泽将一种药物治疗效果不佳的较难治愈的口腔溃疡定义为顽固性感染性口腔溃疡或口腔顽固溃疡。

虽然以上大量学者提到了"难治性口腔溃疡"或"顽固性口腔溃疡",但是概念或定义不明确,通过大量临床实验,以及综合国内外文献,我们认为复发频率和发病时间都应该在考量的范围内,建议完善"顽固性复发性口腔溃疡"的定义,将发病时间长(病程超过半年、1年或2年),间隔时间短,反复发作(溃疡复发频率≥1次/月,甚至此起彼伏),溃疡症状重,排除全身系统性疾病引起的溃疡(如白塞病、自身免疫性疾病)、药物引起的口腔溃疡、创伤性溃疡等,称为顽固性复发性口腔溃疡。顽固性ROU对一般治疗药物疗效不佳,需要进行系统的规范化治疗。

六、小结

综上所述,为了准确地诊断和治疗ROU,对ROU患者的临床评估除了需要考量形态学、严重程度(轻与重)进行分类外,还需关注溃疡复发的频率和疗效,同时排除其他原因导致的严重口腔溃疡以及系统性疾病相关的复杂口腔炎症。因此,笔者检索国内外文献,参考国内外学者的研究,总结 ROU 患者临床资料,排除系统性疾病和全身性疾病的口腔表现,并综合专家的意见,在传统 ROU 分型的基础上进行补充,将 ROU 分为两类,一类发作频繁或几乎连续性复发(每月发作至少 1 次,累计 50％以上的时间口腔黏膜伴有溃疡),间歇期短,称为顽固性 ROU;另一类发作不频繁,数月发作一次,间歇期长,称为普通性 ROU。普通性 ROU 不用药或通过一般药物治疗(局部用药、口服维生素类等)也能很快愈合。而顽固性 ROU 对一般治疗药物疗效不佳,需要系统的规范化治疗。顽固性 ROU 严重困扰患者的生活、工作,严重影响患者的生活质量,是临床医生关注的焦点,治疗的难点,也是患者亟待治疗的疾病。

参考文献

[1] Rogers R S 3rd. Recurrent aphthous stomatitis:Clinical characteristics and evidence for an immunopathogenesis[J]. J Invest Dermatol,1977,69(6):499-509.

[2] Talacko A A,Gordon A K,Aldred M J. The patient with recurrent oral ulceration[J]. Aust Dent J,2010,55 Suppl 1:14-22.

[3] Shashy R G,Ridley M B. Aphthous ulcers:A difficult clinical entity[J]. Am J Otolaryngol,2000,21(6):389-393.

[4] Liang M W,Neoh C Y. Oral aphthosis:management gaps and recent advances[J]. Ann Acad Med Singap,2012,41(10):463-470.

[5] Tappuni A R,Kovacevic T,Shirlaw P J,et al. Clinical assessment of disease severity in recurrent aphthous stomatitis[J]. J Oral Pathol Med,2013,42(8):635-641.

[6] Baccaglini L,Lalla R V,Bruce A J,et al. Urban legends:recurrent aphthous stomatitis[J]. Oral Dis,2011,17(8):755-770.

[7] Scully C,Porter S. Oral mucosal disease:recurrent aphthous stomatitis[J]. Br J Oral Maxillofac Surg,2008,46(3):198-206.

[8] Wahba-Yahav A V. Pentoxifylline in intractable recurrent aphthous stomatitis:An open trial[J]. J Am Acad Dermatol,1995,33(4):680-682.

[9] Paterson D L,Georghiou P R,Allworth A M,et al. Thalidomide as treatment of refractory aphthous ulceration related to human immunodeficiency virus infection[J]. Clin Infect Dis,1995,20(2):250-254.

[10] Sarmadi M,Ship J A. Refractory major aphthous stomatitis managed with systemic immunosuppressants:A case report[J]. Quintessence Int,2004,35(1):39-48.

[11] Cheng S,Murphy R. Refractory aphthous ulceration treated with thalidomide:A report of 10 years' clinical experience[J]. Clin Exp Dermatol,2012,37(2):132-135.

[12] Ryu H J,Seo M R,Choi H J,et al. Infliximab for refractory oral ulcers[J]. Am J Otolaryngol,2014,35(5):664-668.

[13] Ruan H H,Li G Y,Duan N,et al. Frequencies of abnormal humoral and cellular immune components levels in peripheral blood of patients with recurrent aphthous uleeration[J]. Journal of Dental Sciences,2018,13(2):124-130.

[14] 陈谦明. 口腔黏膜病学[M]. 4 版. 北京:人民卫生出版社,2012.

[15] 郑际烈. 复发性口疮的分类[J]. 临床口腔医学杂志,2000,16(1):62-63.

[16]郑际烈.口腔黏膜病诊断学[M].南京:江苏科学技术出版社,1999.

[17]王文梅,段宁.口腔黏膜病相关研究进展:RAU分型探讨及顽固性RAU治疗进展[J].中国实用口腔科杂志,2017,10(9):513-517.

[18]阮欢欢,王翔,段宁,等.顽固性与普通性复发性阿弗他溃疡体液和细胞免疫水平的比较研究[J].临床口腔医学杂志,2017,33(5):280-283.

[19]王蓓丽,王文梅,曹锐,等.顽固性RAU患者外周血中Th17与Treg细胞水平的变化[J].临床口腔医学杂志,2017,33(4):214-217.

[20]邹俐琳,王文梅,刘雅菁,等.顽固性复发性阿弗他溃疡患者外周血Th17细胞与免疫球蛋白及补体水平的变化[J].上海口腔医学,2017,26(5):521-525.

[21]阮欢欢,王文梅,王翔,等.小剂量短疗程泼尼松治疗顽固性复发性阿弗他溃疡的疗效及免疫改变[J].口腔医学研究,2017,33(1):47-50.

[22]宗娟娟,林璐,苏莎.沙利度胺治疗顽固性复发性阿弗他溃疡的疗效[J].南昌大学学报(医学版),2014,54(10):71-72.

[23]赖伟红.己酮可可碱对顽固性复发性阿弗他口腔炎的开放性试验治疗[J].国外医学·皮肤性病学分册,1996,22(4):239-240.

[24]晋素丽,耿发云.灵杆菌多糖治疗顽固性复发性阿弗他溃疡的临床观察[J].现代口腔医学杂志,2008,22(2):217,119.

[25]李改兰,侯玲君,王韦韦.英夫利昔治疗顽固性复发性口腔溃疡病例报道[J].世界中西医结合杂志,2015,10(5):718-721.

[26]刘菁彧,付亚丽,日孜瓦古力·阿木提,等.左旋咪唑片治疗顽固性复发性阿弗他溃疡临床疗效观察[J].新疆医学,2009,39(10):68-70.

[27]Sklavounou-Andrikopoulou A,Mitsea AG,Donta-Bakoyianni C.Study of recurrent aphthous ulcers in a Greek population of children and adolescents[J].Hellenic Dent J,2001,11:33-38.

[28]蔡东霖,卢锐.儿童复发性阿弗他溃疡病因学的研究进展[J].国际口腔医学杂志,2018,45(2):145-149.

[29]郑际烈,王文梅,王志军,等.青少年复发性坏死溃疡[J].实用口腔医学杂志,1997,13(2):89-91.

第五章　诊断与鉴别诊断

第一节　诊　断

ROU 是最常见的口腔黏膜溃疡类疾病,具有周期性、复发性、自限性的特征,有明显灼痛。而口腔溃疡是口腔黏膜疾病中最为常见的一种症状,可由局部因素或全身性疾病引发,包括创伤、病毒等引起,或是消化道病变在口腔中的表现;有的还涉及系统性疾病在口腔的临床表现,且临床症状较为复杂,这就增加了 ROU 的诊断难度。因此,口腔黏膜科医生需提高诊断的正确率,熟练掌握诊断学的基础理论、基本知识和基本技能,还应具备多方面的学识,积累经验,掌握 ROU 的临床特征,以及具有口腔溃疡表现的口腔黏膜病和全身性疾病的特点,以便及时、准确地做出诊断和鉴别诊断,制定治疗计划和预防措施。

ROU 的诊断包括三部分:收集病史及诊断资料;综合分析资料,做出诊断;必要时可行病理检查或特殊检查,并做临床动态观察,最后验证诊断。

一、首要内容——病史采集

完整的病史是诊断 ROU 的主要依据,起到了决定性的作用。如患者的口腔溃疡 3 个月未见明显好转,医师很可能会做出恶性溃疡的诊断,但如果从病史中了解到有明显的复发史和自愈史,结合临床表现,则可能做出复发性腺周口疮的诊断,可见详细地询问并记录病史十分重要。

完整的病史包括发病初的特点,发病程度的缓急,有无复发史,有无全身症状,病程的长短及治疗情况,可能导致发病的内因、外因、诱因,既往史,系统性疾病史,家族史等。

ROU 病史具有复发性、自限性及周期性的特点。轻型 ROU 患者有明显的自发性疼痛,刺激后疼痛加重;有明确的溃疡反复发作史;间歇期长短不同,严重时,间歇期仅数天,或此起彼伏,无间歇;一般无全身症状与体征。重型 ROU 患者有显著的自发性疼痛,刺激后疼痛加重的特点,严重影响语言和进食;有明确的溃疡反复发作病史,常伴有低热乏力等全身不适症状,病损局部区域淋巴结肿痛。疱疹性 ROU 患者有明显的自发性疼痛,刺激后疼痛加重,影响语言和进食活动;有明确的溃疡反复发作病史,可伴有头痛、低热等全身不适,以及病损局部的淋巴结肿痛症状。

二、临床检查

口腔溃疡的临床检查基本上以视诊和触诊为主,除了口腔局部损害外,也不能忽视系统和全面的体格检查,特别是罹患全身疾病且有口腔溃疡表现的患者,要格外注意是否有其他腔道黏膜皮肤的病损。

1. 视诊 在对口腔黏膜溃疡进行检查时,应该注意利用自然光线进行检查,避免日光直接照射,不使用黄色、红色等有色光线;有时可使用放大镜对病损进行细致观察,必要时检查其他腔道黏膜及皮肤有无病损。

ROU临床特征一般表现为反复发作的圆形或椭圆形溃疡,具有"黄、红、凹、痛"的特点,即溃疡表面覆盖黄色假膜、周围有红晕带,中央凹陷、疼痛明显;此外,ROU的观察还应注意病损部位、大小、个数,注意有无全身症状及体征。

轻型ROU一般呈圆形或卵圆形,直径为2～4 mm,表面被覆黄白色或灰白色假膜,周围有明显的红晕;溃疡一般3～5个,最多可达10余个,单发或散在分布;溃疡通常1～2周自行愈合,愈合后不留瘢痕;溃疡好发于唇、颊、移行沟、口底、舌腹及软腭黏膜,舌背亦可发生。

重型ROU溃疡外形不规则,直径大于1 cm,表面呈灰白色,周围组织充血、红润;多为单发,或2～3个溃疡同时发生;好发于软腭黏膜,可波及咽部,其他非角化黏膜也可发生;溃疡深在,可能有出血倾向,溃疡可持续数周或数月,愈合后瘢痕明显,可导致组织缺损。

疱疹型ROU溃疡呈圆形,直径1～2 mm,周围组织充血、发红,呈明显的炎症状态;数目极多,可达几十或上百个溃疡同时发作,散在分布;溃疡可持续数周,自然愈合,不留瘢痕;溃疡好发与口底、舌腹及其他非角化黏膜。

2. 触诊 用橡皮指套或戴手术手套对病损区做触、扪、摸诊,尤其对慢性损害,应注意检查损害基底有无浸润,硬度如何,有无粘连和淋巴结肿大等情况。重型ROU基底微硬,需与癌性溃疡相鉴别诊断。

3. 其他检查 用镊子及棉球对假膜及周边组织进行"揭疱试验"的检查,观察遗留创面及患者反应,以便与口腔黏膜大疱性疾病相鉴别诊断;甲苯胺蓝染色试验及 Velscope 荧光检查可有助于判断病损的状态,辅助检查病损排除其他疾病。

对ROU进行诊断时,一般通过病史特点(复发性、周期性、自限性)及临床特征(黄、红、凹、痛)便可进行诊断,不需要作特别的实验室检查和组织病理学检查。但有时病损与其他疾病难以鉴别时,必要时需行组织病理学、实验室或其他检查。如当腺周口疮需与癌性溃疡难以鉴别时,必要时需行组织病理学检查;如原发性疱疹性口炎与疱疹样口疮鉴别诊断有困难时,抗体滴度及病毒培养具有决定性的诊断价值。此外,实验室检查,如血液、尿液、胸片、免疫学常规等,有助于及时发现与ROU关联的营养不良、血液疾病或潜在的消化道疾病,且很多口腔黏膜溃疡类疾病尚需某些实验室检查才能与ROU相鉴别诊断。

三、组织病理学检查

组织病理学检查是疾病诊断的金标准,口腔黏膜的组织活检有助于许多口腔黏膜溃疡类疾病的诊断与鉴别诊断。

轻型ROU早期组织病理学可见黏膜上皮水肿,细胞内及细胞间均可发生水肿,上皮细胞间有白细胞移出。之后上皮溶解、破溃、脱落,形成非特异性溃疡。有时在上皮下方形成疱,继之上皮脱落形成溃疡。溃疡表面可有纤维素性渗出物形成的假膜,或表面覆盖坏死组织。溃疡部位有密集的炎症细胞浸润,以中性粒细胞及淋巴细胞为主。黏膜固有层中胶原纤维水肿,玻璃样变性,结缔组织纤维弯曲紊乱、断裂,严重时胶原纤维破坏消失。炎症明显,大多为淋巴细胞,其次为浆细胞、中性粒细胞及嗜酸性粒细胞,溃疡底部炎症仍密集且多在血管周围。毛细血管扩张、充血,血管内皮细胞肿胀,管腔狭窄甚至闭塞。临床表现"黄、红、凹、痛"分别对应的是纤维素性渗出物假膜、毛细血管扩张充血、上皮坏死脱落形成溃疡、非特异性炎症。

重型病损可深及黏膜下层,除炎症表现外,还有小唾液腺腺泡破坏,导管扩张,导管上皮增生,甚至腺小叶结构消失。

病变组织周围上皮基底膜区可有免疫球蛋白和补体沉积。血清中可检测出抗口腔黏膜上皮抗体。唾液中的 SIgA 含量在发病期升高,缓解期降低。

对于特殊类型,青少年复发性坏死溃疡(JMNU)组织病理可见明显血管炎象,固有层下包括乳头下血管,少数波及深部细小血管,血管壁内皮细胞肿胀,管腔明显变狭或阻塞,管壁内和血管周围有中性白细胞浸润,少数酸性粒细胞和单核细胞浸润及红细胞外渗,腺泡部分破坏。

四、实验室检查及其他检查

如前所述,ROU 的诊断一般不需要做特别的实验室检查,但做实验室检查,对及时发现与 ROU 关联的患者营养不良、血液疾病或潜在的消化道疾病有重要意义,另外很多口腔黏膜溃疡类疾病尚需某些实验室检查才能与 ROU 相鉴别诊断。常规实验室检查包括血液、尿液、胸片、免疫学常规,以及肾功能、内分泌等,除此之外,还有以下检查:

1. 细胞学检查　对于大疱性、病毒性水疱疾病的诊断具有一定价值,如单纯疱疹、带状疱疹、天疱疮等的协助诊断。

2. 真菌检查　对于真菌感染所致的口腔黏膜溃疡具有重要价值。

3. 其他检查　包括有免疫荧光检查、聚合酶链反应等,分别主要用于大疱性疾病的诊断以及对病毒、细菌、螺旋体、支原体、真菌感染的口腔黏膜病的检测。另外还包括痛觉检查、心理检查等。

五、诊断依据

综上所述,ROU 的诊断主要以病史和临床表现为依据。根据临床体征"黄、红、凹、痛"及复发性、周期性及自限性的病史特点,即可诊断,一般不需要做特别的实验室检查以及活检。但做血常规检查,对及时发现与 ROU 关联的患者营养不良、血液疾病或潜在的消化道疾病有积极意义,且对于大而深或长期不愈合的溃疡应警惕癌性溃疡的可能,必要时作活检以明确诊断。各型 ROU 的临床特征如表 5-1 所示。ROU 的诊断依据及治疗方案的选择,详见附录 2。

表 5-1　各型 ROU 的临床特征

分型	临床特征				
	大小(mm)	个数	持续时间(d)	形成瘢痕	构成比(%)
轻型	5~10	<10	10~14	否	75~85
重型	>10	1 个至数个	>14 (可 1~2 个月或更长)	是	10~15
疱疹型	<5	>10	10~14	否	5~10

第二节 鉴别诊断

ROU 病因不同,发病因素复杂,临床表现不一,其病情经过各异,或偶尔发作,或迁延不愈。与 ROU 类似的一些临床表现也可以是白塞氏病、HIV 感染、消化道疾病等在口腔的症状,因此鉴别诊断十分重要。如患者有明确发病病因或者有典型临床表现则不难鉴别,但少数患者,病史复杂,临床表现不典型,对于诊断和治疗都很难把握。本书主要从以下五个方面与 ROU 进行鉴别:

(1) 与创伤性溃疡相鉴别。

(2) 与感染性疾病相鉴别。

(3) 与有口腔溃疡表现的全身疾病相鉴别。

(4) 与癌性溃疡相鉴别诊断。

(5) 儿童 ROU 的鉴别诊断。

一、与创伤性溃疡相鉴别

创伤性溃疡为持续或非持续性机械刺激造成的病因明确的口腔黏膜溃疡性损害,刺激因素包括食用过烫食物、咀嚼大块干硬食物,或吞咽太快而擦伤口腔黏膜、口腔内的残根残冠,过于尖锐的牙尖边缘嵴、设计或制作不当的义齿、刷牙不慎、误食强酸强碱等。与 ROU 相比,创伤性溃疡具有明确的病因,当刺激因素去除后,局部用药 1～2 周后溃疡可愈合。且在病史询问中,创伤性溃疡患者无反复发作的溃疡史。

临床表现上,不同原因引起的创伤性溃疡有不同的病名,临床表现也有所不同。由持久的非自伤性机械性刺激造成的溃疡多见于老年人,如残根残冠、尖锐牙尖或不良修复体长期损伤黏膜,溃疡深及黏膜下层,边缘轻度隆起,色泽灰白,疼痛不明显;而由婴儿吮吸拇指或过硬的橡皮奶头引起的病损固定发生于硬腭、双侧翼钩处黏膜表面,双侧呈对称性分布,溃疡表浅;因过短的舌系带和过锐的新萌中切牙长期摩擦引起的发生于儿童舌腹的溃疡。这些创伤性溃疡类型说明,虽然创伤型溃疡外形不规则,但与刺激因素一致。此外,长期的刺激会导致溃疡基底略硬或有肉芽组织,且疼痛不明显,这一临床特点与 ROU 的"黄、红、凹、痛"鉴别明确。

二、与感染性疾病相鉴别

1. 与单纯疱疹相鉴别

口腔黏膜感染性疾病中,单纯疱疹在临床上最易与疱疹型 ROU 混淆。两者临床表现上十分相似。疱疹性口炎病初起表现为小水疱,但 24 小时就会破裂形成围绕以红晕的小溃疡,与疱疹型 ROU 相似。大多数病例根据病史及临床表现即可做出诊断。原发性感染多见于婴幼儿,急性发作,可有发热、头痛、疲乏不适等全身反应,口腔黏膜和口唇周围可出现成簇的小水疱,破溃后口腔黏膜可形成浅表溃疡,口周皮肤形成痂壳。复发感染成人多见,全身反应轻。但口角、唇缘及皮肤仍出现典型的成簇小水疱。下面将从病因、临床表现等方面与 ROU 鉴别。

（1）病因

单纯疱疹病因明确，是由单纯疱疹病毒所致，口腔、皮肤、眼、会阴、神经系统等是常易受侵犯的部位。

（2）发病年龄

原发性疱疹性口炎多见于6岁以下儿童；在原发性疱疹感染愈合后，有30%～50%的病例可复发；ROU则好发于10～30岁，并且女性的患病率一般高于男性。

（3）病史

原发性疱疹性口炎又称作急性疱疹性龈口炎，因病毒感染有潜伏期，患儿出现全身反应，发热、头痛、疲乏不适、全身肌肉疼痛，甚至咽喉肿痛等急性症状，可伴有下颌下和颈上淋巴结肿大，触痛，患儿表现为流涎、拒食、烦躁不安；复发性疱疹性口炎在复发的前驱阶段，患者可感到轻微的疲乏与不适。

（4）临床表现

原发性疱疹性口炎表现分为前驱期、水疱期、糜烂期、愈合期。前驱期口腔黏膜广泛充血、水肿，附着龈和龈缘也常出现急性炎症；接着进入水疱期，口腔黏膜任何部位皆可发生小水疱，似针头大小，特别是邻近乳磨牙的腭部和龈缘处更明显，水疱疱壁薄、透明，不久破溃，形成浅表围绕以红晕的小溃疡；疱破溃后进入糜烂期，引起大面积糜烂，并能造成继发感染，上覆黄色假膜，除口腔内的损害外，唇和口周皮肤也有类似病损，疱破溃后形成痂壳，进入愈合期后，糜烂面逐渐缩小，愈合。

一般复发感染的部位在口唇或接近口唇处，故复发性疱疹性口炎又称为复发性唇疱疹。有两个特征：一是总是以起疱开始，常为多个成簇的疱，单个的疱较少见；二是损害复发时，总是在原先发作过的位置或邻近原先发作过的位置。病损区有刺激痛、灼痛、痒、张力增加等症状，大约在10多个小时以内，出现水疱，周围有轻度的红斑，一般情况下，疱可持续24小时，随后破裂，接着是糜烂、结痂，从开始到愈合约10天，但继发感染常延缓愈合的过程，并使病损处出现小脓疱，愈合后不留瘢痕，可有色素沉着。

除口腔表现外，还可引起皮肤疱疹或生殖器疱疹、结膜炎、角膜炎、脑炎或疱疹性湿疹，即对于就诊患者不仅需关注口腔、颌面部的表现，还应警惕有无其他腔道黏膜以及中枢神经系统的损害。

有病例报道，单纯疱疹病毒除可引起皮肤及黏膜病损以外，还可进入中枢神经系统，引起脑炎或脑膜炎。

（5）实验室检查

当通过临床表现难以鉴别时，临床医生可以借助实验室检查如细胞涂片、抗原检测、血清学试验、聚合酶链式反应等方法观察有无含嗜酸性包涵体的多核巨细胞、受损细胞中不成熟的病毒颗粒以及检测疱疹病毒DNA来区分。

综上，单纯疱疹原发性感染多见于婴幼儿，复发性感染多见于成人，有全身反应，临床表现为口腔黏膜或口角、口周皮肤出现成簇小水疱。急性疱疹性口炎与疱疹型ROU的鉴别见表5-2所示。

2. 与手足口病相鉴别

手足口病患者90%的主要症状是口腔溃疡，大半损害发生于舌、硬腭、颊黏膜，呈小片红斑及小疱疹,并迅速破裂,留下 2～5 mm 直径溃疡,周围红晕,溃疡可融合,与 ROU 临床表现相似。ROU 与手足口病的鉴别见表 5－3。

表 5－2　疱疹型 ROU 与急性疱疹性口炎鉴别一览表

	急性疱疹性口炎	疱疹型 ROU
好发年龄	婴幼儿	成人
发作特点	急性发作、全身反应较重	反复发作、全身反应较轻
病损特点	① 成簇小水疱,疱破后成为大片表浅溃疡	① 散在小溃疡、无发疱期
	② 损害遍及口腔黏膜各处,包括牙龈、上腭、舌、颊和唇黏膜	② 损害主要发生在口腔的非角化黏膜
	③ 可伴皮肤损害	③ 无皮肤损害

（1）病因

手足口病是由小 RNA 病毒科、肠道病毒属的柯萨奇病毒 A 组 16、4、5、7、9、10 型、B 组 2、5、13 型、埃可病毒和肠道病毒 71(EV71)型感染引起。

（2）传染性

手足口病易出现大规模流行。发病人群以散居和幼托儿童为主,年龄主要集中在 6 月龄至 5 岁,3 岁为发病高峰年龄。

（3）临床表现

手足口病潜伏期为 3～4 天,多数无前驱症状而突然发病。除隐性感染外,临床表现轻重不一,主要侵犯 3 岁以下儿童,暴发时偶见成人。典型病例常有发热、口腔疼痛、拒食、流涎等临床表现,口腔黏膜可见疱疹和溃疡,主要位于唇、舌、颊前黏膜和硬腭等处,偶见波及软腭、牙龈、扁桃体及咽部,呈小片状红斑及小疱疹,并迅速破溃,留下直径 2～5 mm 的溃疡,周围红晕,可合并为大溃疡,牙龈较少受累。

皮疹在发病当天或第二天即出现,先是玫瑰色红斑或斑丘疹,主要见于手指或脚指掌面,指甲周围,以及足跟边缘。少数患者可并发无菌性脑膜炎、脑炎、急性弛缓型麻痹,呼吸道感染和心肌炎等,个别重症患儿病情进展快,易发生死亡。

表 5－3　ROU 与手足口病鉴别一览表

	手足口病	ROU
好发年龄	<4 岁	20～25 岁
病因	柯萨奇病毒 A16 型	病因不明
传染性	有	无
全身症状	轻微,低热	少见
皮疹	手心、手背、足趾	可能有生殖器、肛门病损
黏膜疹分布	口腔前庭,散在	非角化区,散发
溃疡数	较少	一个至几十个
复发	无	有

综上:① 手足口病病因明确,由病毒感染引起;② 患者多为 3 岁以下幼儿;③ 手足口病多于夏秋季托幼单位群体发病,具有传染性;④ 手足口病患者除口腔表现外,手、足部位可出现斑疹;⑤ 手足口病预后一般良好,但有少数病例发生死亡;⑥ 手足口病取疱疹液或喉拭子之分泌物做接种和相应的组织培养,大部分可分离到病毒,病毒对多种染色有不同特征,90%可取得成功。

3. 与寻常型天疱疮相鉴别

寻常型天疱疮,口腔黏膜是其首发部位,在急性发作期临床主要表现为溃疡糜烂,病损位于黏膜浅表,且面积较大,虽然临床症状在绝大多数患者较为典型,也有个别患者仅表现为类似 ROU 的局限性溃疡或糜烂面,需与 ROU 相鉴别诊断。

天疱疮是皮肤黏膜自身免疫性大疱性疾病,临床上根据皮肤病损特点,可以分为寻常型、增殖型、落叶型、红斑型,其中寻常型天疱疮发生口腔黏膜损害最为常见,临床上表现为皮肤、黏膜水疱、大疱,疱壁易破,严重病例水疱破裂后可形成广泛的糜烂面。

几乎所有的寻常型天疱疮病例都会累及口腔黏膜,其中约 3/4 的患者以持久不愈合的口腔糜烂为最初表现。病损可出现在软腭、硬腭、咽旁等易受摩擦的部位,以糜烂、渗出为主,疱性病损较为少见,常因为疱壁薄而易破溃。临床检查尼氏征阳性。除口腔表现外,同时或先后累及皮肤。病理表现为上皮内疱、棘层松解。

天疱疮诊断根据:① 口腔表现:口腔大面积鲜红色糜烂面或与局部刺激无关的局限性糜烂病损持续 1 个月以上。② 皮肤症状和其他黏膜组织:表现为疱或糜烂病损,可有可单发、可伴发。③ 尼氏征阳性,对诊断有重要意义。④ 组织病理:上皮内疱、棘层松解。⑤ 免疫病理特征:直接免疫荧光,IgG 和 C3 在棘细胞间翠绿色渔网状荧光;间接免疫荧光,活动期患者血液中可查出抗表皮棘细胞间质抗体,即可与 ROU 区别诊断。

4. 与类天疱疮相鉴别

类天疱疮包括良性黏膜类天疱疮和大疱性类天疱疮。患者发病首先表现为起水疱,破溃后形成溃疡,如果问诊不仔细,忽略病情发展过程,只看到红肿、糜烂、溃疡、假膜,易误诊为 ROU。

良性黏膜类天疱疮好发于 60 岁左右的老年人,女性多于男性,主要侵犯鼻腔/咽喉、食管、尿道口、阴道、肛门等腔口处,损害易致粘连,其中眼部损害占本病的 75%,皮肤损害(泛发型似大疱类天疱疮和 Brunsting-Berrg 型)占 22%。口腔损害以牙龈最为多见,牙龈最典型的表现呈剥脱性龈炎样损害;其次为腭部黏膜和颊粘膜损害,常发生水疱或大疱,损害周围常见宽的带状红斑,糜烂面愈合后常形成瘢痕,引起黏膜粘连。组织病理表现为非特异性的上皮下疱形成和真皮的早期炎症浸润。50%～80%的患者直接免疫荧光显示基底膜区有免疫球蛋白的线状沉积,主要是 IgG 和 C3,偶有 IgA 和 IgM。

大疱类天疱疮口腔损害占 20%,临床症状以大而紧张的水疱与水疱不易破裂为特征,病损无周缘扩展现象;组织病理表现为上皮下疱形成,但随着病程的不同,水疱可由于疱底大的上皮再生,使水疱位于上皮内,上皮与下面的结缔组织明显分离并出现轻微变性,可见单核细胞混杂少量嗜酸细胞,几乎无中性白细胞;直接免疫荧光 IgG 和 C3 沿基底膜呈线状沉积。

5. 与 HIV 感染引起的口腔溃疡相鉴别

人类免疫缺陷病毒(human immunodeficiency virus,HIV)阳性患者常出现多种形状的溃疡,并且很顽固,不易治愈,除真菌等机会性感染引起的各种黏膜溃疡外,还可出现复发性口腔溃疡,这就需要医师对具有 ROU 表现但为 HIV 感染与 ROU 相鉴别。

HIV 感染者在发展为 AIDS 之前的很长一段时间内可无明显的全身症状,但大多数感染者在早期就可能出现各种口腔病损。其口腔症状被公认为是提示 AIDS 的最早的唯一症状,加强对 AIDS 患者和 HIV 感染者口腔表征的关注,对其早期发现、识别、诊断、预防也具有极其重要的临床意义。研究结果与临床经验显示,艾滋病皮肤黏膜病变的发生率为 66.7%～90%,其中 30%～80% 的 HIV 感染患者存在 HIV 相联系的口腔异常症状,这些异常症状主要有:念珠菌病、口腔毛状白斑、卡波西肉瘤、单纯疱疹病毒感染、牙周疾病、溃疡性疾病及其他一些异常表征。

溃疡性损害较少见,包括 HIV 相关性 ROU 和非特异性口腔溃疡,均与 HIV 感染者和 AIDS 患者免疫抑制密切相关,包括 $CD4^+$ 及 $CD8^+$ T 淋巴细胞、巨噬细胞、单核细胞等介导的免疫反应及自身免疫反应等。HIV 相关性 ROU 主要表现为口腔非角化黏膜出现单个或多个反复发作的圆形或者卵圆形疼痛性溃疡,患者缺乏明确的致病因素,主要以重型和疱疹样损害为主。HIV 相关性 ROU 溃疡较 ROU 更严重、持续时间更长,常见于腭部、咽部、磨牙后区、舌缘及唇黏膜,溃疡可持续数月不愈,临床表现与 ROU 不同,抗菌、抗真菌及泼尼松龙治疗无效,这通常是由单纯疱疹病毒及巨细胞病毒协同感染所致,严重影响说话、咀嚼及吞咽。有报道发现 HIV 感染者可并发食道溃疡及胃肠道溃疡。因 HIV 患者经常会有营养缺乏和生活方式的改变,因此 HIV 相关性 ROU 的诊断和治疗也更具挑战性。

非特异性溃疡依据 WHO 艾滋病口腔表征协作中心制定的标准,其诊断依据主要为:临床表现不同于 ROU、病原学检查未能检出细菌、真菌、病毒等特殊病原体,好发部位为腭部和咽部。文献报道,HIV 阳性者中非特异性溃疡口腔溃疡的发病率为 1.1%～12.3%。国外文献资料显示,HIV/AIDS 非特异性口腔溃疡多伴有白色念珠菌感染。由于 HIV 可广泛侵犯人体的免疫细胞,如 $CD4^+$、$CD8^+$、单核细胞、巨噬细胞等,导致机体免疫功能降低;同时,口腔溃疡的出现使得口腔黏膜完整性遭到破坏,为真菌繁殖创造了良好条件,加之各种广谱抗菌药的应用,使口腔菌群失调,双重感染随之增加。

另外,HIV 感染患者临床表现还伴有发热、夜汗、咽痛、淋巴结炎、嗜睡、皮疹、干咳、头痛、肌痛、结膜炎、恶心、呕吐、腹泻等表现,其中发热最为常见。

因此,当口腔医生在临床上遇见近期内(3～6 个月)体重减轻 10% 以上、且持续发热达 38℃ 1 个月以上者或持续腹泻(每天 3～5 次)1 个月以上、口腔内有明显的真菌或其他条件致病菌感染的患者时应提高警惕。对于临床上同性恋/异性恋的性乱男性、静脉注射毒品的"瘾君子"、接受输血者、血友病病人,上述人群的性伴侣/婴儿,以及非上述人群但有不健康的社交或医疗史的患者,在具有 ROU 的口腔表现时,应建议患者行血清试验检测,以便与单纯 ROU 相鉴别诊断,为后续治疗及预防措施提供依据。

6. 与梅毒相鉴别诊断

梅毒是由苍白密螺旋体感染而引起的一种慢性常见性性传播疾病。过去患者常因皮肤病损而首诊于皮肤性病科。近年来,随着人们性观念及性行为方式的多样化,梅毒的发病率日益升高,以口腔病损为首发症状而就诊的患者也逐渐增多。口腔溃疡性黏膜斑较为少见,可在口腔内任何部位出现,但较多发生于唇红区内,溃疡浅表,可多发,须与单一 ROU 相鉴别。

梅毒根据传播途径分为先天性梅毒和后天性梅毒,后者在临床上可分为三期,即一期梅毒、二期梅毒、三期梅毒。梅毒螺旋体首先在感染的原发部位发生炎症反应,表现为疼痛不明显的溃疡,称为"硬下疳",为一期梅毒,口腔内病损多由口交引起,表现为圆形或椭圆形的单个无痛性溃疡,直径约 0.3～3 cm,边界清楚,周围微隆起,基底平坦,呈肉红色,触之有软骨样硬度,表面有浆液性分泌物。二期梅毒最常见的口腔损害为梅毒黏膜斑,可以发生在口腔黏膜的任何部位,以唇舌多见,病损初为红斑,米粒黄豆大糜烂面,浅在性剥脱面上覆盖呈暗灰白色渗出液或白色半透明假膜,椭圆形或圆形、大小不等,并微凸于黏膜表面、边界清楚的斑块,内含大量螺旋体,传染性极强,中心易发生充血和糜烂,可感轻微疼痛。三期梅毒口腔黏膜损害主要是梅毒性舌炎、舌白斑和舌部腭部树胶样肿。腭部树胶样肿初起软硬腭交界处或腭弓及鼻腔黏膜下出现圆形硬性结节,以后结节逐渐变红肿大,中心坏死,形成深度溃疡,可造成组织破坏和缺损,硬腭树胶样肿可造成腭穿孔,使口腔与鼻腔相通。

除口腔表现外,还有皮肤、生殖器等病损存在。可根据冶游史、下疳病史以及梅毒疹、树胶样肿的主要症状结合血清反应与 ROU 鉴别诊断。见表 5-4。

表 5-4　ROU 与梅毒树胶肿鉴别一览表

	ROU	梅毒树胶样肿
好发年龄	20～25 岁	多为中、老年男性
病因	病因不明	苍白密螺旋体感染
疼痛	有	无
全身症状	少见,可能有生殖器、肛门病损	口腔、皮肤、生殖器
溃疡期	边缘清晰、形状规则,周围有红晕带,表面被覆黄色假膜	边缘清晰,底黄色,流米泔样液体
质地	软	肉芽肿样
溃疡数	一个至几十个	深层为单个,浅层为多个
梅毒血清反应	无	阳性
传染性	无	弱或无

三、与有相似口腔溃疡表现的全身疾病相鉴别

1. 与白塞氏病相鉴别诊断

白塞氏病(BD)的特征性症状是 ROU,并且是 BD 的首发症状,占 98.9%～100%。初发症状往往为口腔单个口疮反复发生,亦可出现腺周口疮。以后相继出现其他部位的症状,因此,ROU 往往为 BD 出现其他器官或其他系统性症状时诊断的极为重要的依据,也为单一 ROU 这一疾病的鉴别诊断提高了难点。

BD 是一种慢性血管炎症性疾病,临床特征为同时或先后发生的口腔黏膜溃疡以及眼、生殖器、皮肤病损,因而又被称为"口-眼-生殖器三联症"。该病病因尚不明确,可能与自身

免疫异常有关。有病毒因素、细菌感染、链球菌抗原、结核抗原、支原体感染等假说。虽然白塞病在病因、口腔溃疡的表现、病理学及免疫学等方面与 ROU 相似,但大多数学者都将白塞病与 ROU 作为两种独立的疾病进行研究。

BD 的基本病理特点为非特异性血管周围炎,可累及大小动脉、静脉及毛细血管,其中静脉受累最多,病变部位可发生充血、水肿、栓塞。虽发病原因尚不十分清晰,但本病有明显的地域分布特点,主要分布在我国的河西走廊至地中海的古"丝绸之路"沿途。有研究表明,一般患者在患病前均有过一段时间发热病史,且可能伴有眼疾或是生殖器溃疡等症状,所以当长期口腔溃疡、生殖器溃疡或是眼疾等反复发作并久治不愈时,应考虑 BD 的存在,做好初期的防治工作。

BD 常以反复的口腔溃疡起病,溃疡呈疱疹样或单个病变,疼痛而表浅,表面覆盖灰白色假膜,周围有红晕。初期一般会出现口腔溃疡症状,极容易误诊为口腔溃疡但根据口腔溃疡治疗方案无法治愈。约 98.6%～100% 患者有口腔损害,55.2% 为首发症状,最终是 100% 患者的必发症状,并累及咽喉、食管和鼻腔,为复发性口腔溃疡,症状和发作规律与 ROU 类似。初始往往表现为口腔单个溃疡反复发生,多表现为轻型或疱疹样型,溃疡好发于唇、舌、软腭、颊等无角化或角化较差的黏膜。初起为局灶性黏膜充血、水肿,呈粟粒状,继而形成呈圆形或椭圆形浅表溃疡,灼痛明显。约 5 天左右开始愈合,此时溃疡面有肉芽组织形成、红肿消退、创面缩小、从而疼痛减轻。约 7 天至 10 天溃疡愈合,一般不留瘢痕,但出现重型溃疡时则易形成瘢痕。溃疡复发的间歇期从半月至数月不等,某些患者会出现溃疡迁延不愈、此起彼伏的情况。BD 一般在口腔溃疡出现以后相继产生其他部位的症状,因此反复发作的口腔溃疡往往为 BD 诊断的重要依据。

BD 眼部损害主要表现为葡萄膜炎,占 70%～80%,也可以表现为葡萄膜炎、虹膜炎、角膜炎、巩膜炎。典型的表现为患者患有前房积脓(眼球前房白细胞聚集)。临床表现为视物模糊、视力减退、眼球充血、眼球痛、畏光流泪、异物感、飞蚊症和头痛等。

另外,BD 还有皮肤、关节等全身症状的临床表现。皮肤症状约占 95.7%,表现多种多样,包括有结节性红斑、疱疹、丘疹、痤疮样皮疹、多形红斑、环形红斑、坏死性结核疹样损害、大疱性坏死性血管炎、Sweet 病样皮损、脓皮病等,其中以结节性红斑样皮损(erythema nodosum)和对微小创伤(针刺)后的炎症反应特别具有诊断价值。结节性红斑样皮损,发生率约 65%,多发生在四肢,尤其下肢多见,通常多发,直径 1～2 cm,中等硬度,有触痛,同一患者可见大小、颜色和病理不同的损害,约有 30% 的新发病损周围有 1 cm 宽的鲜红色晕围绕,这种红晕现象有较高的辅助诊断意义。针刺反应(skin pricked reaction)阳性,约占 65%,是很有诊断意义的 BD 特征性表现。痤疮样皮疹发生率约 40%,主要分布于头面和胸背上部,常见脓疱性结节,其顶端有小脓疱,但无毛发穿过,基底部为浸润性结节,周围亦可出现红晕现象。

外生殖器溃疡约占 92.3%,女性以阴唇溃疡为多见,男性以阴囊溃疡为多见,溃疡形态与口腔溃疡相似,反复发作,有自愈现象,但愈合较慢,而且间歇期远大于口腔溃疡,愈合后可留有瘢痕。

关节炎发生率 30%～60%,主要累及大关节,以膝关节最多见,有红、肿、热、痛症状,甚至关节积液,但不发生化脓性关节炎,无畸形和骨质破坏。

　　神经系统损害发病率约为 5%～50%,常于病后数月至数年出现,少数为首发症状,临床表现依受累部位不同而各异。中枢神经系统受累较多见,可有头痛、头晕、Horner 综合征、假性延髓性麻痹、呼吸障碍、癫痫、共济失调、无菌性脑膜炎、偏瘫、失语、不同程度截瘫、尿失禁、双下肢无力、感觉障碍、意识障碍、精神异常等。周围神经受累较少见,约为中枢病变的10%,表现较轻,仅有四肢麻木无力,周围性感觉障碍。

　　消化道损害发病率为 10%～50%,从口腔到肛门的全消化道均可受累,溃疡可单发或多发,深浅不一,可见于食管下段、胃部、回肠远端、回盲部、升结肠,但以回盲部多见。临床表现为上腹饱胀、吞咽困难、中下腹胀满、隐痛、阵发性绞痛、腹泻、黑便、便秘等。严重者可有肠穿孔,甚至可因大出血等并发症死亡。

　　血管损害,全身大小血管均可受累,约 10%～20%患者合并大中血管炎,是致死致残的主要原因。动脉系统被累及时,动脉壁的弹力纤维破坏及动脉管壁内膜纤维增生,造成动脉狭窄、扩张或产生主动脉瘤,临床出现相应表现,可有头晕、头痛、晕厥、无脉。主动脉弓及其分支上的动脉瘤有高度破裂的危险性。静脉系统较动脉系统受累多见,25%左右患者发生表浅或深部的迁移性血栓性静脉炎及静脉血栓形成,造成狭窄与栓塞。下腔静脉及下肢静脉受累较多。可出现 Budd-Chiari 综合征、腹水、下肢水肿。上腔静脉梗阻可有颌面、颈部肿胀、上肢静脉压升高。浅表静脉炎可引起远端肢体的结节。

　　肺部损害发生率较低,约 5%～10%,但大多病情严重。肺血管受累时可有肺动脉瘤形成,瘤体破裂时可形成肺血管 - 支气管瘘,致肺内出血;肺静脉血栓形成可致肺梗死;肺泡毛细血管周围炎可使内皮增生纤维化影响换气功能。肺受累时患者有可咳嗽、咯血、胸痛、呼吸困难等。

　　肾脏损害较少见,可有间歇性或持续性蛋白尿或血尿,肾性高血压,肾病理检查可有 IgA 肾小球系膜增殖性病变或淀粉样病。

　　心脏受累少见。可有心肌梗死、瓣膜病变、传导系统受累、心包炎等。心腔内可有附壁血栓形成,少数患者心脏呈扩张性心肌病样改变、缩窄性心包炎样表现,心脏病变与局限血管炎有关。

　　1990 年,国际 BD 研究学组制订了 BD 的诊断标准:在 12 个月内,复发性口腔溃疡反复出现三次以上,伴有复发性生殖器溃疡、眼疾、皮肤损害、皮肤针刺反映阳性表现的任意两项即可。

　　临床症状和体征为诊断本病的主要依据。① 典型的口腔及生殖器复发性的溃疡,结节性红斑,毛囊炎样皮疹及眼症状;② 结核菌素皮试阳性率较高,有结核抗体存在;③ 组织病理特点:血管炎,可表现为白细胞破碎性血管炎,约 25%～75%为淋巴细胞性血管炎;④ 皮肤针刺反应阳性率较高。由于 BD 症状多样,发病时间多变,因此详实的病史记录有重要的诊断意义。尤其是内科、外科、神经科、妇科等方面的病史能给 BD 少见症状提供重要线索。实验室检查仅可作为参考,可按照临床症状累及的系统及脏器选择相应的检查项目,例如血常规、尿常规、细胞免疫、体液免疫、微循环、纤溶活性和血液流变学、X 线、B 超、脑电图、心电图、MRI、CT 等等。详细的病史询问及体格检查将 BD 与单发 ROU 相鉴别诊断,为患者的治疗提供依据。见表 5 - 5。

表 5 - 5　ROU 与 BD 鉴别一览表

	ROU	BD
好发年龄	20～25 岁	青中年
病因	病因不明	病因不明,自身免疫病
好发部位	非角化黏膜	非角化黏膜
全身症状	少见,可能有生殖器、肛门病损	皮肤症状:以结节性红斑多见;外生殖器溃疡,眼部病损;少见的还有消化道、关节、神经系统、血管、肺部、肾脏等的损害
针刺反应试验	阴性	阳性

2. 与周期性中性白细胞减少症相鉴别

66%～100% 的周期性中性白细胞减少症患者都伴发阿弗他溃疡,溃疡发作的同时多伴有发热、萎靡不振、疖病和蜂窝织炎,同样需要与单一 ROU 疾病相鉴别诊断,为后续治疗提供依据。

周期性中性粒细胞减少症是以周期性发作中性粒细胞减少为主要特征,临床上呈周期性发热、咽炎、口腔溃疡、耳炎、支气管炎等,周期 14 天至 40 天,超过 90% 的患者约有 21 天的中性粒细胞低下的周期长度。由于中性粒细胞绝对值的减少,易反复出现呼吸道、皮肤软组织、中耳炎、口腔溃疡、胃肠道等感染,从而导致患者的生活质量下降、生命安全受到威胁。且周期性中性粒细胞减少症是与多个基因突变相关的遗传异质性综合征,遗传方式包括:常染色体隐性遗传、常染色体显性遗传、X 连锁隐性遗传、散发发病。

临床表现:

咽、扁桃体弥漫性充血、水肿、黏膜坏死剥脱及溃疡,迅速蔓延到舌腭弓、软腭及悬雍垂。牙龈、唇、颊部同时可发生坏死性溃疡,溃疡边缘不齐,无充血,表面灰黑色,松软的腐肉性假膜,易拭去,类似坏死性龈口炎,疼痛明显,吞咽困难。

全身症状,起病急,患者突然畏寒、高热、疲乏、虚弱及头痛,易并发细菌感染。口腔、咽、直肠、肛门、阴道、子宫黏膜迅速发生坏死性假膜性溃疡。可引起全身炎性反应综合征。

在临床诊疗工作中,医师对出现反复感染并伴中性粒细胞持续减少者,根据全身症状,伴有咽峡、口腔坏死性溃疡及假膜特征,应考虑先天性中性粒细胞减少症的可能,可通过血常规、骨髓细胞形态学检查协助临床诊断,即可与 ROU 鉴别诊断。

3. 与具有相似口腔溃疡表征的胃肠道疾病相鉴别诊断

ROU 也可以是肠道疾病的一个特征性表现,如炎症性肠病(克罗恩病、溃疡性结肠炎)、麸质敏感性肠病/乳糜泻。小于 5% 的 ROU 患者有麸质敏感性肠病。HLA-DRW 10 和 DQW1 单体型的麸质敏感性肠病患者更容易形成溃疡。这类患者并不一定一直有胃肠道症状或腹部疾病的临床表现,但一般会伴有叶酸缺乏,有时会有网硬蛋白抗体,特别是免疫球蛋白 A 类网硬蛋白和/或神经胶质抗体。炎症性肠病最常见的表现是肠炎型腹痛、腹泻、便血、发热,口腔表现为反复发作的各类型溃疡及肉芽肿性丘疹。乳糜泻(CD)是终生免疫介导的肠道病变,常见于遗传易感对象,与永久性谷蛋白多肽片段不耐受相关,谷蛋白多见于一些谷物,如小麦、黑麦和大麦。CD 与上部小肠严重萎缩的黏膜有关,导致大多数营养素和维生素吸收差。CD"典型"的临床表现(特征为吸收不良综合征,即慢性腹泻、腹痛、腹胀、体重下降)发生频率较低,许多 CD 患者表现出"非典型"(非肠胃病等)症状,如身材矮小,铁缺乏贫血,肝功能检查异常,或者无症状。部分患者可见顽固性溃疡、舌炎、味觉障碍、神经病变(少见)等口腔病损,其中溃疡可能反映相关的血红蛋白缺乏症。若口腔溃疡仅仅是 CD 的一种表现,则无麸质饮食对这类口腔溃疡有效,而对典型的 ROU 无效。

下面主要比较有口腔溃疡表现的克罗恩病与 ROU 的鉴别诊断。见表 5 - 6。

在我国克罗恩病的发病高峰年龄为 18~35 岁,男女患者人数比例约 1.5∶1,无明显的地域分布,起病缓慢,常见症状为腹痛、腹泻及伴体重减轻。全身症状有低热、乏力、失眠、消瘦、吸收不良综合征、脂肪肝及营养不良性水肿等,也可有肠外结核的表现。

在克罗恩病的肠外表现中口腔黏膜病变是其中之一,其中复发性口疮最为常见,其余还有增殖性脓性口腔炎、牙龈炎、唇炎等。克罗恩病出现复发性口疮样损害并非特征性,其溃疡与普通性口疮有差别,溃疡中央微突起,周围边缘增生,呈肉芽样表面及薄假膜,四周充血。Harty. S 等进行了一项针对 49 名克罗恩病儿童的研究发现,41.7%患者有口腔溃疡,活检全部可见非干酪性肉芽肿。另外部分患者还可出现眼部病变、皮肤病变、肝胆表现、骨关节表现、血液系统疾病等,部分克罗恩病患者以肛周脓肿和肛周瘘管为首发症状。

世界卫生组织推荐诊断克罗恩病的标准为:① 非连续性或区域性肠道病变;② 肠黏膜呈铺路卵石样表现或有纵行溃疡;③ 全层性炎症性肠道病变,伴有肿块或狭窄;④ 结节病样非干酪性肉芽肿;⑤ 裂沟或瘘管;⑥ 肛门病变,有难治性溃疡、肛瘘或肛裂。其中①②③者为疑诊,加上后三项之一可确诊;具备第④者,再加上前三项之二也可确诊。

综上,克罗恩病诊断依据:① 临床病理:肠管内外瘘管是本病的特征性体征。② 辅助检查包括血沉、C 反应蛋白检测,X 线钡餐以及纤维结肠镜检查。③ 口腔出现口疮样损害。故患者口腔出现 ROU,并有腹痛症状时,应警惕克罗恩病的发生。

表 5 - 6　ROU 与克罗恩病鉴别一览表

	ROU	克 罗 恩 病
好发年龄	20~25 岁	15~35 岁
病因	病因不明	病因不明,自身免疫病
好发部位	非角化黏膜	颊沟、唇、龈、腭、咽
全身症状	无	常见症状为腹痛、腹泻、腹部肿块及体重减轻
口腔表现	溃疡表现"红、黄、凹、痛"	溃疡中央呈线状或刃状凹陷,边缘微突起,也可表现为唇炎、牙龈炎、口唇水肿、增生性脓性口腔炎
反复发作	反复发作	反复发作,可随肠道炎症的控制而趋于缓解

4. 莱特尔综合征

莱特尔综合征(Reiter's syndrome,RS)又名:瑞特病,反应性关节炎,尿道-眼-关节综合征,结膜-尿道-滑膜综合征,常发生于尿道感染或腹泻之后。由 Reiter 于 1916 年首先报道。除典型的关节炎、非淋菌性尿道炎和结膜炎三联征外,其口腔症状病变的主要表现为表征型 ROU,并且本病主要发生于 HLA-B27 抗原阳性的年轻男性,有自限性、复发性,与 ROU 表现类似。

口腔颌面部主要表现为表征型 ROU，溃疡中心微高起，少量假膜，周围充血较明显，疼痛不明显，易复发，但无反复规律性发作史。另一表现为非特异性黏膜充血，形似无水疱性多形红斑。受累部位为腭、悬雍垂、舌、颊黏膜。硬腭的溃疡为浅表性，呈剥脱性红斑状，直径数毫米至数厘米。颊、软腭、舌根的溃疡周界清晰，成片分布，类似于舌乳头萎缩。

全身其他表现为三联典型症状，包括关节炎、结膜炎、尿道炎。典型患者先有尿道炎，然后相继出现结膜炎、关节炎。多发性关节炎的临床症状最为突出，有剧烈疼痛肿胀，以下肢大关节为主，可波及大小关节；指（趾）关节炎伴周围组织炎时，会造成手指水肿，状似香肠，称"香肠指"。

根据 RS 典型症状，即非特异性尿道炎、结膜炎、关节炎及皮肤黏膜损害，不难与 ROU 鉴别诊断。见表 5－7。

表 5－7　ROU 与 RS 鉴别一览表

	ROU	RS
好发年龄	20～25 岁	年轻男性
病因	病因不明	病因不明
好发部位	非角化黏膜	腭、悬雍垂、舌、颊
全身症状	无	三联典型症状：关节炎、结膜炎、尿道炎
口腔表现	溃疡表现"红、黄、凹、痛"	主要表现为无痛性口腔溃疡，溃疡中心微高起，少量假膜，周围充血较明显，疼痛不明显；另一表现为非特异性黏膜充血
复发	易复发	易复发

5. 与多形性红斑相鉴别诊断

多形性红斑是一种黏膜皮肤急性渗出性炎症性疾病。发病急，具有自限性和复发性。口腔损害较普遍，许多患者的病变常局限于口腔黏膜，任何部位都可发生，但以唇黏膜为好发区，多数呈浅表溃疡及出血，并常有复发。故当只有口腔黏膜症状发生时，需与 ROU 相鉴别。

口腔病损分布广泛，任何部位都可发生，以唇黏膜为好发区，并且往往出现严重征象。唇黏膜损害主要为小疱或大疱，疱很快破溃，多数形成浅表大面积溃疡面，表面有大量渗出物形成厚的假膜，病损易出血，常在唇部形成较厚的黑紫色血痂，可波及全唇红及唇红皮肤交界处，血痂可重叠堆积，为本病特有症状。其他口腔黏膜，如舌、颊黏膜、上颚均可波及，呈红斑性大疱，但临床上极少见到大疱，而是融合成不规则的片状、多形性、糜烂性浅表溃疡，四周充血明显、水肿、呈紫蓝色，极易出血，舌苔厚腻，舌水肿，口臭，唾液剧增，黏稠，含有血液，疼痛尤其明显。下颌下淋巴结肿大，有压痛。

部分患者除口腔黏膜外尚可有其他黏膜如眼或外阴黏膜病变。皮肤病损常对称散在分布，典型的为虹膜状红斑。重型常有严重的全身症状，如高热、全身无力、肌肉痛、关节痛、头痛、咳嗽等。

本病有自限性。轻型者一般 2～3 周可以痊愈。但重型者或有继发感染时，病期可延长至 4～6 周。

多形性红斑的诊断，一般根据临床表现及病史即可做出：① 为突然发病的急性炎症，发病与季节有关，春、秋季常见，可有复发史。有些患者能询问发病前有用药史，或进食某些食物,或处于某环境而诱发疾病。② 口腔黏膜广泛的充血、发红、水肿,并有大面积糜烂,表面渗出多,形成厚的假膜。易出血,有剧烈疼痛。皮肤可见多种病损,如红斑、丘疹。特别是虹膜状红斑具有诊断意义。③ 病程短,发病具有自限性和复发性;④ 若出现多腔孔损害,则不难诊断。但若只有口腔黏膜症状,则与 ROU 的鉴别诊断依赖于组织病理,主要显示基底细胞液化变性,可出现上皮下水疱,病变早期上皮内水疱形成,个别角朊细胞坏死,上皮下结缔组织分离,表皮层出现海绵羊水肿,生化层变性。

6. PFAPA 综合征

周期性发热-阿弗他口炎-咽炎-淋巴结炎(periodic fever, aphthous stomatitis, pharyngitis, and adenitis, PFAPA)综合征是一种发病机制不明的多基因多因素自身炎症性疾病。PFAPA 综合征的临床特征包括周期性发热、ROU、咽炎、颈淋巴结炎,1986 年首次见于文献报道,1987 年 Marshall GS 提出以四大症状的首字母相连命名,故又称 Marshall 综合征。

发病主要见于 5 岁以下儿童,男性稍多,成人少见。表现为突然发生的周期性高热,多伴有口腔溃疡前驱症状,持续 3～6 天,间隔期为 3～8 周。发热期间伴口疮性口腔炎、颈部淋巴腺炎、咽炎,伴随症状可不同时出现。常主诉头痛不适、吞咽困难、厌食等,罕见寒战、咳嗽、恶心、腹泻、腹痛、皮疹等。像钟表一样极其规律的周期性发热是 PFAPA 综合征最大的临床特点,平均间隔 4 周再次发作,部分患者甚至清楚地知道自己某个日期就会发热。

PFAPA 目前的诊断仍基于 1987 年 Marshall 等提出、1999 年 Thomas 等修正的标准,具体包括:① 5 岁前出现的固定的周期性发热;② 无上呼吸道感染症状并伴阿弗他口炎、咽炎及淋巴结炎中至少一种表现;③ 排除周期性粒细胞减少症;④ 发热间期完全没有症状;⑤ 正常的生长发育。由于目前已有成人 PFAPA 的报道,年龄限制不作为诊断的必备条件。故患者出现周期性发热并 ROU 时考虑 PFAPA。

7. Sweet's 综合征

Sweet's 综合征(Sweet's syndrome,SS)是一种反应性炎性皮肤病,又称急性发热性嗜中性皮病,临床发病率较低,主要临床表现为体温升高、疼痛性红色斑块或结节,实验室检查外周血白细胞和中性粒细胞增多,组织病理学检查可见真皮层中性粒细胞浸润。

口腔颌面部表现可发生特征性皮疹。于软腭、口底及唇黏膜处可见多数小而浅表溃疡。部分呈片状不规则浅表溃疡及糜烂,并常复发。特征性皮疹是本病的主要表现,皮疹好发于头面、颈部及四肢,呈非对称性双侧分布。多伴有弛张热,可并发关节炎、口腔炎、虹膜睫状体炎、血栓性静脉炎和外阴溃疡。

实验室检查发现多有血沉增快,白细胞计数一般偏高[$(10～20)×10^9/L$],分类中性占 $60\%～90\%$,抗"O"、LE(红斑狼疮)细胞、抗核抗体、类风湿因子、免疫球蛋白多属正常,少数结核菌素皮内试验强阳性,血清球蛋白增高(尤以 α、γ),皮损处及血细胞培养皆为阴性。

根据化验检查结果及临床特点即可诊断。

四、与癌性溃疡相鉴别

重型 ROU 溃疡期持续时间较长,可长达 1～2 个月或更长,这时临床医生应该提高警惕,需要与癌性溃疡相鉴别诊断。见表 5-8。

早期癌性溃疡常有以下几种表现:① 裂沟状溃疡:多发生于舌背部,沟裂深,周围轻度浸润,表面色泽正常。② 盘状溃疡:多见于舌腹、口底、软腭、舌腭弓,在原有的红斑基础上呈圆、椭圆形,边缘微突起,基底呈暗红色细绒状或一般肉芽创面,无假膜,指诊为似软橡皮样质地。③ 火山口样溃疡:多见于颊黏膜、舌背,溃疡较小而深,边缘轻度突起,基底及边缘有浸润。溃疡期常在 3 周以上。对任何治疗无效。

典型的癌性溃疡表面呈颗粒状或菜花状,外形不规则,周缘隆起,周围组织浸润明显,基底硬结,自发性疼痛可不明显,病变发展迅速,无自限性,甲苯胺蓝染色阳性。镜下观察,癌瘤系鳞状上皮增殖而成。增殖的上皮侵入结缔组织内,形成许多互相连接的细胞巢即癌巢,在癌巢中进行着类似表皮的角化过程,形成轮层状小体者,称为癌珠。

综上,对于大而深或长期(3 周以上)未见愈合、好发舌腹舌缘/口底/软腭复合体、外形不规则、有浸润、质地硬症状的患者,应行病理活检,与 ROU 相鉴别,为后续的治疗提供依据。

表 5 - 8　重型 ROU 与癌性溃疡鉴别诊断一览表

	重型 ROU	癌性溃疡
年龄性别	多见中青年	多见老年
好发部位	口腔后部	舌腹舌缘,口底,软腭复合体
溃疡特征	深在,形状规则,边缘齐,无浸润性	深浅不一,边缘不齐,周围有浸润,质硬,呈菜花状
周期性复发	有	无
自限性	有	无
全身情况	较好	弱或恶病质
病理	慢性炎症	细胞癌变

五、儿童 ROU 的鉴别诊断

儿童 ROU 除了轻型以外,还可以出现特殊类型的青少年复发性坏死溃疡(juvenile mucosa necrotica ulcers recurrence,JMNU),轻型溃疡发病初期,局部黏膜出现充血水肿或红斑,有烧灼性疼痛,不久发展成浅表溃疡,圆形或椭圆形,直径 2～4 mm,周围有 1～2 mm 黏膜充血区。有自限性,一般持续 7～10 天。溃疡发作周期长短不一。特殊类型的青少年复发性坏死溃疡好发部位为舌尖、双侧舌缘及双侧磨牙后垫颊沟处。常固定在一个部位复发,愈合后留有疤痕,可在疤痕区再度复发。溃疡特点:患处常先出现小红结节,中心形成溃疡,逐渐扩大变深,在颊黏膜三壁交界处不规则形深达黏膜下层,无浸润,表面复以纤维素假膜,触痛明显。舌部的溃疡尤为独特,表现为两种形式即裂沟状深溃疡和不规则深溃疡。在临床中,应注意将儿童 ROU 与手足口病、疱疹性口炎和创伤性溃疡相鉴别。

1. 疱疹性口疮

急性感染性疾病,多发生于 6 岁以下的儿童,出生 6 个月到 3 岁的婴幼儿更为多见。口腔周围和颜面部皮肤等部位的疱疹主要由单纯疱疹病毒 1 型感染所致。急性发作时,有发热、淋巴结肿大等明显的全身反应,口唇周围皮肤出现成簇的小水疱以及口腔黏膜常见散在的有簇集迹象的溃疡,溃疡可以发生在口腔黏膜角化程度不等的任何部位,如唇、颊、舌、牙龈与腭部等处。临床症状一般在 7～14 日逐渐消失,溃疡愈合,不留疤痕。

2. 手足口病

最常见的病原微生物为柯萨奇 A16 型病毒和肠道病毒 71 型。常发生在 3 岁以下的儿童,夏秋季最易流行。前驱症状为低热、困倦、淋巴结肿大、口腔和咽喉部疼痛,皮疹多见于手指、足趾背面,也可见于手掌、足底、会阴和臀部,口腔损害是口腔黏膜发生散在的水疱、丘疹或斑疹,直径 2～10 mm。水疱极易破溃变为溃疡,上覆灰黄色假膜,周围黏膜充血红肿,患儿有流涎、拒食、烦躁等症状,整个病程为 5～7 天,一般可自愈,预后良好。

幼托单位群体发病,幼儿手、足、口部位突然发疹起疱,全身症状较轻,当高度怀疑,发病初期(1～3 天)采咽拭子、疱液或粪便标本可分离出病毒,做出诊断。

3. 创伤性溃疡

乳牙的残根、残冠以及慢性根尖周炎等刺激,持续损伤相对应的黏膜,可形成局部溃疡,早期损害色鲜红、糜烂,发展成溃疡,有渗出液,周围显示程度不等的红晕。损害形态多与创伤因子契合。

4. 自伤性溃疡

自伤性溃疡(facitialulcers)属于创伤性溃疡的一种,是指因不良习惯,如习惯性咬唇、舌、颊等软组织,或以手指、异物等刺激上述软组织,引起相应部位发生的溃疡。溃疡好发于颊脂垫尖和磨牙区相对的颊黏膜处,其次为舌缘、上下唇内侧黏膜。发病率以学龄前期和学龄期的儿童多见。溃疡外形不规则,表面高低不平,深浅不一。溃疡周围黏膜可表现为白色斑块,这与反复咬嚼黏膜引发溃疡及周围黏膜过角化相关。

其特点为,患儿存在咬颊、舌、唇等软组织的自伤行为;溃疡部位与自伤行为密切相关;溃疡形态不规则;疼痛症状较轻,与溃疡大小和深度不成正比;好发于男性。

综上,临床医师在接诊儿童口腔溃疡患者时,应充分考虑到各种可能导致或诱发疾病的因素,收集病史,有针对性地对疾病进行鉴别诊断。

口腔黏膜溃疡是口腔黏膜疾病最常见的症状,可以由局部因素引起,也可由全身性疾病引起,病因复杂。表现为口腔溃疡疾病的诊疗路线图详见附录 5。

为便于临床诊断和鉴别诊断,可以将溃疡按浅溃疡和深溃疡分类,以浅溃疡和深溃疡为主要表现的口腔黏膜常见溃疡的鉴别诊断见附录 6。

六、典型误诊病例

病例一 患者,女性,63 岁。左舌缘反复溃疡近 3 个月。2 个月前在外院诊断为"复发性口腔溃疡",口服复合维生素 B、外用锡类散等药物后自觉基本愈合,半月前再次溃疡,上述治疗效果不佳,求诊。临床检查左舌缘后侧黏膜见 0.5 cm×0.6 cm 深溃疡,周围有白色磨痕,触诊质韧稍浸润,周围组织充血不明显。口内检查见 37 拾面磨耗,舌侧边缘嵴锐利。诊断为创伤性溃疡。给予调磨 37 舌侧边缘嵴、局部对症处理后,半个月复查左舌缘溃疡愈合,未再复发。

病例二 患者,男,9 岁。因口腔反复溃疡 2 年就诊。家长诉近 2 年患儿每隔 1 个月口腔溃疡一次,每次大半个月才愈合,每次部位不固定,多见于双颊后侧,有时在舌缘,当地医院诊断为"复发性口腔溃疡",使用多种溃疡药物,仍然愈合慢,反复发作,求诊。检查见右侧舌缘黏膜见 0.6 cm 深溃疡,周围黏膜发白,充血不明显,轻触痛。经仔细追问病史发现,病人因精神紧张有经常咬颊、舌黏膜的习惯,最终诊断创伤性溃疡。经心理治疗、破除咬颊习惯后病损痊愈。

误诊原因分析:患者自诉口腔溃疡有复发史,临床表现以溃疡为主,应用溃疡药物后缓解,临床表现类似 ROU。但通过仔细地临床检查发现,病例一溃疡周围有尖锐的边缘嵴,尽管患者主诉舌黏膜反复溃疡 3 个月,其实溃疡为牙齿殆面磨耗,舌侧边缘嵴锐利,损伤舌黏膜所致。病例二溃疡周围黏膜发白,反复发作 2 年的口腔溃疡实质上是一种自伤性溃疡。这两例患者的误诊主要与临床检查和病史询问不够仔细有关。

鉴别诊断要点:

口腔黏膜的创伤性损害是由于机械性、化学性及物理性刺激等明确原因引起的口腔黏膜病损以创伤性溃疡多见。常见的有机械性损害(口腔内残根、残冠、不良义齿等)形成的创伤性溃疡、化学性灼伤、热损伤及放射性损伤等。

临床特点:

1. 该类损害的程度与刺激物的性质、创伤的程度、黏膜的耐受程度有关。

2. 由于口腔卫生状况、口腔微生物的不同,其表面的感染程度也因人而异。

3. 口腔创伤性溃疡深浅不一,无反复发作史,其特点为在溃疡边缘往往可见黏膜水肿或角化发白,溃疡相对应处可查出创伤因素如锐利牙尖、义齿基托边缘过长压迫等。

4. 在去除刺激后,溃疡在 1~2 周内可愈合,如仍不愈合,溃疡较深大,或基底有硬结等要考虑活检,以进一步明确诊断,排除局部病灶癌变可能。

诊断要点:

1. 口腔溃疡相对应处可查出创伤因素如锐利牙尖、义齿基托边缘过长压迫等。

2. 在去除刺激后,溃疡在 1~2 周内可愈合。

3. 无反复周期性溃疡发作史,若无继发感染则疼痛不明显,老年人多见(自伤性溃疡青少年多见)。

治疗原则:

1. 去除刺激如拔除残根、残冠,调磨锐利的牙尖、牙缘,修改不良义齿等。

2. 少年有自伤不良习惯者应予纠正。

3. 局部可用抗菌含漱液漱口防止继发感染,外用溃疡散或膏剂促进愈合。

4. 对于有全身症状或继发感染者应服用抗生素。

5. 长期不愈的深大溃疡应病理检查,排除癌变。

病例三 患者,女性,55 岁。硬腭溃疡 1 周。近 1 年来口腔反复溃疡,每 2~3 个月出现一次,当地医院诊断为“复发性口腔溃疡”,服用消炎药、外用西瓜霜后好转,1 周前自觉受凉后口腔再次出现溃疡,因反复发作求治。临床检查右侧硬腭近 16、17 腭侧牙龈处见簇集状溃疡,面积 1 cm×1.5 cm,溃疡周围充血明显。部分牙龈龈乳头红肿。追问病史,患者回忆溃疡复发时以硬腭、牙龈多见,嘴唇亦常会发生,熬夜疲劳后易出现。诊断为复发性疱疹性口炎。给予全身抗病毒、局部消炎、防感染等对症治疗后,1 周后复查显示右侧硬腭溃疡基本愈合,疼痛消失。医嘱建议减少复发的刺激因素,如阳光、局部机械刺激,以及疲劳、情绪不好等。

误诊原因分析:原发性疱疹性口炎多见于儿童,而复发性感染成人多见。临床医生对成人可发生复发性疱疹性口炎认识不全面；其次是对疾病特征性病损掌握不够，未进行相应的口腔检查及病史询问，该患者溃疡多发生在硬腭、牙龈，且溃疡成簇集状分布，溃疡之间融合，而疱疹型 ROU 常发生于上下唇、舌缘、口底等角化程度较低的口腔黏膜上皮，无发疱期，溃疡表现为"红、黄、凹、痛"，单个溃疡之间很少融合，一般无皮肤损害。回顾病史，患者每次好发的部位为硬腭、牙龈或嘴唇，因此，对该类病人在诊断、询问病史时应注意患者有无唇疱疹病史，有无局部受机械创伤史，有无疲劳史，有无感冒病史等，这是诊断该病的重要依据；其次是看病损的部位和特点，牙龈、硬腭好发，病程为小的疱疹或形成小的溃疡，有成簇的特点。好发在春秋季节，成人多见，一般疼痛不明显，愈合缓慢。

鉴别诊断要点：

疱疹性口炎大部分是由Ⅰ型疱疹病毒感染引起的口腔病损，病毒初次感染引起原发性疱疹性口炎，多见于 6 岁以下儿童，但成人亦是复发性疱疹性口炎的发生人群。当原发性疱疹性口炎愈合以后，不管其病损程度如何，有 30%～50% 可在原先发作的部位或附近发生复发性损害，称复发性疱疹性口炎。

临床表现及诊断要点：

1. 牙龈、硬腭部位好发。

2. 成人及免疫缺陷者多见。

3. 为簇集状溃疡，溃疡之间可有融合。

4. 复发性疱疹性口炎有复发史，但是与 RAU 的周期性复发不同，疱疹性口炎复发无周期，复发与诱因有关常见的诱发因素，如压力大、劳累、感冒、进食辛辣食物、经期和颌面部创伤等。潜伏期一般 2～12 天（平均 4 天），期间可有感冒或咳嗽等症状。

治疗原则：

抗病毒、支持、对症治疗。可应用局部抗病毒制剂，如有继发感染可用抗生素含漱液含漱，局部止痛漱口剂含漱等。复发性疱疹性口炎应消除易导致复发的刺激因素。

病例四 患者，女性，5 岁。口腔溃疡 1 周。患儿有口腔溃疡病史，4 天前家长发现患儿口腔溃疡，不肯进食，外院诊断为"复发性口腔溃疡"，外用溃疡药物无效，2 天前发现溃疡增多，患儿哭闹，求诊。临床检查发现双颊、舌尖、舌腹部见 5 处散在分布溃疡。此时追问幼儿园有无手-足-口病患儿，患儿确认其他班有手-足-口病患儿，仔细检查患儿的手、脚皮肤，未发现明显红斑，但患儿 2 天后复诊时手心、脚心分部出现水疱，诊断为手-足-口病。给予患儿抗病毒口服液治疗、嘱注意隔离，在家休息，在痊愈前不要上幼儿园。半月复查发现溃疡基本愈合，疼痛消失。

误诊原因：患儿有复发史，本次发病全身症状轻微，如果不仔细询问病史，容易被误诊为复发性口腔溃疡，但对于年龄小于 10 岁尤其是小于 6 岁的幼儿园儿童出现口腔溃疡，特别在流行季节应注意询问所在幼儿园有无类似患儿，特别是详细检查有无牙龈红肿，由于本病具有传染性，疑似患儿要注意隔离。如不加以隔离，容易造成疾病的进一步流行。

鉴别诊断要点：

手足口病是一种儿童传染病，是由病毒引起的具有小流行性的皮肤黏膜病。本病主要病原微生物是柯萨奇 A16、肠道病毒 71 型等，借飞沫空气传播，也可通过消化道传播，传染性极强。

临床特点：

1. 好发于儿童。成人也可感染，多数症状较轻或无临床表现。

2. 全身症状轻微。

3. 口腔损害为口腔黏膜各处均可发生的红斑及水疱，很快破损形成直径 2～5 mm 的溃疡。

4. 皮肤损害常见于手掌、足底、足跟，也可见于膝部及臀部，表现为红斑、丘疹及水疱，疱壁紧张，周围有红晕。

5. 病程 5～7 天，有自限性。

诊断要点：

1. 儿童多见，多有夏秋季小流行。

2. 口腔损害为口腔各部位均可出现的疱疹及溃疡。

3. 手掌、足底皮肤可有红斑及疱疹。

4. 全身反应轻。

治疗原则：抗病毒、支持、预防继发感染。

病例五 患者，女，45 岁。有口腔溃疡复发史 2 年，每 1～2 个月发作 1 次，每次 20 天左右可愈合，在当地医院诊断为"复发性口腔反复溃疡"，服用牛黄解毒片、地塞米松片后基本愈合。最近两个月溃疡症状不断反复，并加重，迁延疼痛不愈合，服药无效，否认皮肤溃疡和生殖器溃疡病史，有慢性胃炎史，其他病史无特殊。临床检查见口腔后牙牙龈大面积不规则糜烂，龈乳头充血，有黄色假膜，少量分泌物，双颊后侧见不规则大面积溃疡，面积最大的直径 1 cm，尼氏症（＋），揭皮试验（＋）。全身皮肤未见明显异常。初步诊断为天疱疮，进一步检查血常规、肝肾功能、尿常规正常；胸片、腹部 B 超未见明显异常。进一步组织活检，常规HE 染色显示上皮内疱，符合天疱疮。直接免疫荧光显示 IgG、C3 在上皮细胞间网状沉积。确诊为天疱疮。给予醋酸泼尼松 50 mg（40 mg 晨起时口服、10 mg 午后口服）、补钙、补钾、保护消化道、局部消炎防感染、促进愈合的治疗，4 周后复查显示牙龈糜烂面基本愈合，后牙区龈乳头红肿基本消失，疼痛消失。

误诊原因：

天疱疮发病隐匿，在发病早期，病人症状不典型、体征范围小，比较容易被忽视而被误诊。本病例有复发史，以反复发作的口腔溃疡为主，病史和临床表现有时不典型，极易与复发性口腔溃疡混淆。因此，对于口腔黏膜的糜烂、溃疡应仔细检查，除病损局部的特征、形态外，其他部位的表现如口腔黏膜有无广泛水肿也很重要。在溃疡、糜烂的边缘处将探针轻轻平行置入黏膜下方，如果可以无痛性伸入，称为棘层松解现象。这一现象对寻常型天疱疮的临床初步诊断具有提示意义，否则，将造成延误早期治疗的时机，值得注意的是，有假膜的小溃疡是否具有凹陷的特点也是重要的鉴别点，可以提示组织活检的必要性。

鉴别诊断要点：

天疱疮目前认为是自身免疫病，在皮肤黏膜的损害部位有抗棘细胞间黏合物质的自身抗体。其发病机理可能为某些病因的作用下，棘细胞间黏合物质成为自抗原，产生循环抗体，抗原抗体在棘细胞膜表面结合，影响了上皮细胞间的紧密连接，或通过纤维蛋白溶解酶的释放，影响细胞间黏合物质，使棘层松解。

临床特点：

1. 寻常型天疱疮多见。

2. 口腔出现病损较早，为薄壁水疱、易破、有鲜红糜烂面，周缘扩展阳性(用探针可无阻力伸到上皮下方、无痛不出血达 5 mm 以上)。

3. 皮肤病损也为薄壁水疱，以前胸、头皮、腋窝或腹股沟易受摩擦处易发。

诊断要点：

1. 口腔黏膜鲜红糜烂面，周缘扩展阳性。

2. 皮肤可见薄壁水疱，尼氏征阳性。

3. 脱落细胞学检查可见棘层松解、上皮内疱。

4. 病理显示上皮组织棘层松解、上皮内疱。

5. 直接免疫荧光显示 IgG、C3 在上皮细胞间网状沉积。

治疗原则：控制新发病损，促进愈合，防止继发病变，其中治疗的关键在于糖皮质激素等免疫抑制剂的合理应用，防止各种并发症的发生。

主要治疗方法：

1. 激素疗法：糖皮质激素为首选药物。应在早期足量应用来控制病情，可给予强的松 $40\sim120$ mg/日，控制病情后，逐渐减量至维持量，直至停止药物治疗。

2. 支持治疗：应给予高蛋白、多种维生素及低盐饮食。长期应用激素应及时查血，维持电解质平衡，适量补钙。

3. 局部对症抗感染：可选用氯己定等含漱液防止细菌及念珠菌感染。

病例六　患者，男性，28 岁。下唇溃烂 2 个月不愈合求诊。自诉 5 月以来下唇反复出现小溃疡，不容易愈合，无抽烟史，口腔无刺激因子，在当地医院取病损区组织病理为上皮及上皮下重度炎症，不排除念珠菌感染，于是诊断为复发性口腔溃疡＋真菌感染，用意可贴、抗生素和制霉菌素局部涂抹后溃疡愈合，2 个月前下唇再次溃疡，面积渐大，舌缘也开始出现溃疡，用药无效，求诊。临床检查下唇内侧黏膜及右侧舌腹黏膜见 2 处直径 $0.4\sim1.5$ cm 椭圆形或半月形灰白色斑片，中央少许糜烂，溃疡周缘无红肿，边界不规则，不清楚，无触痛，质软。怀疑患者为梅毒黏膜斑，检查梅毒血清学检查 RPR(＋)，TPHA(＋)；HIV 抗体检测(－)。追问病史病人未婚，发病半年前有不洁性交史，诊断为梅毒黏膜斑(二期梅毒)。给予苄星青霉素注射，240 万 U 分两侧臀部注射每周 1 次，连续 3 周。4 周后复查见上下唇灰白色梅毒黏膜斑基本消失，局部无红肿，无触痛。建议定期复查梅毒血清学检查。

误诊原因分析：梅毒的临床表现多样，与侵入螺旋体的量、病程、病人的抵抗力、不规则抗生素的应用、局部创伤情况等因素有关。本例患者早期表现为下唇反复溃疡，用意可贴、抗生素和制霉菌素局部涂抹后溃疡愈合。结合复发史和临床表现非常类似 ROU。

该病例的误诊在于医生对梅毒在口腔的表现特点无临床经验，对本病在我国现在的流行状况缺乏了解。临床医师应了解梅毒二期在口腔不同部位的表现特点，可疑者应详细询问病史，认真细致地检查口腔病损，注意病损的单发/多发，唇内侧黏膜、口角内侧黏膜、舌尖、舌缘、牙龈、咽部均要检查；并应注意皮肤、外阴病损的询问及检查。只有多认识病损的特点，对临床表现与诊断有把握，才能以胸有成竹的心情追问病史，讲明利害，获得病人真实的病史及病人的积极配合，并定期复查。

组织病理虽然无特异表现,但如果临床经验丰富,对上皮内微小脓肿形成、结缔组织血管管壁增厚、血管周围嗜酸性粒细胞大量浸润的组织表现应给予足够重视,必要时征得病人同意,进行血液检查。但需要指出的是对梅毒的诊断应慎重,应综合分析,证据可靠,明确诊断。

鉴别诊断要点:

本病是常见的性传播疾病。由梅毒螺旋体即苍白螺旋体所致。传染途径分先天即通过胎盘传播和后天获得性感染。后天主要传播途径为性接触传染。少数是通过接触病人污染的器具或经血传播。

临床特点:

根据感染时间的长短将后天梅毒分为三期,即一期、二期、三期梅毒。

一期梅毒主要为硬下疳,是梅毒螺旋体首次侵入的部位主要是外生殖器的感染。口腔硬下疳有时也可发作,表现多为单发的圆形或椭圆形溃疡,边缘隆起,不疼痛,可自愈。

二期梅毒在感染后 7 周后,梅毒螺旋体扩散到全身引起的皮肤黏膜损害。皮肤有玫瑰样皮疹。在口腔主要表现为黏膜斑,为唇内侧黏膜、舌尖、舌缘、口角、咽部好发的多发性病损,高起于黏膜面、界限清楚、中央略凹陷、表面灰白光亮、质软,多无症状。

三期梅毒一般在感染后 2 年后发生。皮肤黏膜表现为结节性梅毒疹和树胶样肿。

除以上三期外,有些患者可在感染后无任何临床表现为潜伏梅毒;有些未经规则治疗有复发梅毒。

诊断要点:

1. 流行病史(冶游史、输入被污染的血液史)。

2. 有各期梅毒的临床表现。

3. 梅毒血清试验(RPR、TPHA、VDRL 等)阳性。

治疗原则:诊断正确,治疗及时,剂量足够,疗程正规,治疗后要定期追踪观察。

病例七 患者,男性,33 岁。口腔反复溃疡 2 年。此起彼伏,当地医院口腔科诊断为复发性口腔溃疡,使用抗生素、局部贴敷溃疡膜后好转,又反复发作,近 2 个月溃疡发作不愈合,查体见双颊近口角处见不规则溃疡,溃疡周边及双侧口角见少量白色分泌物,两侧舌缘后方见极少量白色假膜,可部分拭去,真菌涂片(十),追问病史,患者回忆多次使用抗生素消炎,再次追问使用抗生素原因,患者承认近期有腹泻、低烧病史,平时体健,否认系统病史和药敏史。查血常规未见异常,血糖正常。HIV 抗体(十),梅毒血清血检测(一),再次追问病史,有同性恋史,诊断为 HIV 相关性口炎,给予口腔抗真菌治疗,建议转综合医院感染科或疾控中心就诊。

误诊原因:本病例以口腔不适,反复溃疡为主诉,但是临床检查发现患者除了黏膜溃疡外还伴有念珠菌感染,结合患者的病史(低烧、腹泻),可考虑本病。

HIV 感染有个过程,从感染 HIV 到 AIDS 长者需要 10 年,短者可能几个月。在艾滋病发病前 1~4 年内,大多数艾滋病患者都会单独出现口腔症状。有时口腔表现是 HIV 感染的最初和最重要的征兆,通过检测 HIV 抗体确诊不难。

艾滋病的口腔表现是确诊艾滋病的重要指征之一。与 HIV 感染密切相关的口腔病变有以下几种:口腔念珠菌病、毛状白斑、牙龈溃疡、牙齿松动、卡波西肉瘤等,其中口腔念珠菌病在 HIV 感染人群中发生率很高,口腔表现为长期的假膜、黏膜溃疡、糜烂时可有疼痛,因此对于无系统病史但伴有腹泻、低烧、体重下降者,口腔表现为反复发作的假膜、糜烂、溃疡的患者要警惕 HIV 感染的可能,不能单独考虑为口腔溃疡。

鉴别诊断要点:

本病由人类免疫缺陷病毒引起。主要选择性侵犯有 $CD4^+$ 的淋巴细胞,主要为 T 辅助细胞,使机体的细胞免疫功能下降。通过性接触、血液或血制品及母婴传播。

临床特点:

1. 各年龄阶段均可发病,但以 20～50 岁多见。

2. 根据感染的进程分为窗口期(即从感染 HIV 到形成抗体的时间,一般为 45 天)、潜伏期(即从感染 HIV 到出现艾滋病症状的时间,一般 2 年左右,最短为数天)和临床感染期(艾滋病)。

3. 艾滋病的口腔表现是确诊艾滋病的重要指征之一。与 HIV 感染密切相关的口腔病变有以下几种:口腔念珠菌病、毛状白斑、牙龈溃疡、牙齿松动、卡波西肉瘤等。

诊断要点:

1. 流行病史(性错乱、输血、静脉吸毒者等);

2. 无其他易感因素发生的伪膜型或红斑型念珠菌病、舌缘白色绒毛状病损即毛状白斑、口腔卡波西肉瘤,应怀疑是否为 HIV 感染者;

3. 血清抗 HIV 抗体阳性(初筛及蛋白印记确证实验证实);

4. T 细胞功能下降。

治疗原则:

本病目前尚无特殊治疗,常用的治疗方法有:抗 HIV 治疗、免疫调节治疗、支持和对症治疗、心理治疗。口腔采用消毒防腐抗真菌等对症治疗。

病例八 患者,男性,32 岁。有复发病史 10 年,每月溃疡 1～2 次,每次 2～4 个,多见于舌腹、下唇等部位,外院诊断为"复发性口腔溃疡",常于当地诊所静脉输液后好转。临床检查 左侧舌缘见 0.5 cm 深溃疡,舌腹见两处溃疡,局部红肿,充血,详细询问病史,患者回忆有生殖器溃疡史,1 年 2～3 次,比口腔溃疡次数少,无输液针点发炎史,仔细检查患者皮肤,面部鼻翼根处皮肤有 1 处毛囊炎,患者承认经常面部起"痘痘",其他病史无特殊。诊断为白塞病。给予沙利度胺片口服、曲安奈德口腔软膏局部涂抹、复方氯己定漱口,半月后复查口腔检查显示口腔溃疡愈合,疼痛消失。

误诊误治原因:本例患者以顽固的口腔溃疡为主要症状,溃疡面较深、难以愈合、反复发作,口腔的临床表现与顽固性 ROU 一样,符合"红、黄、凹、痛"的特点,但反复询问患者病史的过程中,发现患者除了顽固性口腔溃疡外,出现了生殖器溃疡、面部皮肤毛囊炎的病史,给我们诊断白塞病提供了线索。

由于白塞病症状多样,出现时间不一,且缺乏特异性,因此详细询问和收集病史具有十分重要的意义,尤其是内科、皮肤科、神经科、妇科等方面的病史能给发现白塞病提供重要线索,根据病史可以加以鉴别。在面对顽固性 ROU 时,也要警惕白塞病的可能,详细询问病史是鉴别两者的关键。

鉴别诊断要点:

白塞病(Behcet's disease,BD)也称眼-口-生殖器三联、贝赫切特病,是一种全身慢性疾病,基本病理改变为血管炎。临床以复发性口腔溃疡、生殖器溃疡、皮肤和眼部病变最为常见,但全身各脏器均可受累。白塞病又称丝绸之路病,因为这一疾病在日本、中国、土耳其、伊朗等地的发病率较高,发病范围与古代丝绸之路的线路基本吻合。该病虽较为罕见,但容易导致全身各个系统的病变,严重的会致人完全失明、脑萎缩甚至死亡。

临床表现:

1. 主要指征

① 反复发作的口腔黏膜溃疡;② 皮肤结节样红斑、皮下栓塞性静脉炎、毛囊炎样皮疹、皮肤对刺激过敏;③ 生殖器溃疡;④ 反复发生的前房积脓性虹膜睫状体炎及(或)脉络膜视网膜炎。

2. 次要指征

① 关节红肿疼痛;② 消化道病变;③ 附睾炎;④ 栓塞性血管病、动脉瘤;⑤ 中枢神经系统病(脑干综合征、脑膜脑炎综合征等)。

在病程经过中,以上主要指征中的 4 项指征全部出现者称为完全型;出现其中 3 项,或虽无 3 项,但有复发性前房积脓性虹膜睫状体炎、坏死性视网膜血管炎伴有口腔黏膜溃疡等另一项指征者,称为不完全型。

诊断要点:

临床症状和体征是主要诊断依据。关于白塞病(BD)的诊断标准,多年来众说纷纭。1980 年 BD 国际研讨会提出的诊断标准为:以复发性口腔溃疡为基础,加下述任意两项即可确诊:① 复发性生殖器溃疡;② 眼疾(前后葡萄膜炎、视网膜炎等);③ 皮肤损害(结节性红斑等);④ 皮肤针刺反应阳性。

治疗原则:控制现有症状,防治重要脏器损害,减缓疾病进展。

病例九 患者,女性,42 岁。平素有口腔溃疡复发史 2 年,1 月复发 1~2 次,半月愈合。近 1 年来溃疡发作频繁,此起彼伏,当地医院诊断为复发性口腔溃疡,在当地口服头孢地尼、牛黄消炎丸后才减轻。本次舌口腔溃疡 2 个月未愈合,进食刺激痛明显。临床检查见舌黏膜表面的舌乳头萎缩、双侧舌缘不规则充血,充血区多数小溃疡,两颊黏膜见指甲盖大小不规则充血区,血常规检查显示红细胞、血红蛋白、血小板大致正常。详细询问病史,以前有贫血史,近几年好转,每年体检显示血常规正常。平时体健、无消化道疾病史,查维生素 B_{12} 85 ng/L(正常值为 211~911 ng/L),叶酸正常,诊断为口腔溃疡(缺乏维生素 B_{12}),通过肌肉注射维生素补充维生素 B_{12},局部消炎防腐促愈合。

误诊原因:本例患者临床表现以反复性口腔溃疡为主,但是临床检查发现舌黏膜表面的舌乳头萎缩、黏膜充血,有贫血可能性,但是血常规检查显示红细胞、血红蛋白、血小板大致正常,似乎与贫血等血液疾病无关,仔细询问病史发现有贫血病史,高度怀疑是维生素 B_{12} 缺乏但是处于机体的代偿期。通过检测维生素 B_{12},发现血清维生素 B_{12} 的浓度低于 211 ng/L,诊断为维生素 B_{12} 缺乏。通过该病例提示临床医生在面对长期不愈合的溃疡时,要仔细耐心地收集患者病史,包括手术外伤史、饮食习惯等,结合其临床症状发现蛛丝马迹。

鉴别诊断要点:

维生素 B_{12} 缺乏症是由于维生素 B_{12} 摄入不足或吸收不良导致的贫血、神经系统和皮肤黏膜受损的营养缺乏性疾病。临床上以巨幼细胞性贫血、神经障碍、舌炎和皮肤广泛对称性色素沉着为特征。由于体内维生素 B_{12} 储量大,一般在维生素 B_{12} 缺乏 3～6 年后才会发展为缺乏状态,故此病起病隐匿。

原因:

1. 摄入不足:孕妇多因长期素食、恶性贫血、胃肠道手术等引起体内维生素 B_{12} 缺乏,从而导致新生儿先天储备减少;饮食结构不合理:长期素食或苯丙酮尿症患者长期拒绝动物蛋白摄入可引起体内维生素 B_{12} 缺乏。

2. 吸收异常:内因子的异常或缺失、维生素 B_{12} 释放缓慢、回肠吸收面积减小、回肠维生素 B_{12} 结合受体异常。

治疗原则:补充维生素 B_{12}。

病例十 患者 女性,32 岁。口腔反复溃疡 2 年。近 2 年来反复口腔溃疡,每月 1～2 次,每次 10～20 天,此起彼伏,不易愈合。外院诊断为"ROU",给予复合维生素 B、甘草锌等口服,仍然复发频繁,求诊。临床检查显示体弱消瘦贫血貌,口腔黏膜颜色苍白,舌背丝状乳头萎缩变薄,表面光滑,舌腹及舌背见多处小溃疡,充血明显。血常规显示全血下降,红细胞计数 $3.2 \times 10^{12}/L$,HB 82 g/L,WBC $3.8 \times 10^{12}/L$,PLT $87 \times 10^{12}/L$。仔细询问病史,患者以前无胃肠疾病史,但近 1 年来经常有腹泻、大便不成形史,请外院消化科会诊,结肠镜显示部分肠壁增厚、肠腔狭窄,部分黏膜充血、水肿、溃疡、呈鹅卵石征。诊断小肠克罗恩病的口腔表现。建议注射维生素 B_{12}、口服口炎清颗粒、局部采用消毒防腐促愈合的方法治疗患者的口腔溃疡,同时请消化科治疗小肠克罗恩病。

误诊原因:患者以反复发作的口腔溃疡为主诉,极易诊断为 ROU,当地医生没有仔细询问病史,反复发作的口腔溃疡如果有贫血、消瘦面容,要考虑全身因素,可能与遗传、感染有一定联系。反复追问病史,患者表示有腹泻、大便不成形史者,要考虑克罗恩病的可能,典型克罗恩病的临床表现(特征为吸收不良综合征,即慢性腹泻、腹痛和腹胀、体重下降)目前发生频率较低,许多克罗恩患者表现出"非典型"(非肠胃病等)症状,如身材矮小,铁缺乏贫血,肝功能检查异常,或者无症状。部分患者可见纵行溃疡、舌炎、味觉障碍等口腔病损,其中溃疡可能反映相关的血红蛋白缺乏症。

鉴别诊断要点:

克罗恩病是一种原因不明的肠道炎症性疾病,在胃肠道的任何部位均可发生,但好发于末端回肠和右半结肠。本病病因不明,可能与感染、遗传、体液免疫和细胞免疫有一定关系。病程多迁延,反复发作,不易根治。

临床表现:

1. 消化道症状:腹痛、腹泻、肠梗阻、腹部包块等。

2. 全身表现:发热、营养障碍等。

3. 肠外表现:口腔黏膜溃疡、虹膜睫状体炎、葡萄膜炎、杵状指、关节炎等。

诊断依据

1. 血液检查:可见白细胞计数增高,红细胞及血红蛋白降低,与失血、骨髓抑制及铁、叶酸和维生素 B_{12} 等吸收减少有关。

2. 结肠镜检查:是诊断克罗恩病最敏感的检查方法。结肠镜显示部分肠壁增厚、肠腔狭窄,部分黏膜充血、水肿、溃疡、呈鹅卵石征。主要风险为肠穿孔和出血。

3. 钡剂灌肠检查：钡影呈跳跃征象。用于不宜做结肠镜检查者。

4. X线小肠造影：通过观察小肠的病变，确定肠腔狭窄部位。

治疗原则：

目前对本病尚无特效治疗，主要以保守治疗为主，病情严重者可用糖皮质激素缓解症状，可用抗生素控制继发感染，口腔局部以消炎、防腐、促进愈合为主。

参考文献

［1］Bello M R，Crespillo A J，Fraile R A，et al. Role of the small GTPase Rab27a during herpes simplex virus infection of oligodendrocytic cells［J］. BMC Microbiol，2012，12：265.

［2］Schuppe H C，Meinhardt A，Allam J P，et al. Chronic orchitis：A neglected cause of male infertility？［J］. Andrologia，2008，40(2)：84－91.

［3］宋福真，宋文秀. 重症手足口病流行病学特点及肠道病毒71型疫苗的研究进展［J］. 医学综述，2018，24(4)：745－749.

［4］Tu Phan Van，Thao Nguyen Thi Thanh，Perera David，et al. Epidemiologic and virologic investigation of hand，foot，and mouth disease，southern Vietnam，2005［J］. Emerging Infections Diseasea，2007，13(11)：1733.

［5］Nguyen V T，Ndoye A，Bassler K D，et al. Classification，Clinical Manifestations，and Immunopathological Mechanisms of the Epithelial Variant of Paraneoplastic Autoimmune Multiorgan Syndrome：A reappraisal of paraneoplastic pemphigus［J］. Arch Dermatol，2001，137(2)：193－206.

［6］Callen J P. Internal disorders associated with bullous disease of the skin. Acritical review［J］. J Am Acad Dermatol，1980，3(2)：107－119.

［7］Miziara I D，Araujo Filho B C，Weber R. AIDS and Recurrent Aphthous Stomatitis［J］. Braz J Otorhinolayngol，2005，71(4)：517－520.

［8］Ma Y，He R K. Pathology of AIDS-related lymphadenopathy：A study of 18 biopsy cases［J］. Chinese Journal of Pathology，2005，34(12)：776－779.

［9］Classification and diagnostic criteria for oral lesions in HIV infection. EC-clearinghouse on oral problems related to HIV infection and WHO collaborating centre on oral manifestations of the immunodeficiency virus［J］. Journal of Oral Pathology and Medicine，1993，22(7)：289－291.

［10］熊卉，陈建钢，桂希恩. HIV感染者和AIDS患者口腔非特异性溃疡［J］. 口腔医学研究，2006，22(6)：629－631.

［11］Sirera G，Videla S，Piñol M，et al. High prevalence of human papillomavirus infection in the anus，penis and mouth in HIV－positive men［J］. AIDS，2006，20(8)：1201－1204.

［12］庞博，腾飞鹏，周小燕. 艾滋病的口腔颌面部表现及HIV感染检测方法［J］. 国际检验医学杂志，2015，36(13)：1826－1828.

［13］余梅，刘流. 艾滋病在口腔颌面部表现及HIV感染检测方法［J］. 医学综述，2008，14(15)：2305－2307.

［14］Bari M M，Shulkin D J，Abell E. Ulcerative syphilis in acquired immunodeficiency syndrome：A case of precocious tertiary syphilis in a patient infected with human immunodeficiency virus［J］. Journal of the American Academy of Dermatology，1989，21(6)：1310－1312.

［15］蔡铁勇. 白塞氏病和复发性阿弗他口炎的研究进展(综述)［J］. 国外医学·口腔医学分册，1979(2)：49－52.

[16] 田珂,王晶桐,朱元民,等.具有消化系统表现的白塞病的临床特点[J].胃肠病学和肝病学杂志,2014,23(2):208-212.

[17] Nifosi G, Sbolli G, Ferrari B, et al. Sweet's syndrome associated with monosomy 7 myelodysplastic syndrome[J]. European Journal of Internal Medicine, 2001, 12(4):380-383.

[18] Aractingi S, Mallet V, Pinquier L, et al. Neutrophilic dermatoses during granulocytopenia[J]. Archives of Dermatology, 1995, 131(10):1141-1145.

[19] Carpenter H A, Talley N J. The importance of clinicopathological correlation in the diagnosis of inflammatory conditions of the colon: Histologic patterns with clinical implications[J]. The American Journal of Gastroenterology, 2000, 95(4):878-896.

[20] Kakourou T, Klontza D, Soteropoulou F, et al. Corticosteroid treatment of erythema multiforme major(Stevens-Johnson syndrome) in children[J]. European Journal of Pediatrics, 1997, 156(2):90-93.

[21] 王双,骆仲智,胡建中.莱特尔综合征[J].临床皮肤科杂志,2006,35(9):562.

[22] Serarslan Gamze, Atik Esin, Sarikaya Gökhan. Periorbital edema and erythema: An unusual localization of DLE in a patient with psoriasis[J]. Journal of Dermatology, 2011, 38(5):486.

[23] Marco Cattalini, Martina Soliani, Donato Rigante, et al. Basic Characteristics of Adults with Periodic Fever, Aphthous Stomatitis, Pharyngitis, and Adenopathy Syndrome in Comparison with the Typical Pediatric Expression of Disease[J]. Mediators of Inflammation, 2015,2015(1):570418.

[24] 赵建红,吴迪,沈敏.成人周期性发热-阿弗他口炎-咽炎-淋巴结炎综合征[J].中华临床免疫和变态反应杂志,2017,11(4):339-343.

[25] 张志勇,赵晓东.儿童周期热-阿弗他口炎-咽炎-淋巴结炎[J].中国实用儿科杂志,2018,33(1):14-17.

[26] 谢博,简仁杰.Sweet's综合征21例临床分析[J].中国现代医生,2014,52(8):155-157.

[27] Wurster V M, Carlucci J G, Edwards K M. Periodic Fever syndromes[J]. Pediatr Ann, 2011, 40(1):48-54.

[28] 马静瑶,吴润晖.重型先天性中性粒细胞减少症1例[J].中华实用儿科临床杂志,2014,29(22):1759-1760.

[29] Akintoye S O, Greenberg M S. Recurrent aphthous Stomatitis[J]. Dent Clin North Am, 2014, 58(2):281-297.

[30] Sklavounou-Andrikopoulou A, Mitsea A G, Donta-Bakoyianni C. Study of recurrent aphthous ulcers in a Greek population of children and adolescents[J]. Hellenic Dent J, 2001, 11:33-38.

[31] 蔡东霖,卢锐.儿童复发性阿弗他溃疡病因学的研究进展[J].国际口腔医学杂志,2018,45(2):145-149.

[32] 郑际烈,王文梅,王志军等.青少年复发性坏死溃疡[J].实用口腔医学杂志,1997,13(4):89-91.

[33] 唐国瑶,许国祺.口腔黏膜自伤性溃疡的临床研究[J].临床口腔医学杂志,2002,18(5):385-387.

[34] 秦旭,陈卫民,王燕秋.牙源性自伤性溃疡的诊断和治疗[J].临床口腔医学杂志,2010,26(9):548-549.

[35] 王炫.35例儿童自伤性溃疡的临床分析[J].广东牙病防治,2001,9(4):284-285.

[36] 陈谦明.口腔黏膜病学[M].3版.北京:人民卫生出版社,2014.

[37] 王文梅.口腔相关综合征[M].南京:江苏科学技术出版社,2012.

[38] 郑际烈.口腔黏膜病诊断学[M].南京:江苏科学技术出版社,1999.

第六章　治　疗

ROU 的病因及发病机制尚不明确,且具有较大的个体差异,至今国内外尚没有根治 ROU 的治疗方法。目前临床上,主要根据患者的具体情况施行个体化的治疗方案,做到有的放矢,尽可能取得较好的疗效。

第一节　治疗目的及原则

一、治疗目的

ROU 临床表现为复发性的口腔溃疡,其病因及发病机制尚不明确,目前国内外尚没有根治 ROU 的办法。目前,临床上 ROU 的治疗主要以局部对症治疗为主,同时考虑 ROU 的发生与系统疾病因素存在一定联系,因此 ROU 的治疗常是局部用药与全身用药相结合,既有针对口腔局部的对症治疗,又有对全身性诱因的治疗。积极治疗相关的全身疾病对于 ROU 疗效的巩固也很重要,以达到减轻疼痛、促进病损愈合、减少复发、延长间歇期的治疗目的。

二、治疗原则

对 ROU 患者的治疗原则,包括积极寻找 ROU 的相关诱因并加以控制;优先选择局部治疗,其中局部应用的糖皮质激素已成为治疗 ROU 的一线药物;对于症状较重及复发频繁的患者,采取局部及全身联合用药。在生理治疗的同时必要时配合心理治疗,以提高疗效。

1. 局部用药和全身用药相结合

ROU 的病损主要位于口腔局部,通过局部用药进行消炎、止痛,可促进溃疡愈合。局部用药可以使药物与溃疡直接接触,在病损局部的药物浓度较高,有利于提高疗效,药物用量相对小,且较少吸收入血,避免或减少了全身药物治疗的毒副作用。

ROU 的发生常与全身因素有关,通过全身治疗可以调节机体的免疫功能,改善紊乱的内分泌,纠正全身营养元素的缺乏。由于全身用药需要口服或注射药物,通过血液循环到达靶组织,因此常需要一定的剂量才能达到有效的血药浓度,药物大多经过肝肾代谢,对肝肾功能有影响,尤其是长期用药时,对肝肾的代谢影响较大。

2. 短期和长期治疗

药物治疗的持续时间与溃疡的严重程度有关,复发频率低的 ROU 患者可以考虑进行短期局部治疗,治疗的目的以消炎、止痛、促进溃疡愈合为主,同时建议寻找相关诱因并加以控制。

而针对溃疡复发频率高,疼痛严重,发作此起彼伏的 ROU 患者可以考虑短期迅速消炎止痛的同时,进行长期全身药物治疗,以调节机体的免疫功能,改善内分泌紊乱,减少复发。

3. 个体化用药

在 ROU 的治疗中,个体化用药十分重要,临床表现都是此起彼伏的口腔溃疡,有的可能是机体的免疫功能下降,有的可能是免疫功能亢进,在治疗时要根据相关的病因选择免疫增强或免疫抑制剂进行治疗,在治疗时要根据患者的年龄、体质、诱发因素、是否有系统疾病等因素,考虑使用不同的药物和不同的给药方式。

4. 药物治疗和非药物治疗

由于 ROU 病因的复杂多样性和不确定性,迄今为止,尚没有针对 ROU 的特效治疗方案。虽然药物治疗是主要手段,但不是唯一的手段,在进行药物治疗的同时,也应重视非药物治疗手段,如物理治疗、饮食治疗、心理治疗等。只有综合运用各种治疗手段,取长补短,才能最大限度地改善症状,促进愈合、控制或杜绝复发。

5. 生理治疗和心理治疗

ROU 与心理因素的关联不容忽视,在生理治疗的同时部分患者需要配合心理专科诊疗。学者普遍认为精神创伤、自主神经功能的改变、心理压力和不良行为习惯都可能成为 ROU 发生和复发的诱因,同时也是病情发展、治疗困难和不易根治的协同影响因素。

目前对于 ROU 患者心理治疗的研究日益受到学者的重视,对于这部分患者经过正规准确的心理诊断后,心理治疗不可忽视。心理学家认为对于 ROU 这类心身疾病治疗时应遵循心、身同治原则,但对于具体病例,则应各有侧重。支持疗法、环境控制、松弛训练、生物反馈、认知疗法、行为矫正疗法和家庭疗法等心理治疗方法均可选择使用,且心理治疗应始终贯穿在疾病的诊治过程中。另外,可以配合一定的药物治疗,药物的合理利用可以为心理治疗创造条件,对提高患者的生活质量起到重要作用。

心理学家认为,心理治疗学不仅是疾病的一种治疗手段,也是一种预防手段,主要从以下两个方面进行预防:一是从个体方面来讲,需要个人培养健全的性格;二是社会方面来讲,做好家庭预防,以积极的态度去适应和解决各种实际问题。

三、治疗方案

如何根据 ROU 的治疗原则选择合适的治疗方案十分重要,ROU 的治疗方案依赖于临床症状、持续时间和病情的严重程度,同时还要根据患者的身体状态而定。国内《口腔黏膜病学》(第 4 版)建议根据 ROU 的疼痛程度、溃疡的复发频率、临床分型,将 ROU 分为轻度、中度、重度,选择以下治疗方案。

轻度 ROU:若溃疡复发次数少,疼痛可耐受,不需药物治疗,或者以局部药物治疗为主。

中度 ROU:

(1)在溃疡的前驱期(出现刺痛、肿胀)时,及时应用糖皮质激素终止其发展。

(2)优先选择局部治疗:局部应用糖皮质激素;局部止痛制剂;局部抗炎制剂;对重型 ROU,可行糖皮质激素病损局部黏膜下注射。

(3)对于较顽固的病例,可全身短期应用糖皮质激素。

重度 ROU：

（1）局部治疗同上。

（2）全身应用糖皮质激素、硫唑嘌呤或其他免疫抑制剂如沙利度胺等。

（3）对免疫功能低下者（结合患者全身状况及免疫学检查结果综合判断），可选用免疫增强剂。

美国口腔黏膜病学会和欧洲口腔黏膜病学会，依据疼痛程度、病史、溃疡的复发频率以及患者对药物治疗的耐受情况，制定了一个共同的 ROU 治疗方案，该方案将 ROU 分为 A、B、C 三型，并拟定了相应的治疗方案（表 6－1）。

表 6－1　ROU 临床类型及治疗方案

临床类型	临床表现	治　疗　方　案
A 型	溃疡 1 年仅复发几次，每次复发仅持续数日，疼痛可耐受	建议寻找相关诱因并加以控制。帮助患者总结安全有效的治疗方式并继续使用
B 型	溃疡每月发作，每次持续 3～10 天，疼痛影响进食和日常口腔清洁	可与患者讨论可能的诱因并加以控制。在溃疡的前驱期（刺痛、肿胀等）应用糖皮质激素终止其发展。可选用氯己定含漱液等漱口，局部便用高效糖皮质激素。对患者进行正确的口腔卫生指导。对于较顽固的病例，可采用短期全身应用肾上腺糖皮质激素，口服 5 天
C 型	溃疡疼痛，发作此起彼伏	局部用曲安奈德等高效肾上腺糖皮质激素类药物控制病情。全身用肾上腺糖皮质激素，沙利度胺或其他免疫抑制剂如氨苯砜、硫唑嘌呤等。此外也可行皮质激素局部病损黏膜下注射，如倍他米松、地塞米松、曲安奈德以缩短全身用药的时间。对口腔卫生状况差的患者进行口腔卫生指导

我们对顽固性 ROU 和普通性 ROU 的治疗方案建议如下：

普通性 ROU：溃疡复发次数少，发作时间短，间隔时间长，不需治疗，或者以局部治疗为主，包括局部药物治疗和局部非药物治疗。

顽固性 ROU：溃疡复发频率高，发作此起彼伏，严重影响生活和工作，在局部消炎止痛的同时，进行全身治疗，中西医结合治疗，配合饮食和心理治疗。

如何正确地认识顽固性 ROU，对目前的临床工作而言，是非常必要、迫切的一项工作。通过科学、系统的研究，尝试在 ROU 新分型基础上，探讨顽固性 ROU 的发病机制、临床治疗方法、疗效，使诊疗决策建立在科学证据的基础之上，符合循证医学的原则，并探索确定顽固性 ROU 规范化诊疗，对于合理使用医疗资源、提高治疗成功率、提高患者生活质量都有着重大的意义。同时，在保障医疗质量、保障医疗安全的同时，也必将带来良好的社会效益和经济效益。

本章节将分别介绍局部药物治疗、局部非药物治疗和全身药物治疗，关于中医和中药治疗、饮食和心理治疗请参考相应的章节。

ROU 的治疗方法种类繁多。治疗主张药物治疗和物理治疗、局部用药和全身用药、西医和中药、饮食和心理相结合。本章节将分别介绍局部药物治疗、局部非药物治疗和全身药物治疗，关于中医和中药治疗、心理治疗请参考第七章第三节和第三章第六节。

第二节 药物治疗

药物治疗可分为局部药物治疗和全身药物治疗，其中局部用药的目的为消炎、止痛、防止继发感染、促进愈合；全身用药的目的为对因治疗、减少复发、争取缓解。临床上对于溃疡复发次数少，疼痛可耐受的 ROU，一般以局部药物治疗为主。而对于复发频率高，溃疡发作此起彼伏、疼痛剧烈的 ROU，特别是局部药物治疗后疗效不佳的患者，往往还需要结合全身用药进行治疗。治疗 ROU 代表性药物见附录 7。

一、局部药物治疗

局部治疗是治疗 ROU 常用的治疗方法，几乎所有 ROU 患者都需要采用局部治疗。即通过抑制局部免疫反应，解除不适症状，预防继发感染并促进溃疡愈合。

由于 ROU 的病损部位位于口腔内，可以单独使用局部用药，也可以与其他给药方式联合使用。局部用药的目的是提高局部疗效、促进病损愈合。

由于口腔环境的特殊性，局部用药容易被唾液稀释，加之患者的吞吐活动，局部药物有效浓度常难以长时间维持。口腔局部给药可使病损区域的药物浓度提高，减少全身用药的毒副作用，对于一些伴有其他系统性疾病如胃肠不好、严重的肝肾功能损害，不宜使用全身用药的患者，局部用药更具有优势。

理想的局部用药应该具有以下特点：① 快速消炎止痛；② 促进病损愈合；③ 在口腔黏膜局部保持稳定的浓度；④ 无毒副作用；⑤ 口感舒适、无刺激；⑥ 稳定、便于储存；⑦ 价格低，使用方便。同时口腔黏膜感觉敏锐，且具有特殊的感觉即味觉，因此要求药物具有较好的口感。

局部治疗常用剂型包括含漱液、软膏、糊剂、凝胶、散剂、针剂等。但由于口腔内唾液的冲刷及稀释作用，这些剂型中的药物往往不能在溃疡局部长时间保持有效浓度，因此影响了药效的发挥。近年来出现了含片、贴片、贴膜等具有黏附性或缓释作用的新剂型，遇唾液后即成胶膏状，紧密黏附于口腔黏膜，药物释放时间更为持久，释放速率更为稳定。又因用药方便，从而能够增加患者的依从性。总之，局部治疗的药物及方法选择较多，都是以消炎、止痛、防止继发感染、促进溃疡愈合为目的。

局部用药种类有抗菌药物局部应用、消毒防腐类药物的局部应用、皮质类固醇局部应用、解热镇痛药和麻醉药的局部应用，以及中成药、中草药的局部应用等。

本节介绍常用的局部用药，分别阐述各类药物的药理作用，使用方法，不良反应和禁忌证，本书出现的药物主要是一些上市的成品药，便于读者按图索骥，有很强的实用性。至于文献中出现的一些自制药，或超说明书的一些用法，本书也做了介绍，供读者参考。

(一) 消毒杀菌防腐类药

临床上众多的消毒杀菌防腐类的漱口水（如氯己定、利凡诺、呋喃西林、复方硼砂溶液、甲紫、过氧化氢、聚维酮碘、碳酸氢钠、西吡氯铵等）作为临床有效的消毒杀菌药物，均对缓解口腔溃疡局部症状有效。而一些碘制剂作为一种临床常用的消毒杀菌药物，对治疗口腔溃疡有一定效果。

1. 氯己定

复方氯己定（chlorhexidine）主要成分是葡萄糖酸氯己定和甲硝唑，每 500 ml 含葡萄糖酸氯己定 0.6 g、甲硝唑 0.1 g。含漱时至少在口腔内停留 2～5 分钟，适用于牙龈炎、冠周炎、口腔黏膜炎等所致的牙龈出血、牙周肿痛及溢脓性口臭、口腔溃疡等症的辅助治疗。

（1）药理作用

本品为抗菌防腐剂，对金黄色葡萄球菌、链球菌和白色念珠菌等有杀菌作用。复方氯己定主要成分中的葡萄糖酸氯己定有着很好的杀菌作用，而甲硝唑对厌氧菌有着良好的抵抗作用。因此可以使用复方氯己定治疗口腔感染类疾病。复方氯己定杀菌作用的机制为：患者在含漱复方氯己定时，自身的正电荷会吸附口腔黏膜表面的负电荷，通过口腔的一些部位和细胞膜进行结合，复方氯己定的杀菌效果是通过吸附细菌来改变细胞膜的通透性，进而使细胞内容物漏出，产生持续杀菌和抑菌的效果实现的。

（2）用法和用量

使用复方氯己定治疗 ROU 时，可以口腔局部含漱，一次约 10～15 ml，早晚刷牙后含漱 2～5 分钟，5～10 日为一疗程。还可以将浸有本品的消毒纱布覆盖于局部损害处数分钟湿敷，一日 2～3 次。

目前文献报道的给药方式为漱口，张建明等研究复方氯己定含漱液治疗 ROU 的临床疗效，每次含漱约 10～15 ml，每日 2 次，含漱时间约 2～3 分钟，结果发现复方氯己定对 ROU 有积极的治疗作用。王文梅等研究表明复方氯己定含漱液治疗 ROU，止痛起效快，维持时间长，可有效缓解疼痛。

（3）不良反应

① 偶见过敏反应或口腔黏膜浅表脱屑。

② 长期使用会使口腔黏膜表面与牙齿着色、舌苔发黄、味觉改变，但是停药后可恢复。要注意义齿因表面粗糙可发生永久性着色。连续使用不宜超过 3 个疗程。

（4）禁忌证

对本品过敏者忌用。

2. 利凡诺

利凡诺（ethacridine lactate），别名雷佛奴尔，乳酸依沙吖啶，是一种常用的外用杀菌防腐剂，本书关注的是利凡诺的消毒杀菌作用在 ROU 患者中的应用。

（1）药理作用

利凡诺对革兰阳性细菌及少数革兰阴性细菌有较强的杀灭作用，对球菌尤其是链球菌的抗菌作用较强。用于各种创伤，渗出、糜烂的感染性皮肤病及伤口冲洗。本品刺激性小，一般治疗浓度对组织无损害。

（2）用法和用量

治疗 ROU 时常用的浓度为 0.1％～0.2％，可冲洗或涂在伤口表面。目前文献报道的给药方式一般为局部涂抹。孙兆营等临床观察 30 例 ROU 患者，用棉签蘸适量 0.2％利凡诺粉涂于口腔溃疡面上，每日 2 次，观察疗效，结果发现溃疡面小者（直径约 0.1～0.3 cm），1～2 天治愈。溃疡面大者（直径约 0.5 cm），5 天内治愈，疗效明显。

利凡诺在妇产科常应用于中期妊娠引产，成功率达 95％以上。因此，对于患有 ROU 的妊娠期妇女,此药物应该谨慎使用。

（3）不良反应

肾功能障碍及血尿患者不宜用本品冲洗腔道。不能用生理盐水溶解本品。本品与碱类及磺液混合易析出沉淀,并有发生过敏反应的报道。

3. 呋喃西林

呋喃西林(nitrofurazone),临床上常用的消毒防腐药,用于皮肤及黏膜的感染,如化脓性中耳炎、化脓性皮炎、急慢性鼻炎、烧伤、溃疡等,对组织几乎无刺激,脓、血对其消毒作用无明显影响。

（1）药理作用

呋喃西林能干扰细菌的糖代谢过程和氧化酶系统而发挥抑菌或杀菌作用,主要干扰细菌糖代谢的早期阶段,导致细菌代谢紊乱而死亡。其抗菌谱较广,对多种革兰阳性和阴性菌有抗菌作用,对厌氧菌也有作用,对绿脓杆菌和肺炎双球菌力弱,对假单孢菌属及变形杆菌属有耐药性,对真菌、霉菌无效,但对因霉菌引起的细菌感染仍有相当效力。对敏感菌的杀菌浓度为 $13\sim20\ \mu g/ml$,抑菌浓度为 $5\sim10\ \mu g/ml$。

（2）用法和用量

局部外用湿敷、冲洗创面或灌洗腔道时浓度为 $0.01\%\sim0.02\%$ 的灭菌水溶液。此外还有 $0.2\%\sim1\%$ 呋喃西林软膏涂敷。

目前文献中报道使用呋喃西林治疗 ROU 的给药方式是漱口,梁红梅等对 87 例 ROU 患者每日采用呋喃西林液漱口,每日在进餐过后、临睡之前进行 $4\sim5$ 次的含漱,每次含漱进行 $3\sim6$ 分钟,取得了一定的疗效。

（3）不良反应

口服有过敏反应,如休克、气喘、气闷、皮疹等;尚有胃肠道反应、药热、嗜酸性粒细胞增多症及神经症状如幻听、幻视、幻觉、头晕、失眠及多发性末梢神经炎等。局部应用偶尔引起皮肤过敏反应。

（4）禁忌证

对呋喃类药物过敏者忌用。

4. 复方硼砂溶液

复方硼砂溶液(compound borax solution)为复方制剂,其组分为:硼砂、碳酸氢钠、液化酚、甘油、水等,适用于口腔炎、咽炎等口腔消毒防腐。

（1）药理作用

本品主要成分硼砂有消毒防腐作用,液化酚在低浓度时也有消毒防腐作用,甘油对口腔黏膜具有保护作用。复方制剂配制过程中,硼砂遇甘油,生成酸性较强的甘油硼酸,再与碳酸氢钠发生反应,生成甘油硼酸钠,甘油硼酸钠有较好的水溶性,有利于主药作用的发挥。

（2）用法用量

含漱,一次约 10 ml,加 5 倍量的温开水稀释后含漱,一次含漱 5 分钟后吐出,一日 $3\sim4$ 次。

目前文献中报道使用复方硼砂溶液治疗 ROU 的给药方式是漱口,黄英英等采用复方硼砂溶液漱口,化疗前 1 天开始应用含漱液漱口,每天 3 餐后以及睡前含漱,每次含漱 $10\sim15$ ml,在口腔内保持 $2\sim3$ 分钟。结果显示复方硼砂溶液对白血病患者化疗引起的口腔溃疡有一定的治疗和预防作用。

（3）不良反应

外用一般毒性不大，用于大面积损伤，其中的硼砂吸收后可发生急性中毒，早期症状为呕吐、腹泻、皮疹、中枢神经系统先兴奋后抑制。硼砂排泄缓慢，反复应用可产生蓄积，导致慢性中毒，表现为厌食、乏力、精神错乱、皮炎、秃发和月经紊乱。

（4）禁忌证

① 新生儿、婴儿。

② 对本品过敏者。

5. 过氧化氢

过氧化氢(hydrogen peroxide)又名双氧水，即一个过氧化氢分子含有两个氧原子。适用于辅助治疗急性坏死性溃疡性龈炎、牙周炎及冠周炎等。

（1）药理作用

过氧化氢能够分解成水和氧气，过氧化氢的抗菌作用帮助控制伤口里的细菌活性。过氧化氢的泡腾清洁作用能清除伤口表面的碎片和坏死组织。这有助于伤口愈合，并保护受伤部位免受细菌感染。

（2）用法和用量

常用 1.5% 的溶液含漱，一次约 10～15 ml，一日含漱 3～4 次。局部牙周和冠周冲洗的浓度为 3%。

关于局部应用过氧化氢治疗 ROU，目前多数文献报道的给药方式为漱口，常忠福等研究 1.5% 双氧水和联合左旋咪唑涂布剂治疗重型 ROU 的效果，结果发现双氧水对 ROU 有一定的治疗效果。

（3）不良反应

① 高浓度对皮肤和黏膜产生刺激性灼伤，形成疼痛性"白痂"。

② 连续应用漱口可产生舌乳头肥大，属可逆性。

（4）禁忌证

对本品过敏者禁用。

6. 碳酸氢钠

碳酸氢钠(sodium bicarbonate)又名小苏打，口服可中和胃酸，对高酸的消化性溃疡能迅速、短暂止痛。口服可碱化尿液，用于防止磺胺在尿中结晶析出，以免损害肾脏。静脉滴注可纠正代谢性酸中毒，用于高钾血症，伴酸中毒的休克。妇科用于阴道冲洗，治疗真菌性阴道炎。本书关注的是碳酸氢钠在口腔的应用。

（1）药理作用

2%～4% 的碳酸氢钠溶液漱口或洗涤口腔可以起到抑制念珠菌生长繁殖的作用，是治疗口腔念珠菌感染的常用药物，而预防口腔念珠菌感染对 ROU 患者有益，许多 ROU 患者因为经常使用氯己定溶液等消毒防腐类药物、长期口服或外用抗生素、糖皮质激素等会引起口腔菌群失调；与 2%～4% 的碳酸氢钠溶液交替使用，可以有效预防真菌感染。

（2）用法和用量

① 成人含漱，2%～4% 溶液，一次约 10～15 ml，一日 3～4 次。

② 轻型小婴儿可用 2% 溶液擦洗口腔,一日 3～4 次。

③ 婴幼儿患者,哺乳前后用 2% 溶液洗涤口腔,用 4% 溶液洗涤产妇乳头,再用清水洗净。还可用于浸泡奶瓶等哺乳用具。

④ 浸泡义齿用 4% 溶液。

目前文献报道的碳酸氢钠溶辅助治疗 ROU 的给药方式为漱口,薛燕等发现治疗化疗所致口腔溃疡时,利多卡因含漱液联合 2.5% 碳酸氢钠时的效果优于传统的口腔护理方法护理。

(3) 不良反应

服用本品中和胃酸时所产生的二氧化碳可能引起嗳气、继发性胃酸分泌增加。

(4) 禁忌证

对本品过敏者。

7. 聚维酮碘

聚维酮碘(povidone iodine)作为一种临床常用的消毒杀菌药物,对治疗口腔溃疡有一定效果。有学者发现,随着聚维酮碘漱口液浓度增加、使用频率增加,口腔溃疡发作的严重程度和发作频率明显下降。用于口腔黏膜创伤、溃疡及病毒、细菌所致的口腔黏膜病;拔牙及口腔外科手术前后消毒;牙髓及根尖周病治疗中的冲洗和封药以及日常漱口消毒。

(1) 药理作用

聚维酮碘(PVP-I)是碘与 1-乙烯基-2-吡咯烷酮均聚物的络合物,通过游离碘导入细胞膜,使微生物机体的蛋白质变性、凝固,最终死亡,亦是一种优秀的皮肤消毒剂。低浓度聚维酮碘溶液口腔护理液对预防和消除口臭、控制口腔溃疡和口腔真菌感染具有较好的效果。

(2) 用法和用量

聚维酮碘治疗 ROU 时,可用棉签蘸原液直接涂布于患处,一日 1～2 次;或者可将药液用凉开水稀释 1～2 倍含漱消毒,一次 5～10 ml,一日 2～3 次,每次含漱 1 分钟后吐出,半小时内不饮水和进食。

注意:① 涂布部位如有灼烧感、瘙痒、红肿等情况,应停止用药,并将局部药物洗净,必要时向医师咨询;② 如误服中毒,应立即用淀粉糊或米汤洗胃,并送医院救治。

目前文献报道的聚维酮碘治疗 ROU 的给药方式为漱口,Arlétte Suzy Setiawan 等使用聚维酮碘漱口水治疗儿童口腔黏膜溃疡,将 5% 聚维酮碘液用无菌生理盐水稀释 1 倍,每日含漱 4 次,结果发现聚维酮碘对口腔溃疡有一定的治疗效果,在 8～14 天时口腔黏膜溃疡其疼痛症状消失。

(3) 不良反应

偶见过敏反应和皮炎。

(4) 禁忌证

对碘过敏者。

8. 碘甘油

碘甘油(Iodine glycerin)是油性的创面封闭剂,每毫升含主要成分碘 10 毫克,辅料为碘化钾、甘油、水,具有防感染的作用,因为溃疡有创面,所以用它可以防止感染,适用于口腔黏膜溃疡、牙龈炎、冠周炎及慢性咽炎。

（1）药理作用

本品为消毒防腐剂，其作用机制是使菌体蛋白质变性、死亡，因此对细菌、真菌、病毒均有杀灭作用。

（2）用法和用量

本品可外用治疗 ROU，使用时用棉签蘸取少量碘甘油涂于患处，一日 2～4 次。

目前多数文献报道的给药方式为局部涂抹，国内王忠强研究了碘甘油治疗 160 例 ROU 患者的效果，一日 3 次，局部涂抹溃疡患处，结果显示碘甘油具有一定的治疗效果。

（3）不良反应

偶见过敏反应和皮炎。

注意仅供口腔局部使用，对碘过敏者勿用，新生儿慎用。如误服中毒，应立即用淀粉糊或米汤灌胃，并送医院救治；涂布部位如有灼烧感、瘙痒、红肿等情况，应停止用药，并将局部药物洗净，必要时向医师咨询。

（4）禁忌证

对本品或其他含碘制剂过敏者。

9. 西地碘含片

西地碘含片（cydiodine buccal tablets）商品名华素片，主要成分为分子碘，每片含分子碘 1.5 mg，辅料为蔗糖、羟丙甲纤维素等，为口腔科及耳鼻咽喉科用药类非处方药药品，可用于慢性咽喉炎、口腔溃疡、慢性牙龈炎、牙周炎及糜烂型扁平苔藓等。

（1）药理作用

具有强有力的消毒防腐作用。因其能氧化细菌细胞质的流行性基因，并与蛋白质的氨基结合，使其变性，能杀死细菌、真菌、病毒和阿米巴原虫。杀菌力与浓度成正比，对机体的腐蚀性与刺激性也与浓度成正比。

（2）用法和用量

可以口腔含化西地碘含片治疗 ROU，一次 1 片，一日 3～5 次。

目前文献报道的给药方式为口腔含服，国内陈利群采用西地碘含片治疗取 60 例 ROU 患者，一次 1 片，一日 3 次，结果发现经过 1 周的治疗，溃疡愈合率达76.7%，显示口腔含化西地碘含片对 ROU 有一定的治疗作用。

（3）不良反应

少量碘能经皮肤吸收，口服后迅即转成碘化物，以甲状腺球蛋白等形式贮存在甲状腺内，经弥散可通过胎盘。主要从尿排泄，少量从粪便、唾液、汗液和乳汁出。长期应用碘和碘化合物可发生精神抑郁、神经过敏、失眠、阳痿和黏液性水肿。碘中毒或过敏的表现为头痛、唾液腺肿痛、结膜炎、喉头炎、气管炎、发热、乏力，可发生碘疹，呈轻度红斑、痤疮样疹、荨麻疹、化脓性或出血性疹。

（4）禁忌证

对碘过敏患者。

乳母服用复方碘溶液可使婴儿发生甲状腺肿，西地碘虽然含碘量较小，为保证安全，孕妇及哺乳期妇女应在医生指导下应用。

10. 地喹氯铵含片

地喹氯铵含片（dequalinium chloride buccal tablets）为口腔科、耳鼻喉科用药类非处方药，药品的主要成分为地喹氯铵，辅料为甘草流浸膏、蔗糖、甘露醇、硬脂酸、色素、明胶、对羟基苯甲酸甲酯、薄荷脑、香精、硬脂酸镁。用于急、慢性咽喉炎，口腔黏膜溃疡、牙龈炎。

（1）药理作用

地喹氯铵为阳离子表面活性剂，具有广谱抗菌作用，对口腔和咽喉部的常见致病细菌，和真菌感染有效。

（2）用法和用量

地喹氯铵含片治疗 ROU 时一般用药方式为口腔含化，一次 1～2 片，每 2～3 小时 1 次，必要时可重复用药。

目前文献报道的给药方式为口腔含化，胡海清研究了口含地喹氯铵含片治疗 ROU 的效果，在基础用药（康复新含服）加用地喹氯铵含片含化，每次 2 片，每日 3 次，有效率显著提高。

梅艳等研究了口含地喹氯铵含片治疗 150 例轻、中度小儿 ROU 患者的效果，结果发现在基础用药（口服维生素 B_2、维生素 C 片、含服冰硼含片）上加用地喹氯铵含片含化，每次 4 片，每日 4 次，有效率显著提高，治疗效果优于单纯基础用药组。

（3）不良反应

① 罕见皮疹等过敏反应。

② 偶见恶心、胃部不适。

（4）禁忌证

尚不明确。

11. 西吡氯铵含片

西吡氯铵含片（cetylpyridinium chloride buccal tablets）通用名称"开刻立"，为口腔局部抗菌剂，可用于口腔感染性疾病的辅助治疗。

（1）药理作用

西吡氯铵为阳离子季铵化合物，作为表面活性剂，对 ROU 的治疗作用主要通过降低表面张力而起到抑制和杀灭多种口腔致病和非致病菌。本品能减少或抑制牙菌斑的形成，具有保持口腔清洁、清除口腔异味的作用。

（2）用法和用量

西吡氯铵含片治疗 ROU 时，每次 1 片，每日 3～4 次，含于口中使其溶化，勿咬碎吞入，如此可使有效成分长时间保存于口腔中。

目前文献报道的给药方式为口腔含化，冯靳秋等研究了口含西吡氯铵含片治疗 74 例 ROU 的效果，每次 1 片，每日 3 次，结果发现患者治疗后溃疡面积和疼痛强度均较治疗前有显著改善，且愈合天数较对照组（华素片组）短。

（3）不良反应

① 过敏症：可能出现皮疹等过敏反应。

② 口腔、喉头偶可出现刺激感等症状。

12. 西吡氯铵含漱液

西吡氯铵含漱液（cetylpyridnium chloride gargle），主要成分为西吡氯铵，辅料为薄荷油、甜菊素、甘油等。由于西吡氯铵对牙菌斑的形成有一定抑制作用，可用于口腔疾病的辅助治疗，也可用于日常口腔护理及清洁口腔。

（1）药理作用

西吡氯铵为阳离子季铵化合物，作为表面活性剂，主要通过降低表面张力而抑制和杀灭细菌。体外试验结果表明本品对多种口腔致病和非致病菌有抑制和杀灭作用，包括白色念珠菌。含漱后能减少或抑制牙菌斑的形成，具有保持口腔清洁、清除口腔异味的作用。毒理动物试验结果表明本品对口腔黏膜无明显刺激性。

（2）用法和用量

使用本品漱口治疗 ROU 时，在刷牙前后或需要时使用，每次 15 ml，强力漱口 1 分钟，每天至少使用 2 次。

目前文献报道的给药方式为口腔漱口，西玉立等研究了西吡氯铵含漱液治疗 120 例 ROU 的效果，每次 15 ml，每天 3 次，观察连续使用 7 天后的疗效。结果显示西吡氯铵含漱液治疗后平均溃疡期明显缩短、疼痛指数明显降低。

（3）不良反应

尚不明确。

（4）禁忌证

对本品主要活性成分及辅料过敏者禁用。

13. 度米芬含片

度米芬含片（domiphen bromide buccal tablets），化学成分度米芬。

（1）药理作用

为阳离子表面活性剂，具有广谱杀菌作用。

（2）用法和用量

可以口含度米芬含片治疗 ROU，一次 1～2 片，每隔 2～3 小时含服 1 次。

目前文献报道的给药方式为口腔含化，邵芳研究了口含度米芬联合麝香草酚含漱液治疗恶性肿瘤化疗并发口腔溃疡的疗效，一次 1～2 片，每隔 2～3 小时含服 1 次，结果显示口含度米芬对治疗化疗后出现的口腔溃疡有一定的疗效。

（3）不良反应

偶见过敏反应。

（4）禁忌证

尚不明确。

传统治疗 ROU 的方法还有 50％三氯醋酸、10％硝酸银、95％乙醇、8％氯化锌等局部烧灼溃疡，但这类消毒防腐类药物要慎用，由于浓度高，这类药物对黏膜有很强的刺激性，能够烧灼溃疡，能使蛋白凝固，形成假膜，促成愈合。在使用消毒防腐类药物治疗 ROU 时要注意方法。方法：棉卷隔离唾液，将溃疡面擦干，表面涂布麻醉剂后将蘸取少量药液的棉签置于溃疡面至黏膜颜色变白为止，切勿超出溃疡面，以免灼伤正常黏膜。本法适用于溃疡发作不频繁、个数较少、溃疡期较长的患者，但不宜经常使用。

（二）抗生素类

口腔溃疡患者黏膜的完整性破坏,容易继发细菌感染而加重炎症、延缓愈合。虽然现在普遍认为 ROU 并不是一种感染性疾病,但有学者报道在溃疡局部可见链球菌,且 ROU 加重期患者的外周血单核细胞及 T 细胞对链球菌抗原的增殖反应加强。故在 ROU 治疗上常局部运用一些抗菌药物。

但抗生素容易引起口腔菌群失调,同时还会导致敏感菌的耐药,因此目前更多的是将抗生素、激素药物制成复合的口腔膜,局部小范围给药。

口腔膜大部分用羧甲基纤维素钠、山梨醇为基质,具有生产工艺简单,使用方便,适用范围广。相比口服抗生素而言,口腔抗生素药物直接到达患处,药物释放迅速,用药疗效更快,药效更稳定,且生物利用度高。在黏附力和黏附时间适当的情况下,可使药物释放时间更为持久,具有进食和饮水时不易从患处脱落等优点。

鉴于口腔药膜能在水浸后成为溶胶,黏附在黏膜表面,膜内药物的释放持久,保持局部药物有效浓度,并使病损部位得到机械性的保护,故较其他给药方式如含片、散剂、含漱剂等更能减轻痛苦,提高疗效,而得到国内外的广泛应用。

1. 复方庆大霉素膜

复方庆大霉素膜（compound gentamycin）含有硫酸庆大霉素 500U、盐酸丁卡因 2 mg、醋酸地塞米松 60 μg,适用于复发性口疮、创伤性口腔溃疡、痔疮引起的溃疡等疾病。还可用于皮肤创伤及皮肤溃疡。

（1）药理作用

本品具消炎止痛作用。配方中硫酸庆大霉素有抑菌作用,盐酸丁卡因有麻醉止痛作用,醋酸地塞米松起抗炎作用。

（2）用法和用量

可以外用复方庆大霉素膜治疗 ROU,治疗时取略大于溃疡面药膜贴于患处,一日 3～4 次。药膜敷贴后,舌尖或口腔黏膜有轻微麻木感觉是药物正常作用,作用过后即消失。宜于午睡前或晚睡前敷贴,贴后使口腔尽量处于静止状态,以免药膜移位或脱落而影响疗效。

目前文献报道的给药方式为局部贴患处,赵蔚萍等研究了局部使用复方庆大霉素膜治疗口腔溃疡 153 例的效果,一日 3 次,结果 3～5 d 后患者自觉症状明显改善,溃疡充血明显减轻,痊愈,提示局部使用复方庆大霉素膜对口腔溃疡有一定的治疗作用。

（3）不良反应

尚未见有关不良反应报道。

（4）禁忌证

对本品过敏者。

2. 复方四环素泼尼松膜

复方四环素泼尼松膜（compound tetracyline hydrochloride and prednisone acetate pellicles）为复方制剂,其组分为盐酸四环素 0.1 万单位/cm²,盐酸丁卡因 0.12 mg,醋酸泼尼松 0.1 mg,氢溴酸樟柳碱 0.02 mg。临床上用于 ROU、扁平苔藓、多形红斑、口腔血疱感染等口腔疾病的治疗。

（1）药理作用

盐酸四环素是广谱抗菌药,但是多年来由于四环素类的广泛应用,临床常见病原菌包括葡萄球菌等革兰阳性菌及肠杆菌属等革兰阴性杆菌对四环素耐药现象严重,并且同类品种之间存在交叉耐药。醋酸泼尼松具有抗炎、抗过敏和抑制免疫等作用。氢溴酸樟柳碱具有改善局部微循环的作用。盐酸丁卡因有局部麻醉作用,可止痛、止痒。

（2）用法和用量

可以外用复方四环素泼尼松膜治疗 ROU。治疗时取适当大小的膜贴患处,一日 3 次,临睡前用效果较好。本品遇热、遇水易变质,拆封后应于低温干燥处保存。

（3）不良反应

可引起药物热或皮疹,后者可表现为荨麻疹、多形红斑、湿疹样红斑等。

（4）禁忌证

① 因念珠菌或其他真菌引起的口腔损害禁用。

② 对四环素类过敏者禁用。

③ 孕妇及哺乳期妇女禁用。

④ 儿童禁用。

3. 金霉素甘油糊剂

金霉素甘油糊剂为复方制剂,盐酸金霉素粉 0.25 g,甘油 5 ml,适用于口腔黏膜糜烂或溃疡。

（1）药理作用

本品含盐酸金霉素和甘油,盐酸金霉素有消炎作用,甘油有防腐作用,刺激性较小。

（2）用法和用量

金霉素甘油糊剂为武汉大学口腔医院的院内制剂,经过广大 ROU 患者的验证,临床外用对 ROU 有较好的治疗效果。用前将两药物混合搅匀即得（5%浓度）。搅拌均匀,用棉球蘸本品涂抹患处,每日数次。

（3）不良反应

本品刺激性较小,未见明显不良反应。

（4）禁忌证

对本品过敏者禁用。

4. 甲硝唑口腔粘贴片

甲硝唑口腔粘贴片每片含主要成分甲硝唑 5 mg,辅料为卡波姆、羟丙甲基纤维素、倍他环糊精、碳酸氢钠、薄荷脑、糖精钠、滑石粉、硬脂酸镁,用于治疗牙龈炎、牙周炎、冠周炎及口腔溃疡。

（1）药理作用

本品为抗厌氧菌药,作用机制为阻碍细菌代谢,对专性厌氧菌有杀灭作用。

（2）用法和用量

使用甲硝唑口腔粘贴片治疗 ROU 时,用棉签擦干黏膜后,黏附于口腔患处,一次 1 片,一日 3 次,饭后使用,溶化后可咽下。

目前文献报道的给药方式为局部贴于患处,侯斐盈观察了复方甲硝唑贴膜治疗 100 例

ROU 的效果,结果发现该贴膜贴敷后可在 1~3 分钟减轻疼痛,持续止痛时间为 1~2 小时,用贴膜第 2 天溃疡大小、充血情况便减轻、改善,患者临床症状迅速缓解,缓解了患者的痛苦。

（3）不良反应

偶见过敏反应,长期使用可引起味觉改变。

（4）禁忌证

① 孕妇及哺乳期妇女禁用。

② 有活动性中枢神经疾患者禁用。

5. 浓替硝唑含漱液

浓替硝唑含漱液为口腔科用药类非处方药药品,为抗厌氧菌药,主要活性成分是替硝唑,浓度 0.2%,用于厌氧菌感染引起的牙龈炎、冠周炎、牙周炎等口腔疾病的辅助治疗。

（1）药理作用

本品为抗厌氧菌药。作用机制是分子中所含硝基被厌氧菌的硝基还原酶还原成一种细胞毒,抑制 DNA 的合成,促使细菌死亡。

（2）用法和用量

口腔含漱浓替硝唑含漱液可辅助治疗 ROU。在含漱时要注意浓度,在 50 ml 温开水中加入本品 2 ml,在口腔中含漱 1 分钟后吐弃。一日 3 次。儿童剂量减半。

（3）不良反应

不良反应少见且轻微,偶有恶心、呕吐、口腔金属味、食欲缺乏,伴有轻微牙痛等。

（4）禁忌证

对本品或甲硝唑等硝基咪唑类药物过敏者禁用。孕妇和哺乳期妇女禁用。

（三）抗过敏药物

氨来呫诺是目前唯一经过 FDA 批准的用于治疗 ROU 的抗过敏类药物。它的作用机理目前并不清楚,但它具有抗过敏和抗感染的作用,这可能有助于溃疡创口加速愈合。

1. 氨来呫诺口腔贴片

氨来呫诺口腔贴片(amlexanox oral muco adhesive patch)商品名称：立克邦,主要成分为氨来呫诺,为蓝色与类白色上下双层片,用于治疗免疫系统正常的成人及 12 岁以上青少年的口腔溃疡。

（1）药理作用

氨来呫诺是肥大细胞、中性粒细胞和单核细胞的炎症介质(组胺和白三烯)形成和(或)释放的有效抑制剂,能抑制白三烯生成,防止组胺游离从而起到抗过敏和消炎作用,抑制即刻和延迟型过敏反应。至于氨来呫诺对治疗 ROU 的确切作用机制还不清楚。

（2）用法和用量

使用氨来呫诺治疗 ROU 时,尽可能在溃疡一出现时就使用,一日 4 次连续使用。最好是在早餐、午餐、晚餐后和睡前 80 分钟清洁口腔后涂用。应确保贴片紧贴溃疡处。在有多处溃疡的情况下,每处溃疡使用一片。一次最多使用三片。用药 1 小时内,患者应避免进食。持续用药至溃疡愈合。

用药前,将手洗净并擦干,特别是直接接触溃疡的指尖,然后将贴片类白色面贴于溃疡处,并轻压。贴片应紧贴溃疡处。极少数情况下,患者感觉贴的效果不太理想,可重新贴,并在贴后轻压数秒,再移开手指。使用后应立刻洗手,如果出现皮疹或接触性黏膜炎应停止用药。

用药后 20~80 分钟内,药物会完全分散至口腔的溃疡处。由于贴片贴的位置不同,以及贴后口腔的活动情况不同,药物完全分散至患处的时间会有所不同。当药物分散至患处时,患者会感觉到口腔中有微小的颗粒。这些颗粒可安全地吞咽。

国外临床研究和几年来的国内临床使用表明,氨来呫诺可有效促进愈合和消除疼痛。Khandwala A 报道相较于赋形剂治疗组,5%氨来呫诺治疗在 3~5 天内有更好的缓解疼痛和缩小溃疡创口的效果。一项临床研究比较了氨来呫诺治疗组与对照组之间复发率的差异,发现 5%氨来呫诺口腔贴片在 6 天内能明显缓解疼痛,消除红肿,减少渗出以及缩小溃疡面。Murray B 总结道,5%氨来呫诺口腔贴片早期应用能明显阻止溃疡进一步发展,并减轻症状。Natah S S 研究指出,轻症溃疡的最佳治疗方法应该是 5%氨来呫诺加上防止复发、缩短愈合时间以及缓解疼痛的方法。Liu J 关于氨来呫诺有显著缓解疼痛作用的报道结果一致。

（3）不良反应

国外临床试验中,患者($n=409$)出现的不良反应包括用药局部疼痛（7.1%）、灼烧感（2.7%）、刺激感（1.5%）、非特异反应（1.2%）和异样感（0.7%）,出现的全身不良反应包括恶心（1.0%）、头痛（1.5%）、咽喉痛（0.2%）,个别患者出现肝功能异常（2.0%）。国外上市后应用报道,有 9.8%的患者用药后出现用药部位疼痛和烧灼感,小于 2%患者出现用药部位刺激性和异样感。

（4）禁忌证

对氨来呫诺或本品中其他成分过敏者禁用。

（四）解热镇痛药和麻醉药

解热镇痛药能通过抑制前列腺素及其他能使痛觉对机械性或化学性刺激敏感的物质（如缓激肽、组胺）的合成而起镇痛抗炎作用,此外这类药物还能抑制溶酶体酶的释放及白细胞趋化性。有研究显示使用阿司匹林漱口水可减轻溃疡疼痛。氟必洛芬、双氯灭痛等解热镇痛药物制剂对于缓解溃疡局部症状均有不同疗效。而利多卡因等麻醉用药则具有明显的镇痛效果。但因其在局部持续时间可能会影响镇痛效果,对此,可以利用凝胶等具有缓释效果的载体延长局部作用时间。

可用奴弗卡因、利多卡因、达克罗宁、苯佐卡因等溶液,应用于口腔溃疡重而多发时,于饭前含漱,可起到麻醉止痛效果,有用于局部涂布而止痛。

1. 复方氯己定达克罗宁乳膏

本品为复方制剂,每克含盐酸氯己定 5 mg、橄榄果水醇提取膏 10 mg、冰片 2 mg、盐酸达克罗宁 0.75 mg,用于治疗口腔黏膜溃疡、牙龈炎、咽炎。

（1）药理作用

醋酸氯己定为阳离子表面活性剂,能改变细菌细胞膜的通透性,具有抗菌谱广、抗菌作用强的特点;盐酸达克罗宁为局部麻醉药,有止痒和止痛的作用;冰片具有止痛消肿作用。

（2）用法和用量

使用复方氯己定达克罗宁乳膏治疗 ROU 时,可取本品适量,挤于牙膏上,正常刷牙,刷牙后要漱口。一日 2～3 次。

本品不宜长期使用，以免破坏口腔内微生态平衡。

（3）不良反应

罕见过敏反应。

（4）禁忌证

对本品过敏者禁用。过敏体质者慎用。

2. 苯佐卡因糊剂

苯佐卡因糊剂（benzocaine pastes）适用于缓解口腔溃疡等引起的疼痛。苯佐卡因糊剂可形成薄膜黏附溃疡创面，起到保护创面的作用，促进溃疡愈合。

（1）药理作用

苯佐卡因为局部麻醉药，能可逆性地稳定神经膜，降低对钠离子的通透性。通过抑制神经膜的去极化，阻断神经冲动的起始和传导。

（2）用法和用量

使用本品治疗 ROU 时，用棉签取 0.5 cm 苯佐卡因糊剂涂敷于溃疡表面，一日 4 次，或遵医嘱。用药后不得漱口、进食。

目前多数文献报道的给药方式为局部涂抹，俞未一等研究了苯佐卡因糊剂治疗 120 例 ROU 的效果，每日用药 4 次，结果相比较于对照组甘美达凝胶，苯佐卡因糊剂组能够明显缓解疼痛、促进愈合。

（3）不良反应

偶见头晕、恶心。一般无须特殊处理，停药后即可消失。

3. 氯己定苯佐卡因含片

本品为复方制剂，每片含盐酸氯己定 5 mg，苯佐卡因 0.5 mg，为口腔科用药类非处方药，适应于治疗口腔溃疡。

（1）药理作用

本品所含盐酸氯己定为阳离子型表面活性防腐剂，具有广谱抗菌作用，其作用机制是改变细菌细胞膜的通透性，但对芽孢、病毒及耐酸菌无效；苯佐卡因为局部麻醉药，有止痛作用。

（2）用法和用量

含服治疗 ROU，一次 1 片，一日 4～5 次。

目前文献报道的给药方式为口腔含服，周永梅等评价苯佐卡因含片对口腔溃疡、急性咽喉炎引起的疼痛的临床疗效和安全性，结果发现含服苯佐卡因含片能有效减轻疼痛，镇痛效果好。

（3）不良反应

① 偶见过敏反应或口腔黏膜浅表脱屑。

② 长期服用能使口腔黏膜表面和牙齿着色、舌苔发黑、味觉改变、咽部烧灼感，停药后可恢复。

（4）禁忌证

牙周炎、前牙填补患者禁用。

4. 复方甘菊利多卡因凝胶

复方甘菊利多卡因凝胶(compound chamomile and lidocaine hydrochloride gel)商品名为甘美达 Kamistad,主要成分为盐酸利多卡因、麝香草酚、洋甘菊花酊。

适应证用于牙龈、唇以及口腔黏膜的炎症性疼痛,可以缓解乳牙和智齿萌出过程中所出现的局部症状及由于佩戴正畸矫治器所致的局部症状等,可作为佩戴义齿后所出现的疼痛不适及刺激性和过敏性反应的辅助性治疗。

(1) 药理作用

利多卡因是临床最常用的表麻/黏膜局麻药之一。

麝香草酚属酚类衍生物,是消毒防腐类药物。对多种细菌、真菌及病毒有效,其杀菌能力是苯酚的 30 倍。

洋甘菊花酊是本凝胶中一个补充活性的成分,实验资料显示:洋甘菊花提取物能减少花生四烯酸生成,抑制环加氧酶活性,从而减少前列腺素的生成;具有抗组织胺、炎症介质的活性。此外,洋甘菊花提取物还有清除氧自由基的作用。体外实验显示 10 mg/ml 浓度的洋甘菊花提取物,对多种细菌均有抑制作用,尤其对口腔常见的病原菌金黄色葡萄球菌特别敏感。该药及其提取物具有抗炎、解痉、促进伤口愈合、抗菌及促进皮肤代谢等多种作用。

(2) 用法和用量

本品为棕黄色均匀状凝胶。采用本品治疗 ROU 时,每次涂约 0.5 cm 凝胶涂布于溃疡疼痛区,每日 3 次。

目前文献报道的给药方式为局部涂抹,华红等研究了甘美达凝胶治疗 ROU 的临床疗效,擦去 ROU 患者溃疡表面唾液后,隔离唾液,将凝胶涂于溃疡表面。每次饭后及睡前各上药 1 次,疗程 6 天。试验结果发现甘美达凝胶对 ROU 患者有明显的止痛疗效,且对溃疡愈合有一定的促进作用。

本品还可用于缓解幼儿或学龄儿童因出牙所致的不适,但每次凝胶的用量长度不应超过 0.5 cm,24 小时内不应超过 3 次。当大剂量使用该凝胶时,特别是利多卡因血浆浓度大于 6 μg/ml 时,可产生毒性反应。该凝胶更适用于年龄较大的儿童,以防误吞。

(3) 不良反应

本品一般无不良反应,但要防止儿童的误吞,研究显示在疼痛部位使用 2% 的利多卡因溶液,使用 6 倍于每日推荐剂量后 1 周,儿童的利多卡因血药浓度为 10 μg/ml,出现惊厥,通常血药浓度高于 6 μg/ml 易于产生毒性症状,因此本品仅用于年龄较大的儿童。

此外,利多卡因可触发迟发变态反应和速发变态反应,可与其他酰胺类药物发生交叉过敏反应,频繁地局部使用利多卡因,特别是应用于黏膜时可触发变态反应。

(4) 禁忌证

本品禁用于对凝胶中各种成分已知有过敏反应的患者。

为缓解 ROU 的疼痛,国内外学者进行了许多研究,有学者认为除了上述解热镇痛药、局麻药,局部还使用盐酸苄达明(喷雾剂、含漱液)、地布卡因膜等药物都可以达到一定的镇痛效果。局部镇痛药可缓解症状,对于严重的 ROU,疼痛严重影响进食,可于进食前局部涂布镇痛药。但应引起注意的是,这会影响患者的口腔感觉,唇麻木可能会导致口腔黏膜创伤,引起更严重的溃疡问题。对于儿童的口腔溃疡,应该慎用局麻止痛类口腔溃疡药。

（五）糖皮质激素

ROU 病因不清，其中自身免疫被认为在其发病因素中占重要地位，在免疫介导的口腔黏膜疾病中被广泛使用的药物是糖皮质激素。糖皮质激素具有良好的抗炎作用，能减少淋巴细胞和血浆成分的渗出；保持细胞完整性，阻止细胞水肿；抑制粒细胞释放溶酶体酶；抑制吞噬作用；抑制纤维细胞增殖，减少瘢痕形成等。尽管缺乏精确对照研究，局部使用糖皮质激素治疗 ROU 的有效性是基于人们对其广泛的应用和认同。

数代糖皮质激素已作为治疗口腔溃疡的常用外用制剂，使用时须注意糖皮质激素的类别、种类和效能。

在一项治疗 ROU 开放性的研究中证实，局部使用强效糖皮质激素制剂比弱效制剂更有效，且起效快。再有，外用糖皮质激素治疗 ROU 和其他口腔炎症性疾病引起副作用的观察结果报道甚少，说明它有一定的安全性。目前，局部用糖皮质激素类药物已成为治疗 ROU 的一线药物。

但口腔内长期外用糖皮质激素有助于念珠菌的过度生长，应加以警惕。

1. 醋酸地塞米松粘贴片

醋酸地塞米松粘贴片（dexamethasone acetate adhesive tablets）商品名：意可贴，每片含醋酸地塞米松 0.3 mg。辅料为糊精、卡波姆、硬脂酸镁、维生素 B_2、二氧化钛、柠檬黄、聚丙烯酸树脂、邻苯二甲酸二乙酯。适用于非感染性口腔黏膜溃疡。

（1）药理作用

醋酸地塞米松为肾上腺皮质激素类药，其抗炎、抗过敏、抗休克作用比泼尼松更显著，而对水钠潴留和促进排钾作用很轻，对垂体－肾上腺抑制作用较强。

① 抗炎作用：本产品可减轻和防止组织对炎症的反应，从而减轻炎症的表现。激素抑制炎症细胞，包括巨噬细胞和白细胞在炎症部位的集聚，并抑制吞噬作用、溶酶体酶的释放以及炎症化学中介物的合成和释放。可以减轻和防止组织对炎症的反应，从而减轻炎症的表现。

② 免疫抑制作用：包括防止或抑制细胞介导的免疫反应，延迟性的过敏反应，减少 T 淋巴细胞、单核细胞、嗜酸性细胞的数目，降低免疫球蛋白与细胞表面受体的结合能力，并抑制白介素的合成与释放，从而降低 T 淋巴细胞向淋巴母细胞转化，并减轻原发免疫反应的扩展。可降低免疫复合物通过基底膜，并能减少补体成分及免疫球蛋白的浓度。

（2）用法和用量

为治疗 ROU，可将醋酸地塞米松粘贴片贴于患处。一次 1 片，一日总量不超过 3 片，连用不得超过一周。洗净手指蘸少许唾液黏起黄色面，将白色层贴于患处，并轻压 10～15 秒。使其粘牢，不需取出，直至全部融化。醋酸地塞米松粘贴片在口腔内缓慢融化后可下咽。

目前文献报道的给药方式为局部贴患处，乐福媛等对 105 例口腔黏膜非特异性糜烂、溃疡患者，采用随机单盲法分治疗组（用 A 药醋酸地塞米松粘贴片，含地塞米松 0.3 mg/片）和对照组（用 B 药不含地塞米松的安慰剂，其他成分不变，形态、色泽、口味、溶解度与 A 药相似）进行临床对照观察。结果显示醋酸地塞米松粘贴片治疗口胶黏膜糜烂、溃疡疗效显著。

本品不宜长期使用，连用 7 日后症状未缓解，应停药就诊。孕妇、哺乳期妇女儿童慎用。

（3）不良反应

① 偶见皮疹等过敏应。

② 长期使用可见糖皮质激素类全身性不良反应。

（4）禁忌证

严重高血压、糖尿病、胃与十二指肠溃疡、骨质疏松症、有精神病史、癫痫病史、青光眼等患者禁用。

2. 复方氯己定地塞米松膜

复方氯己定地塞米松膜（compound chlorhexidine and dexamethasone）适用于口腔黏膜溃疡。

（1）药理作用

盐酸氯己定为阳离子表面活性消毒防腐剂，具有广谱抗菌作用；维生素 B_2 为体内辅酶的组成成分；地塞米松为糖皮质激素类药物，具有抗炎、抗过敏作用；盐酸达克罗宁为局部麻醉药。

（2）用法和用量

局部使用复方氯己定地塞米松膜治疗 ROU 时，先洗净手指剥去涂塑纸，取出药膜，视口腔溃疡面的大小贴于患处。一次 1 片，一日 4 次，连用不得超过一周。

目前文献报道的给药方式为局部贴患处，王娟等探讨了复方氯己定地塞米松膜敷贴治疗 ROU 的效果，一次 1 片，一日 4 次，结果显示局部使用复方氯己定地塞米松膜治疗后，ROU 的有效率高于对照组（石炭酸局部烧灼）。

（3）不良反应

① 偶见皮疹等过敏反应。

② 可使口腔黏膜变色，味觉改变，咽部烧灼感，停药后可恢复。

③ 10～18 岁儿童和青年使用该药品可能发生口腔黏膜无痛性浅表脱屑。

（4）注意事项

① 该药品仅供口腔使用。

② 该药品不宜长期使用，连用 1 周后症状未缓解，应停药就医。

③ 严重高血压、糖尿病、胃与十二指肠溃疡、骨质疏松、有精神病史、癫痫病史、青光眼等患者应在医师指导下使用。

④ 孕妇、哺乳期妇女以及儿童慎用。

⑤ 该药品在口腔内缓慢溶化后可咽下。

⑥ 运动员慎用。

⑦ 对该药品过敏者禁用，过敏体质者慎用。

⑧ 该药品性状发生改变时禁止使用。

⑨ 请将该药品放在儿童不能接触的地方。

⑩ 儿童必须在成人监护下使用。

⑪ 如正在使用其他药品，使用该药品前请咨询医师或药师。

3. 曲安奈德口腔软膏

曲安奈德口腔软膏（triamcinolone acetonide dental past）的主要成分为曲安奈德，可应于治疗口腔黏膜的急、慢性炎症,包括 ROU、糜烂性口腔扁平苔藓、创伤性溃疡、剥脱性龈炎等。创伤性溃疡和多数非复发性病损治疗后可迅速痊愈。慢性病变和 ROU 用药后也能获得显著疗效,停药后还会复发。但对控制复发也有一点作用。我们研究表明曲安奈德口腔软膏用于局部治疗 ROU 短期疗效好,未见明显不良反应发生。

(1)药理作用

曲安奈德属于中长效的糖皮质激素,抗炎和抗过敏作用较强且持久,但因其为激素类药物,存在全身性的不良反应,长期使用易引起代谢紊乱,且在使用剂量和次数上也有限制,因而其临床应用受到一定影响。

(2)用法和用量

挤出少量药膏(大约 1 cm)轻轻涂抹在 ROU 病损表面,使之形成薄膜。药膏在患处的用量以达到完全覆盖患处为佳。不要反复揉擦。刚刚涂抹药膏时可能感觉药物呈颗粒,口腔有沙砾感。药膏涂好后就可以形成光滑的薄膜。最好在睡前使用,这样可以使药物与患处整夜接触。如果症状严重,需要每天涂 2～3 次。以餐后用药为宜。

目前文献报道的给药方式为局部涂抹患处,宋月凤等研究了曲安奈德口腔软膏治疗轻型 ROU 的效果,使用时挤出少量药膏(大约 1 cm)轻轻涂抹在 ROU 病损表面,使之形成薄膜,每日 3 次,结果发现相比泼尼松软膏,曲安奈德治疗组在溃疡面积、疼痛指数上,下降趋势更明显。提示曲安奈德软膏较泼尼松软膏有更好的短期治疗效果。

(3)不良反应

对这种制剂不能耐受者非常少见。口腔内局部使用没有见到对皮质类固醇的反应。长期使用可引起如同全身使用类固醇类药物的副作用,如肾上腺皮质功能抑制、葡萄糖代谢改变、蛋白质分解和消化道溃疡复发等等。这些情况在激素停止使用后可以逆转和消失。炎症、毛囊炎、痤疮样皮疹、色素减弱、口周皮炎、过敏性接触性皮炎、继发感染、皮肤萎缩、皮纹和皮疹等不良反应少见,但当采用封包疗法时其发生频率明显增加。

儿童使用曲安奈德的安全性及有效性尚不明确。儿童使用曲安奈德引发肾上腺性功能损伤、库欣综合征的概率要比成年人高,因为成年人皮肤表面积相对体重而言要更大。儿童使用含有类固醇的药膏剂量应限制在与治疗方案相匹配的最小剂量。

(4)禁忌证

对本品中任何一种成分有过敏史的患者都不能使用。

患结核病、消化道溃疡和糖尿病的病人若无医嘱不能使用皮质类固醇类药物,同时由于本品中含有皮质类固醇,禁用于口腔、咽部的真菌和病毒感染性疾病。如:唇疱疹、原发性疱疹牙龈口腔炎、疱疹性咽峡炎等。

4. 康宁乐口内膏(台湾)

康宁乐口内膏(triamcinolone acetonide dental paste)主要成分为曲安奈德,本品为浅棕黄色糊剂。每克含曲安奈德 1 mg,由明胶、果胶、羧甲基纤维素钠组成,是一种聚乙烯和矿物油的胶状基质。

适应于口腔黏膜的急、慢性炎症,包括 ROU、糜烂性口腔扁平苔藓、创伤性溃疡、剥脱性龈炎等。创伤性溃疡和多数非复发性病损治疗后可迅速痊愈。慢性病变和 ROU 用药后也能获得显著疗效,停药后还会复发。但康宁乐口内膏对控制复发也有一点作用。

（1）药理作用

康宁乐是一种皮质类固醇，具有显著的抗炎、止痛及抗过敏作用，可以迅速缓解口腔疼痛、炎症和溃疡，康宁乐的基质具有黏附作用，可使药物与病损长时间紧密接触，保护覆盖创面，并使类固醇更好地发挥药效。

（2）用法和用量

挤出少量药膏（大约 1 cm）轻轻涂抹在病损表面使之形成薄膜。在有些病损可能要多取一些药膏。最佳的结晶效果是药膏形成的薄膜恰好覆盖病损。不要反复揉擦。刚刚涂抹药膏时可能感觉药物呈颗粒和砂样，有些粗糙。药膏涂好后就可以形成光滑的薄膜。康宁乐最好在睡前使用，这样可以使药物与患处整夜接触。如果症状严重，需要每天涂 2～3 次。以餐后用药为宜。

（3）不良反应

对这种制剂不能耐受者非常少见。口腔内局部使用没有见到对皮质类固醇的反应。长期使用可引起如同全身使用类固醇类药物的副作用，如肾上腺皮质功能抑制、葡萄糖代谢改变、蛋白质分解和消化道溃疡复发等等。这些情况在激素停止使用后可以逆转和消失。

（4）禁忌证

患者对康宁乐中任何一种成分有过敏史；由于康宁乐中含有皮质类固醇，禁用于口腔、咽部的真菌和细菌感染性疾病。由病毒引起的口腔疱疹，如唇疱疹、疱疹性龈口炎、疱疹性咽峡炎等也不要使用康宁乐。

以糖皮质激素为主要成分制成的各种散剂、糊剂、喷雾剂，如皮质散、对二丙酸倍氯米松喷雾剂、倍他米松、0.05％氟轻松糊剂、0.025％的丙酮曲安奈德、0.1％曲安西龙软膏等治疗 ROU 的研究也表明取得了良好疗效。有人用 0.05％的丙酸氯倍他索水溶液漱口取得良好疗效，但使用 4～6 周后有发生轻度激素副作用的可能，减少药物使用频率后可很快恢复正常。对丙酸氯倍他索的 0.05％软膏制剂与糊剂的研究同样效果良好。此外，有报道用0.3％的氢化可的松（hydrocortisone）水溶液漱口，观察两周后发现有 78.8％的 ROU 患者溃疡严重程度和发作频率均有明显下降。

对单个溃疡局部封闭也常用于治疗疼痛严重的口腔溃疡。可根据溃疡的症状，对经久不愈或疼痛明显的溃疡如重型 ROU，可作黏膜下封闭注射。常用曲安奈德混悬液或醋酸泼尼松龙混悬液加等量 2％利多卡因液，每个注射点 5～10 mg，溃疡下局部浸润，前者 1～2 周1 次，后者每周 1～2 次，有止痛、促进愈合作用。文献中使用的激素还有二丙酸倍氯米松 50 μg 或丙酸氟替卡松 100 μg，但局部封闭时患者会感到不适，注射后的效果仍然存有疑问。严重的复发性口腔溃疡和口腔皮肤病治疗有时可能需要进行短期的全身性类固醇皮质激素。

（六）生物制剂

生物制剂通常具有促进或调节免疫功能的作用，其中用于治疗 ROU 的生物制剂目前主要集中为一些表皮生长因子制剂，表皮生长因子制剂（epidermal growth factor，EGF）是一种强有力的细胞分裂促进因子，可促进多种细胞增殖，如成纤维细胞、上皮细胞、内皮细胞等，通过修复黏膜创面从而治疗 ROU。同时，EGF 也是血管生成因子和趋化因子，体外实验显示 EGF 能刺激大鼠面颊部组织培养形成新血管。EGF 对上皮细胞和成纤维细胞的增殖作用和促血管生成作用,是它作为药物促进 ROU 修复、治疗的生物学基础。研究发现,重组人表皮生长因子凝胶治疗复发性口腔溃疡效果显著、安全便捷,是一种行之有效的治疗方法。

1. 贝复济

贝复济的成分为重组牛碱性成纤维细胞生长因子(recombinant bovine basic fibroblast grow,rb-bFGF),可用于治疗① 各种急慢性体表溃疡(包括 ROU 在内的各种口腔急慢性溃疡、糖尿病溃疡、放射性溃疡、褥疮、瘘窦等)。② 新鲜创面(包括外伤、刀伤、冻伤、激光创面、供皮区创面、手术伤口等)。③ 烧烫伤(浅Ⅱ度、深Ⅱ度、肉芽创面等)。

(1)药理作用

重组牛碱性成纤维细胞生长因子(rb-bFGF),是一种多功能细胞生长因子,对来源于中胚层和外胚层的细胞(如上皮细胞、真皮细胞、成纤维细胞、血管内皮细胞等),具有促进修复和再生的作用。因此,重组牛碱性成纤维细胞生长因子治疗 ROU 的药理基础在于其促进毛细血管再生,改善局部血液循环,加速创面的愈合,从而主动促进创面修复,全面提高创面愈合质量。

(2)用法和用量

使用本品治疗 ROU 时,可将药液直接喷于清创后的伤患处,或在伤患处覆盖适当大小的消毒纱布,用药液均匀喷湿纱布(以药液不溢出为准),推荐剂量为 262.5 IU/cm^2,每日 3~4 次或遵医嘱。

高浓度的碘酒、酒精、双氧水、重金属等蛋白变性剂可能会影响本品活性,因此,在使用贝复济治疗 ROU 时,可先用清水漱口后再使用。

目前文献报道的给药方式为局喷,邹金伟等研究了贝复济治疗轻型 ROU 的效果,结果发现口腔局部外喷贝复济治疗轻型 ROU,具有用药方便、止痛快、促进溃疡愈合及明显缩短疗程的特点,这与孔庆新的研究结果相似,后者选用贝复济 116 例 ROU 患者,发现贝复济对治疗复发性口腔溃疡疗效确切。

(3)不良反应

未见不良反应。

(4)禁忌证

对本品过敏者禁用。

2. 素高捷疗软膏

商品名素高捷疗软膏(solcoseryl jelly)也称幼牛血清活素软膏,适用于包括 ROU 在内的口腔急慢性溃疡、足部溃疡、X 射线诱发溃疡、褥疮、动脉硬化导致的营养不良性损害、糖尿病诱发的溃疡、化学品或阳光灼伤、整容、整形及矫形等外科术后。

(1)药理作用

素高捷疗是组织细胞呼吸赋活剂,它能在细胞水平促进组织细胞线粒体对氧和葡萄糖的摄取和利用、ATP 合成、营养物的运送、新陈代谢及组织再生、修复等一系列依赖能量的生物活性,在缺氧、能量代谢低下的情况下作用尤其显著。本药能够治疗 ROU 及各种损伤的机理在于素高捷疗能激发毛细血管形成,改善微循环及患处的营养,促进组织细胞再生和患处的肉芽组织生长,因而能加速上皮的愈合。本药还能激发胶原纤维的形成,使胶原纤维重组,减少或避免瘢痕形成。

（2）用法和用量

素高捷疗治疗 ROU 时选择局部外用，并在用药前清洁口腔。

目前文献报道的给药方式为口腔局部应用，万韬研究了素高捷疗治疗 ROU 的效果，患处涂抹素高捷疗软膏，4 次/日，疗程为 1 周。结果提示素高捷疗口腔膏对复发性口腔溃疡疗效显著。这与林东的观察结果一致，后者发现相比于碘甘油组，素高捷疗口腔软膏组治疗 ROU 时口腔黏膜反应轻，伤口愈合快。

（3）不良反应

初用时患处偶有烧灼感，外敷于身体的其他伤口（烧伤、烫伤、溃疡、褥疮）时可出现分泌物增加。若出现分泌物增加，可酌情增加更换敷药次数。为防止患处周围皮肤被浸软，可在患处周围皮肤涂上氧化锌糊剂。患处上皮生成后，尚应酌情继续用药 2～3 周，以巩固疗效。感染性伤口或溃疡面，应针对病原体联合应用有效的抗生素或抗病毒药，病情严重者亦可联合应用肾上腺皮质激素治疗。

（4）禁忌证

对本品过敏者禁用。

3. 溶菌酶

溶菌酶（lysozyme）又称胞壁质酶（muramidase），以蛋清为原料，在 pH 6.5 条件下用弱酸性阳离子交换树脂 732 吸附后，再用硫酸铵洗脱，经透析后冷冻干燥得产品。

可作为一种具有杀菌作用的天然抗感染物质。有抗菌、抗病毒、止血、消肿止痛及加快组织恢复功能等作用。临床用于慢性鼻炎、急慢性咽喉炎、口腔溃疡、水痘、带状疱疹和扁平疣等。也可与抗菌药物合用治疗各种细菌和病毒感染。

在食品应用上可作为防腐剂。

（1）药理作用

溶菌酶是一种能水解致病菌中黏多糖的碱性酶。主要通过破坏细胞壁中的糖苷键，使细胞壁不溶性黏多糖分解成可溶性糖肽，导致细胞壁破裂内容物逸出而使细菌溶解。溶菌酶还可与带负电荷的病毒蛋白直接结合，与 DNA、RNA、脱辅基蛋白形成复盐，使病毒失活。因此，该酶具有抗菌、消炎、抗病毒等作用。

（2）用法和用量

口服和肌注均有效。在治疗 ROU 时可以根据病情选用口服，每次 3～5 片（肠溶片含 10 mg），每天 3 次；或者口含，每次 1 片（口含片含 20 mg），每日 4～6 次。在皮肤或其他身体创面时还选用 1%～2% 溶菌酶溶液滴注、涂擦或直接喷粉外用。肌注，每次 50～100 mg，每日 1～2 次。滴眼：用 2% 溶液。

目前文献报道的给药方式为口含，李瑛等研究了溶菌酶治疗口腔溃疡的效果，口含，1 次 1 片，一天 6 次，研究结果显示溶菌酶对各种类型的口腔溃疡均有一定的治疗作用。

（3）不良反应

偶有较轻的过敏反应。

4. 欧柏宁凝胶剂

欧柏宁凝胶剂（oralpolin）的成分为羟丙基纤维素、乙醇，是一种医用高分子口腔溃疡保护膜，用来治疗口腔溃疡。

（1）药理作用

欧柏宁凝胶剂是一种医用高分子口腔溃疡保护膜，本品治疗 ROU 的机理在于涂于口腔溃疡黏膜部位后，可以形成黏附性封闭薄膜从而覆盖溃疡面，屏蔽了外界的理化刺激，因此具有减轻溃疡疼痛、改善进食状况、治疗口腔溃疡的作用。

（2）用法和用量

治疗 ROU 时，首先用棉签擦干口腔溃疡患处，按溃疡面大小取本品适量，用洗净的手指（或卫生棉签）在患处涂一薄层，持续张口约 30 秒，使凝胶干燥成保护膜即可；使用期间可自由饮食，用法要点：① 在涂本品前，口腔溃疡面必须擦干，否则，将影响形成保护膜的质量；② 于口腔溃疡患处涂抹本品后，持续张口轻轻哈气约 30 秒，对保护膜的形成十分重要。用量：使用最初三天内，每 4 小时使用一次，以后按需使用。

目前文献报道的给药方式为局部涂抹，李秀清研究了欧柏宁凝胶治疗 ROU 的效果，用棉签将欧柏宁凝胶涂抹 ROU 患处，持续张口轻轻哈气约 30 秒，每 4 小时使用一次，结果表明欧柏宁凝胶对复发性口腔溃疡病损局部有止痛、缩短溃疡周期、促进愈合的作用。

（3）不良反应

① 本品用于溃疡面，开放性创面时，有短暂的轻度刺痛感，可在使用本品前用冰敷于患处数分钟可减轻刺痛感。

② 在膜未脱落前，不易揭除所成膜，否则会导致患处刺激和疼痛，如果需要接触所成膜，可在膜上再涂一层本品，立即用纱布或棉签擦拭，即可。

（4）禁忌证

乙醇过敏者禁用；因无孕妇使用经验，暂不建议妊娠期间使用；禁止接触眼及其眼周部位，如果意外触及进入眼中，请立即用水连续冲洗 10 分钟，并找医生进行治疗；因使用本品涂抹溃疡面，开放性创面时，有短暂的轻度刺痛感，建议 5 岁以下儿童不宜使用。

5. 改性几丁质喷雾

商品名：令皮欣。本品适用于细菌性、真菌性、病毒性皮肤感染；包括 ROU 在内的口腔、咽喉、阴道、牙周等局部或混合感染；小面积烧烫伤、褥疮、痔疮、溃疡、皮肤湿疹和伤口等皮肤创面感染；手术部位和术者手皮肤消毒；接触性皮肤感染的预防和治疗等。

（1）药理作用

几丁质又称壳多糖。为 N－乙酰葡糖胺通过 β 连接聚合而成的结构同多糖。广泛存在于甲壳类动物的外壳、昆虫的甲壳和真菌的胞壁中，也存在于一些绿藻中。主要功能为支撑、保护作用。几丁质经过碘化改性后，生物活性增加的同时，胶黏附随之增加，能够促进创面、烫伤愈合。

（2）用法和用量

采用改性几丁质喷雾治疗口腔溃疡时一般局部外用，启喷，垂直按压到底，反复 4～6 次。

目前文献报道的给药方式为外喷，邓立兰等研究了改性几丁质喷雾治疗口腔溃疡的效果，几丁质喷雾剂喷到口腔溃疡局部患处，作用 3 分钟后漱口，3 次/日，结果显示改性几丁质在溃疡灼痛消失时间、红肿消失时间、溃疡愈合时间有一定的作用。

（3）不良反应

① 孕妇及皮损超过 20% 者忌用。

② 对碘过敏者慎用。

③ 仅供外用,如不慎吞咽,请即大量饮水。

④ 由于能灭杀精子,阴茎、阴道使用时不能受孕,停用三天后恢复正常。

（七）中药制剂

祖国的中医中药源源不断,许多具有清热解毒作用的中药被用来治疗口腔溃疡,对ROU 都具有一定的效果。其中一些具有固定的剂型,如一些漱口水（康复新、西帕依固龈液、龙掌口含液等）,还有一些虽然没有固定的剂型,比如系列散剂（如锡类散、珠黄散、青黛散、冰硼散、养阴生肌散、复方皮质散等）和很多的经验方,这些经验方虽未制成成药,但在小范围人群内证明有效。本章节主要关注的是治疗口腔溃疡的一些中药成药,局部用的中药散剂和经验方请参考后面的中医中药章节。

1. 康复新液

康复新是美洲大蠊的提取物,临床上验证有通利血脉、养阴生肌的功效,可用于金疮、外伤、溃疡、瘘管、烧伤、烫伤、褥疮之创面,包括 ROU 在内的各种口腔创面也可以使用康复新液。

（1）药理作用

① 促进肉芽组织生长:能显著促进肉芽组织生长,促进血管新生,加速坏死组织脱落,迅速修复各类溃疡及创伤创面。

② 抗炎、消除炎性水肿:可抑制组织胺所致小鼠皮内色素渗出和抑制二甲苯所致小鼠耳郭肿胀。提高机体免疫功能:能提高巨噬细胞的吞噬能力;提高淋巴细胞及血清溶菌酶的活性,使体内 SOD 值回升,调节机体的生理平衡。本品对幽门结扎型胃溃疡及无水乙醇型胃溃疡有明显的保护作用,能明显减少胃液分泌量,总酸排出量及胃蛋白酶排出量,对消化性溃疡有疗效,能有效预防慢性结肠炎。

（2）用法和用量

采用康复新治疗金疮、外伤、溃疡、瘘管、烧伤、烫伤、褥疮之创面时一般外用,用纱布浸透药液敷于患处,对深部创面需清创后,再用本品冲洗并用浸透本品的纱布填塞。而利用康复新治疗口腔溃疡时,一般建议含服,每次 10 ml,一日 3 次。

目前文献报道的给药方式为口腔含服,王琳瑛验证了康复新治疗 ROU 的疗效,将286例复发性口腔溃疡患者随机分成两组,试验组用康复新液治疗,每次10 ml,一日 3 次,对照组用口炎清治疗,结果显示两组患者的疼痛指数及溃疡时间均无明显差异。提示康复新液可有效改善口腔局部充血,有效缓解疼痛并大幅缩短溃疡时间,对溃疡愈合有临床应用价值。这与李飞等的观察结果一致,后者也发现康复新口腔含服对 ROU 有较好的治疗作用。王文梅等临床观察显示康复新治疗 ROU 短期疗效良好,在促进愈合方面优势明显。

（3）不良反应

尚不明确。

（4）禁忌证

孕妇忌服。

2. 西帕依固龈液

西帕依固龈液为没食子加工制成的复合制剂,没食子属于外来中药,而鞣质是没食子的主要化学成分,鞣质由于能够使溃疡局部神经末梢蛋白质凝固,进而使神经末梢对外部刺激的反应能力降低而起到麻醉作用,因此会有比较好的止痛作用。因此西帕依固龈液具有健齿固龈,清血止痛的作用。用于牙周疾病引起的牙齿酸软,咀嚼无力,松动移位,牙龈出血,以及包括 ROU 在内的口舌生疮,咽喉肿痛,口臭等。

（1）药理作用

西帕依固龈液具有健齿固龈、清血止痛等药理活性。有研究报道,西帕依固龈液治疗 ROU 的可能机制为,其所含主要成分鞣质,能与蛋白质形成不溶于水的沉淀而覆盖在溃疡表面,形成一种隔离外界不良刺激的保护膜,同时这种沉淀还能促进伤口愈合,减轻患者的疼痛。

（2）用法和用量

西帕依固龈液治疗 ROU 时建议局部口腔含漱2～3分钟,吞服无妨,一次约3～5 ml,一日 3～5 次。

目前文献报道的给药方式为口腔含漱,尹晓敏等研究了西帕依固龈液治疗 ROU 的临床疗效,每次漱口 3 分钟,一次约 5 ml,一日 4 次,结果发现西帕依固龈液能够治疗 ROU,效果肯定。这与洪滔等的研究结果类似,后者发现西帕依固龈液能够改善口腔症状,促进愈合。

（3）不良反应

尚不明确。

（4）禁忌证

尚不明确。

3. 龙掌口含液

龙掌口含液的主要药物成分是飞龙掌血根皮、飞龙掌血叶、地骨皮、升麻。辅料为薄荷脑、玫瑰香精、椰子香精、聚山梨酯80、甘油、羟苯甲酯、羟苯乙酯。具有散瘀止血,除湿解毒,消肿止痛的作用。可用于口臭,ROU,牙龈炎,牙周炎。

（1）药理作用

龙掌口含液主要成分为飞龙掌血的根、叶的提取液。飞龙掌血是一种瑶药,其乙醇提取物和水提取液均有镇痛消炎、抑菌、抗流感病毒作用。龙掌口含液治疗 ROU 的机理在于龙掌口含液具有散瘀止血,除湿解毒,消肿止痛的作用,有利于 ROU 的愈合。

（2）用法和用量

使用龙掌口含液治疗 ROU 时推荐外用漱口,一次 10 ml,每次含漱 2 分钟吐去,一日 4次。

目前文献报道的给药方式为口腔含漱,胡艾燕研究了龙掌口含液治疗 ROU 的临床疗效,一次 10 ml,每次含漱 2 分钟后吐去,一日 4 次,观察结果表明龙掌口含液治疗 ROU 后疼痛显著减轻,溃疡病程缩短。这与韦永珍的研究结果类似,后者在 ROU 治疗中加用龙掌口含液含漱,结果发现治疗有效率提高,提示龙掌口含液对 ROU 有一定的治疗作用。

（3）不良反应

尚不明确。

（4）禁忌证

尚不明确。

4. 金栀洁龈含漱液

金栀洁龈含漱液的成分:山银花、栀子、薄荷、黄芩、苦参、黄柏、茵陈、地肤子、石菖蒲、独活、蛇床子、艾叶。辅料为：聚山梨酯 80、甘油、羟苯乙酯、甜蜜苷、薄荷香精、柠檬酸。适用于缓解牙龈、牙周及黏膜炎症所致的肿痛。也可以缓解 ROU 所致的肿痛。

（1）药理作用

清热解毒，消肿止痛。

（2）用法和用量

治疗 ROU 时，建议含漱，一次 5～20 ml，一日 3 次，含漱 1 分钟即可。

目前文献报道的给药方式为口腔含漱，喻珊研究了金栀洁龈含漱液治疗 ROU 的效果，一次 10 ml，一日 3 次，含漱 1 分钟吐掉，结果发现口腔含漱金栀洁龈含漱液，能够促进溃疡的愈合，对 ROU 有一定的治疗效果。

（3）不良反应

尚不明确。

（4）禁忌证

尚不明确。

有关中药含漱液的报道较多，大多具有清热解毒、杀菌止痛、去腐生肌的成分，其缺点是药物作用时间短，除了上述的中药制剂，其他的还有银连含漱液、白硼含漱液等，各种喷剂也很受患者青睐，有一定的临床疗效。

（八）国内外报道的中草药制剂

除了上述的成品药物，本书还收集了一些中草药制剂，这些制剂大多是老百姓就地取材，口口相传，有些是超说明书应用，因此缺少相关药物治疗 ROU 的专业临床数据，但体现的是人民群众在面对 ROU 这种发病率高、影响生活质量的疾病时的智慧，有一定的临床疗效，读者可作参考。关于中药治疗 ROU 可以参考本书第七章——中医诊疗。

1. 泰国 NIDA 口腔溃疡膏

NIDA 口腔溃疡膏在泰国深受国民认可，成分是泰国的一些中草药，此药膏针对口腔溃疡或者烫伤扎伤具有强效杀菌消炎功效，涂上去不会轻易掉落，吃东西喝水时膏体也能够保护患处减轻与食物的接触，减轻患者炎症发作与食物接触的痛楚。

主要功效：口腔内发炎，腮颊、牙龈、舌头、急慢性口腔黏膜损害，包括间歇溃疡性口炎、糜烂性扁平苔藓，托牙性口炎，创伤性损害。

用法：挤出药膏在手指尖大约 1/4 到 1/2 英寸（1 英寸＝2.54 厘米），敷抹于伤口发炎之处，然后薄薄敷在伤口周围，每日 3～4 次，饭后或睡前。

2. 双黄连口服液

双黄连口服液具有抗炎、抗菌、抗病毒、提高机体免疫力的作用，可以调节淋巴细胞的免疫活力，起到加速溃疡面愈合的作用。

用生理盐水清洁口腔后，取双黄连口服液涂抹 ROU 患处，每日 3 次，根据溃疡程度涂抹次数可酌情增加。

3. iralvex 凝胶

有一些研究调查的 iralvex 凝胶对 ROU 的作用。在一个临床试验研究中表明，iralvex 凝胶与利多卡因对相同大小的病灶有相似缓解疼痛效果，和相似时间愈合 ROU 的报道。iralvex 成分可能有助于缓解疼痛和伤口愈合的加快。产物中的蒽醌苷、鞣酸和水杨酸与黏膜上皮细胞的蛋白反应,导致黏膜粘附性增强,细胞通透性降低。这个过程被称为收敛性,它保护牙龈黏膜的外层抵抗微生物和毒素。此外,抗菌活性这些化学物质可以抑制一些细菌,包括金黄色葡萄球菌、变形杆菌、奈瑟菌和白色念珠菌的生长可以更好地促进疼痛缓解和早期伤口愈合。

4. 芦荟凝胶

芦荟凝胶含有蒽醌类、糖类、有机酸、矿物质和维生素等多种有效成分,具有免疫调节、抗肿瘤、抗病毒、促进伤口愈合和抗炎等药理作用。芦荟及其提取物可用于治疗口腔扁平苔藓、黏膜下纤维性变、口腔溃疡和牙周病等。芦荟在口腔临床医学的应用显示了其潜在的应用前景,但其机制还有待进一步阐明。

5. 芝麻油

阿拉伯语中的塔希尼(Tahini)是由地中海阿拉伯国家的芝麻糊制成的糊状物。大多数中东阿拉伯餐厅常常以塔希尼酱汁作为配菜。然而,其食用目前在美国和欧洲广泛存在。所有使用这种材料的受试者都认为它有助于减轻他们的不适。解释其所宣称的有益作用的机制是未知的,以前也没有研究过这种材料或芝麻油对口腔溃疡的有效性。然而,最近的一项研究表明,用芝麻油预处理可以通过减少黏膜脂质过氧化作用减少酸化的乙醇引起的胃黏膜溃疡。芝麻种子含有丰富的铁、镁、锰、铜、钙、锌和磷。种子是维生素 B_1、维生素 B_2、维生素 B_3、维生素 B_6、叶酸和维生素 E 的良好来源,具有很高的抗氧化和抗癌特性。芝麻籽的营养成分在食用之前被磨碎会更容易吸收。

6. 含有柑橘油的黏膜粘贴剂

在 Shemer 等人的一项研究中,发现含有柑橘油的黏膜粘贴剂比含有苯佐卡因和安息香酊剂的口腔清洗剂在缓解疼痛和缩短愈合时间方面更有效。在经聚丙烯酸和羟丙基纤维素压缩的生物黏膜系统中,黏膜粘贴剂在正确使用时吸收水分形成贴剂,在 8～12 小时内逐渐分解。柑橘精油对口腔病原菌有效,比如变形链球菌、中间普雷沃氏菌和牙龈卟啉单胞菌。然而,最近的研究表明,与口腔黏膜微生物组相关的不平衡可能在 ROU 中发挥主动作用,而不是个体的感染性病原体。还指出,病变的存在会改变整个口腔的微生物群,并且微生物的变化引发了病变。由于需要进一步的研究来确定溃疡部位和整个口腔黏膜的细菌多样性,柑橘油的抗菌作用或黏膜贴膜对阿弗他溃疡的屏障作用目前尚不清楚。柠檬烯的抗溃疡作用可能为免疫调节,尽管其作用机制还有待进一步研究。

7. 其他

其他治疗方法包括天然物质,如桃金娘(myrtus communis),一种来自伊朗北部的灌木,具有降血糖、抗菌、镇痛和抗氧化的特性,因此在应用于炎症和过敏的疾病方面有潜在的作用;槲皮素,一种在水果和蔬菜中发现的黄酮,具有抗氧化特性,在应用于日常局部治疗时可以有效地缩短伤口愈合时间;含甘草水凝胶的生物胶贴片,可以减少炎性病损直径,减轻口角的坏死,减缓疼痛;还有一种含有大马士革蔷薇汁提取物的口腔漱口水,具有抗炎、镇痛的功效。

维生素 C:复发性口腔溃疡的病因复杂,对于缺乏维生素的患者可以口服维生素,但有报道称患者口腔溃疡后取维生素 C 5 片研成细末,蘸取少许于患处涂抹,每日 3 次,3～4 日可痊愈。其原因可能为,维生素 C 为酸性物质,可刺激口腔腺体分泌大量唾液,同时还可促进唾液中溶菌酶羟化酶活性,从而促进酶原蛋白和细胞间质的合成,对口腔溃疡面有保护作用。

治疗口腔溃疡的局部用药种类很多,文献还有报道的如黏膜保护剂 2-辛基氰丙烯酸盐、硫糖铝、轻丙基纤维素等和环孢菌素、乙酰化甘露聚糖等均可减轻患者临床症状。

(九) ROU 外用药物现状评价

ROU 作为一种常见病、多发病,严重影响患者的生活质量,目前临床上可供患者选择的特效治疗药物很少。

1. 我国治疗 ROU 的上市成药很少

我国上市成药中治疗口腔溃疡的很少,以糖皮质激素制剂为例,在国外治疗 ROU 时,最常用的局部药是糖皮质激素,皮肤科可选用的糖皮质激素软膏种类繁多,从低效、中效到高效、特强效。低效有醋酸氢化可的松(0.5%～2.5%)、甲基泼尼松龙(0.25%～1%);中效有丁酸氢化可的松(0.1%)、地塞米松(0.1%)、曲安西龙(0.1%)、特戊酸氟美松(0.03%)、糠酸莫米松(0.1%);强效有肤氢松(0.5%)、戊酸倍他米松(0.1%)、氯氟舒松(0.1%);特强效有丙酸氯倍他索(0.05%)、卤美他松(0.05%)、双醋酸双氟拉松(0.05%)。

而口腔科可选用的作用于口腔黏膜、治疗 ROU 的糖皮质激素类药物选择少,以前多见的是各大医院的院内制剂,而随着国家食品药品监督管理的不断加强,院内制剂将很难维持,在药品管理上,计算机系统管理药品严格按照适应证,进一步缩小了用药的空间。

在国家基本药物中,缺少专门治疗口腔黏膜病的药物,在 2017 年国家公布的基本药物中,口腔科有 3 种(口炎清冲剂、冰硼散、口腔溃疡散),眼科 15 种,耳鼻喉 13 种,皮肤科 12 种,国家食品药品监督管理总局公布国产药物,与溃疡相关的有 4 种(口腔溃疡散、口腔溃疡含片、蜂胶口腔膜、氨来呫诺口腔贴片),国家食品药品监督管理总局公布进口药物,与溃疡相关的有 2 种(曲安奈德口腔软膏、康宁乐口内膏),可见不管是专科口腔医院医生还是ROU 患者,可供选择的药物明显不够。

现在除了进口的宁之助(曲安奈德软膏)、中国台湾地区的康宁乐,大陆产的、价廉的可用于治疗口腔溃疡的糖皮质激素软膏还有待开发,现有的药物品种与庞大的 ROU 人群相比缺口大,口腔专科药物的开发滞后,相比其他严重影响身体健康的系统疾病的药物开发来说明显落后,呼唤更多物美价廉的新药。

目前许多上市治疗 ROU 的外用药疗效不确定,有待于大样本随机对照实验,积极开展多中心研究,制定 ROU 的治疗指南,特别要规范用药,推荐药物要尽可能有循证医学证据。

2. ROU 的局部外用新药研发

随着人们健康意识的提高,科学技术的发展,治疗 ROU 特效药物有待重视。局部治疗常用剂型包括含漱液、软膏、糊剂、凝胶、散剂等,由于口腔环境的特殊性,唾液的不断冲刷和稀释,这些剂型中的药物很难在口腔长时间保持有效浓度,近年来出现了一些黏膜新型缓释剂型、生物制剂等新的剂型。

新型缓释剂型在常规剂型的基础上进行了改进,能够不同程度地抵抗唾液溶解和吞咽清除,在一定程度上延长了病损区的药物作用时间,提供较稳定的药物浓度,增强了疗效,是一种 ROU 外用药物中最有希望的剂型。近年来新开发的缓释剂型如醋酸地塞米松单向缓释贴片、酮康唑缓释贴片等,此类剂型恒速缓慢的释放药物,延长了局部药物的作用时间。

治疗 ROU 最有希望的外用生物制剂还是生长因子类,表皮生长因子(EGF)可以促进间质和上皮细胞繁殖分化,成纤维细胞生长因子(FGF)可以刺激包括血管内细胞在内的所有中胚层、许多外胚层、内胚层来源的细胞,碱性 FGF 还可介导神经元的分化,开发适用于 ROU 的上述两种生长因子的凝胶等剂型,延长与溃疡的作用时间,加强黏附性,提高生长因子类药物治疗口腔溃疡类疾病的效果。

我国目前市面上治疗 ROU 的药物局部用药的种类可分为消毒防腐类、抗生素类、解热镇痛类和局部麻醉剂类、糖皮质激素类、生物制剂类、中医中药类这六类,实际使用时经常是几种成分的局部药物联合应用,如抗生素＋激素、中药＋激素、几种功效的药物联合配伍,可以放大药的局部治疗作用,减小副作用。

面对轻型的 ROU 患者中,应先试用防腐剂和局部麻醉剂,如果这些是无效的,应该使用含有皮质类固醇、抗生素的药物、贴片。严重的 ROU 患者疼痛严重者应使用糖皮质激素类药物,并配合使用全身用药。

洗必泰漱口液是治疗复发性口腔溃疡的首选方法,从最早发现指征时开始使用局部皮质类固醇,可缓解症状并减少轻型复发性口腔溃疡和局部口腔黏膜病的持续时间。

二、全身药物治疗

在临床上,越来越多的口腔溃疡趋向于顽固性、复发频繁、间歇期短,单一的局部治疗已不能满足患者的需求,需配合一定程度的全身治疗。中华口腔医学会口腔黏膜病专业委员会和中华口腔医学会中西医结合专业委员会通过的《复发性阿弗他溃疡诊疗指南(试行)》指出,对于症状较重或复发比较频繁的溃疡患者可以采用全身用药,其目的是对因治疗、减少复发、争取缓解,有望在消除致病因素、纠正诱发因子的基础上,改变 ROU 患者的发作规律,延长间歇期,缩短溃疡期。目前全身药物治疗主要适用于复发频繁(如少或无间歇期)或症状突出(症状较重或长期不愈合)的 ROU,就国际国内的技术水平,还不能达到完全防止复发的目的,但在长期的探索中,通过针对所存在的各种可能诱发因素进行治疗,可以在一定程度上减轻溃疡的复发频率,减少溃疡的数量,缩短疗程,这也是目前 ROU 疗效的评价指标之一。

目前常见的全身治疗方法主要包括糖皮质激素类药物、免疫抑制剂、免疫调节剂、生物治疗、微量元素和心理治疗等。全身药物治疗具有多样化、系统化的特点,给药途径主要包括口服、皮下注射、肌肉注射以及静脉输注。全身药物治疗作用相对强大、药效持久、分布广泛,可到达局部给药难以到达的深部组织器官。药物通过不同的方式进入血液循环并到达靶组织,达到一定血药浓度后开始发挥治疗作用,其中大部分药物经肝脏代谢,由肾脏排出体外。但是全身用药也有一定的缺点,例如需要较大的药物剂量才能达到有效的血药浓度、药物选择范围局限、加重肝肾负担、长期使用可能累积内脏毒性等,这些问题有待在今后的临床研究中进一步解决。

(一) 糖皮质激素

糖皮质激素是由肾上腺皮质分泌的一类甾体类激素,主要成分为皮质醇,除了具有调节糖、脂肪、蛋白质等生物合成和代谢的作用外,还具有抑制免疫应答、抗炎、抗毒、抗休克等功能。国内外学者在对复发性口腔溃疡的病因研究中发现,此类患者普遍具有免疫球蛋白和补体复合物水平上升、免疫细胞比例不平衡的特征,对其应用糖皮质激素后,即可发挥抗炎、免疫抑制、降低毛细血管通透性、减少炎性渗出、抗休克、抗病毒等多重作用,大量的基础及临床研究也证明,局部或全身应用糖皮质激素治疗顽固性复发性口腔溃疡疗效显著。因此,目前国内外学术界认为,对于顽固性复发性口腔溃疡,糖皮质激素可作为抑制其免疫反应的首选药物。中华口腔医学会口腔黏膜病专业委员会和中西医结合专业委员会最新通过的《复发性阿弗他溃疡诊疗指南(试行)》明确提出,对于症状较重、复发比较频繁的患者,可以采取全身使用糖皮质激素治疗。

糖皮质激素临床应用方式多种多样,口服、注射、外用均可吸收,临床上,根据患者的个体情况不同而采用不同的治疗方式。糖皮质激素药物种类繁多,常见包括有泼尼松、泼尼松龙、地塞米松、倍他米松、倍氯米松、甲泼尼龙、氢化可的松等。按照药效维持时间长短来划分,糖皮质激素可以分为短效、中效和长效三类。其中,氢化可的松、醋酸可的松等属于短效糖皮质激素,在体内维持的药效时间长短约为 8～12 小时;泼尼松、泼尼松龙、甲基强的松龙属于中效糖皮质激素,药效维持时间长短约为 18～36 小时;地塞米松、倍他米松属于长效糖皮质激素,药效维持时间长短约为 36～54 小时。

在顽固性复发性口腔溃疡的治疗中,短期小剂量应用糖皮质激素可快速降低或抑制黏膜的炎症反应,迅速缓解症状,但易复发,反跳加重,所以不宜经常使用。对于一些病情严重、全身症状明显、其他治疗效果不佳者,可以考虑长期应用糖皮质激素治疗。但是,因为长期大剂量使用糖皮质激素可以导致一系列严重的不良反应,例如肾上腺皮质功能亢进症、肥胖(主要为向心性肥胖)、血压升高、血尿血糖升高、低血钾、骨质疏松、胃肠道反应、失眠、多毛、乏力等,因此,在治疗过程中需要经验丰富的临床医师根据患者具体情况选择用量和用药时间,谨慎控制药量,尽可能避免副作用,争取以最小治疗剂量取得满意的治疗效果。

在目前的口腔黏膜病科临床应用中,常用的糖皮质激素药物包括有泼尼松、泼尼松龙、地塞米松等,下面将针对这三种常用口服糖皮质激素进行详细阐述。

1. 泼尼松

泼尼松(prednisone),又名强的松或去氢可的松,生物半衰期约 60 分钟,口服后吸收迅速而完全,在体内可与皮质激素转运蛋白结合转运至全身。泼尼松本身无生物学活性,需在肝脏内转化成泼尼松龙,将 11-酮基还原为 11-羟基而发挥作用。体内分布在肝脏中含量最高,其次为血浆,在脑脊液、胸腹水中也有一定含量,而肾和脾中比较少,代谢后主要由尿排出。在复发性口腔溃疡的糖皮质激素治疗中,泼尼松为全身治疗的一线用药,对于复发性口腔溃疡发作严重的病例,可酌情使用醋酸泼尼松片治疗。

(1)药理作用

① 抗炎作用

强的松可通过减轻和防止组织对炎症的反应来削弱炎症表现,缓解炎症症状,其作用的机制主要是通过抑制炎症细胞,包括巨噬细胞和白细胞在炎症部位的集聚,继而抑制吞噬作用、抑制溶酶体酶的释放以及炎症反应中化学介质的合成和释放。

② 免疫抑制作用

国内外对于泼尼松的免疫抑制作用研究已十分明确,其作用机制主要是防止或抑制细胞介导的免疫反应、延迟性过敏反应,继而减少 T 淋巴细胞、嗜酸性细胞、单核细胞的数目,一方面降低免疫球蛋白和细胞表面受体的结合能力,另一方面抑制白介素的合成与释放,从而降低 T 淋巴细胞向淋巴母细胞的转化,同时抑制原发免疫反应的扩展,使得免疫复合物通过基底膜的量减少,下调补体成分及免疫球蛋白的浓度。

(2) 用法和用量

根据糖皮质激素临床应用指导原则,由于剂量及应用的时间的不同,糖皮质激素的临床应用可以分为:小剂量(<0.5 mg/(kg・d)),中等剂量($0.5\sim1.0$ mg/(kg・d)),大剂量(>1.0 mg/(kg・d));短疗程(疗程为小于 1 个月),中程治疗(疗程 3 个月以内),长程治疗(疗程大于 3 个月)。众所周知,应用糖皮质激素治疗疾病,特别是大剂量(指剂量>1.0 mg/(kg・d))长期(指疗程$\geqslant4$ 周)使用时,会产生一系列不良反应,诸如肾上腺皮质功能亢进、血压升高、骨质疏松等,因此,学者建议尽可能小剂量短疗程使用激素,以减少不良反应的产生。

对于溃疡发作频繁,间歇期仅为数天,或此起彼伏无明显间歇期的患者,可口服泼尼松片。泼尼松作为补充替代疗法时常采用"晨高暮低法"或"隔日疗法"。"晨高暮低法"是指早晨服用全日剂量的 3/4 或 2/3,午后服用 1/4 或 1/3,"隔日疗法"是指将 2 天的总剂量在隔日早晨 7:00~8:00 一次顿服。目前认为由于这两种方法的服药时间与机体肾上腺皮质激素分泌高峰时间段一致,可能提高泼尼松的药效。对于需要长期服药的患者,"隔日疗法"能最大限度发挥糖皮质激素的治疗作用,同时减少某些不良反应,例如垂体-肾上腺皮质轴的抑制、皮质激素撤药症状和对儿童生长的抑制。另外,应用该疗法时,专家警示若在远离峰值时间(7~8 点)给药,可能因抑制促皮质激素释放而导致严重后果,短期可降低药效,长期可能会导致药物依赖,患者较难遵循药物减量的原则,也不利于其机体恢复。在口腔黏膜病科应用时,常使用泼尼松 15~30 mg,每日 1 次,晨起顿服,疗程 1~2 周,待溃疡控制后,可逐步减量,减量原则如下:每 3~5 天减量一次,每次按 20% 的幅度减量,维持量为 5~10 mg/d,当维持量已减至其正常基础需要量(5~7.5 mg/d)以下,视病情稳定即可停药。

关于醋酸泼尼松的具体临床用量,目前尚无统一的标准,国内外学者进行了大量研究,以探索泼尼松在复发性口腔溃疡治疗中的作用。Femiano 等人予 25 mg/d 醋酸泼尼松片口服,共计 15 天,继而减量至 12.5 mg/d,共计 15 天,再减量至 6.25 mg/d,共计 15 天,最后 6.25 mg,隔日一次,共计 15 天。期间与孟鲁司特(一种白三烯受体拮抗剂,作为平喘药物,主要用于成人和儿童哮喘的预防和长期治疗)相比,两种治疗方法都能有效减少病变的数量,减轻疼痛,加速溃疡愈合。

我们在临床上应用小剂量短疗程泼尼松治疗顽固性 ROU,观察疗效并检测其免疫改变。结果显示小剂量短疗程泼尼松治疗顽固性 ROU 有较好的疗效,可延长溃疡发作间歇期,降低溃疡发作的数目、面积及疼痛程度,调节体液免疫,未见不良反应的发生。

所以,目前对于复发频繁的轻型阿弗他溃疡,或者是重型阿弗他溃疡、疱疹样溃疡的患者,需要使用糖皮质激素时,醋酸泼尼松片仍是首选治疗用药。

(3) 不良反应

糖皮质激素治疗并无"安全剂量",尤其是当长期和大剂量治疗时有许多潜在的不良反应,应当引起口腔黏膜病科医师的广泛重视。

① 骨骼和肌肉系统

骨质疏松:骨质疏松是长期使用糖皮质激素时最常见也是最主要的副作用之一,多见于儿童、青少年、绝经期妇女和老年人。在使用糖皮质激素的第一年内，骨质丢失最为明显，程度与使用激素的剂量呈显著正相关，在停止治疗后，骨密度在一定程度上可以部分恢复。为了有效预防骨质疏松的发生，在开始使用糖皮质激素治疗的初期，就应当同时补充钙剂和/或维生素 D。

肌病：长期使用糖皮质激素患者可能出现肌肉系统的不良反应，表现为上肢肌肉萎缩和近端肌无力。病情严重程度与应用糖皮质激素的剂量呈正相关，当醋酸泼尼松用量大于 40 mg/d 时，其发生率显著上升。在激素减量后约 3～4 周症状开始改善。对于需要长期使用糖皮质激素的患者，隔日疗法可以减轻这种不良反应的发生，同时配合适当运动、高蛋白饮食等措施以防止肌肉萎缩。

缺血性骨坏死：缺血性骨坏死也是应用糖皮质激素的常见不良反应之一，大多数患者发展为骨坏死至少在使用糖皮质激素半年至一年以后，糖皮质激素用药时间越长，用药剂量越大，缺血性骨坏死的发生率也越高。也有部分学者认为，比起总剂量和疗程，糖皮质激素起始剂量的大小对发病的影响更为重要。

② 内分泌和代谢

血糖增高：糖皮质激素可以降低机体对葡萄糖的利用率，促进肝糖原异生，从而导致高血糖症。长期应用糖皮质激素的患者，其糖尿病的发生率约为 10%～40%，时间平均在用药后 6 周左右。对于糖尿病患者或糖耐量受损者，由于其基础条件的存在，用药后可以加重高血糖，或者使隐性糖尿病转变为显性，其疾病加重的程度与用药前糖耐量的受损情况成正比。所以需要应用糖皮质激素治疗的病人，应遵医嘱低糖饮食，对于已经发生激素型糖尿病的患者，需要使用药物治疗，必要时注射胰岛素。

血脂升高：血脂升高是长期应用激素的常见不良反应之一，因此需要合理膳食，减少饱和脂肪和糖类的摄入，同时增加水果、蔬菜和纤维的摄入，有利于控制高脂血症。其次，补充叶酸和复方维生素 B（主要为维生素 B_6 和维生素 B_{12}），可以在一定程度上防止同型半胱氨酸升高。

③ 心血管系统

激素相关性高血压常见于原有高血压病史者、肾功能不全者及老年患者。长期临床证明，糖皮质激素可以增加患者的心血管损害，由此所导致的高血压、高血糖和肥胖均可提升缺血性心脏病和心力衰竭发生的危险系数。主要是因为糖皮质激素可以使心肌发生退行性变和损害，下降心肌收缩力，增加血黏度，刺激血小板生成，从而增加患血栓性静脉炎的风险。

④ 中枢神经系统

糖皮质激素治疗后，患者可出现记忆力减退，情绪改变，失眠及精神病等中枢神经系统异常。在所有的合成型激素中，地塞米松最容易引起精神症状，而且在原有精神病史或有精神病家族史者中更易发生。激素引起的精神症状一般在用药后数日出现，可早至用药当日，也可晚至药后两个月。所以，临床医师在准备使用糖皮质激素前，应详细了解患者是否有精神性疾病或该类疾病家族史。

⑤ 消化系统

激素可诱发胃炎、消化性溃疡、胃肠道出血和急性胰腺炎等，凡是激素合用非甾体类抗炎药者、老年患者、曾有胃肠道病史者均是易感人群。对于既往有消化道溃疡病史，或者预估糖皮质激素应用总量可能大于 1 000 mg 的患者，都应该使用预防性治疗，包括抗酸剂和胃黏膜保护剂的使用，如铝碳酸镁，H2 受体拮抗剂的使用，如雷尼替丁、质子泵抑制剂的使用，如泮托拉唑等，同时还需要注意避免和非甾体类抗炎药同时应用。

⑥ 白内障

激素应用的总剂量和疗程是白内障形成最重要的影响因素，有报道称，使用泼尼松 10 mg/d，1 年就可能引起白内障。因此，长期用泼尼松治疗者每 6～12 个月需要例行眼科检查。

⑦ 生长发育迟缓

一旦发生生长发育迟缓，应尽量改用激素的替代治疗，因为一旦停用激素，患者常会出现一个补偿性的发育急速期，使身体发育至正常水平。

⑧ 肾上腺皮质功能受抑制

研究表明，运用醋酸泼尼松片 30 mg/d，连续使用 7 天，下丘脑－垂体－肾上腺皮质（HPA）轴可以受到抑制，约 6 周左右才能恢复。激素应用的剂量越大，时间越长，其抑制作用越明显。因此，在控制病情的前提下，尽可能减少激素的用量和时长，长期应用者应当逐渐减量，以避免出现激素的反跳作用。

⑨ 并发感染

长疗程患者由于机体免疫功能受抑制，易诱发各种感染，临床表现各异，需要对症治疗。

⑩ 皮肤

皮肤反应主要是指类库欣综合征、毛细血管扩张、痤疮、激素性红斑等，根据不同的病损局部对症治疗，部分皮损在减少或停用激素后会逐渐消失。

⑪ 其他

除此之外，糖皮质激素的不良反应还包括有电解质紊乱、月经紊乱、血栓形成、胎儿畸形等。

总之，为避免或减少激素的不良反应，应严格掌握适应证，遵循个体化治疗，避免吸烟、酗酒，正确掌握不良反应的防治方法，趋利避害，以最大限度发挥激素的治疗效应。

（4）禁忌证

① 抗生素不能控制的病毒、真菌等感染。

② 胃、十二指肠或角膜的严重溃疡。

③ 严重且控制不佳的高血压、动脉硬化、糖尿病。

④ 严重的骨质疏松、骨折、肾上腺皮质功能亢进症。

⑤ 严重的精神病和癫痫、心或肾功能不全等。

2. 泼尼松龙

泼尼松龙（prednisolone）是泼尼松的活性代谢产物，泼尼松在体内经肝脏代谢成为泼尼松龙后发挥药效，两者在药理、适应证、不良反应、禁忌证等方面基本类似，对于肝功能异常的患者，可以酌情选用泼尼松龙。在 2010 年的一项小型对照研究中，Pakfetrat 等使用泼尼松龙 5 mg/d，对照组使用秋水仙碱（一种生物碱，主要用于急性痛风的治疗，详见"免疫抑制剂：秋水仙碱"）0.5 mg/d，持续用药三个月，发现与秋水仙碱组相比，泼尼松龙能明显减轻疼痛,减少溃疡数量,缩小溃疡面积,其差异具有统计学意义。2014年,Neelkama等的研究纳入了50名受试者,第一组患者给予安慰剂治疗,第二组给予50 mg左旋咪唑,第三组给予50 mg左旋咪唑＋5 mg强的松龙,每日3次,每周连续三天,连续用药三周,所有患者治疗后均随访60天,以溃疡的数目、面积大小、持续时间、疼痛程度、发作频率为评价指标进行统计分析。结果显示,左旋咪唑治疗组与左旋咪唑＋泼尼松龙治疗组相比,两组间无统计学差异,但两组治疗效果均显著优于安慰剂组。

3. 地塞米松

地塞米松(dexamethasone)又名氟美松、氟甲强的松龙、德沙美松,同泼尼松一样,它也可发挥抗炎、抗过敏、抗感染和抗毒作用,且较泼尼松更强。地塞米松水钠潴留和促进排钾的作用很轻,可肌注或静滴,对垂体－肾上腺抑制作用较强。本品极易从消化道吸收,其血浆半衰期为190分钟,组织半衰期为3日,肌注后分别于1小时和8小时到达血药浓度峰值。相比于其他糖皮质激素类药物,地塞米松的血浆蛋白结合率较低,目前,在治疗复发性口腔溃疡时,地塞米松仅用于严重病例,长期大量应用易引起糖尿病和类库欣综合征症状。

(1) 药理作用

① 抗炎作用

同其他糖皮质激素类药物(诸如前述泼尼松和泼尼松龙)相似,地塞米松也可发挥抗炎作用,作用机制也相近,可通过减轻和防止组织对炎症的反应,减轻炎症的表现。同时,地塞米松可以抑制炎症细胞,包括巨噬细胞和白细胞在炎症部位的聚集,抑制吞噬作用,减少溶酶体酶的释放,减少炎症反应中化学介质的合成和释放,从而减轻炎症反应。

② 免疫抑制作用

免疫抑制作用包括防止或抑制细胞介导的免疫反应,减少延迟性的过敏反应,减低T淋巴细胞、单核细胞、嗜酸性细胞的数目,抑制免疫球蛋白与细胞表面受体的结合能力,并减少白介素的合成与释放,从而抑制T淋巴细胞向淋巴母细胞转化,减轻原发免疫反应的扩展。另外,地塞米松还可以抑制免疫复合物通过基底膜,进而减少补体成分,下调免疫球蛋白的浓度。

(2) 用法和用量

地塞米松抗炎性和抗过敏性较强,可以减少患者口腔溃疡面的炎性分泌物,有效缓解红、肿、痛症状,且具有免疫抑制作用,能够加快溃疡愈合速度。用药方法是在糖皮质激素分泌高峰期给予较大剂量,因为此时对肾上腺皮质功能的影响较小,用药安全系数较大。用于治疗ROU时,地塞米松常以敷贴、粉剂、膜剂等形式局部应用(详见前文"局部药物治疗")。口服给药时,目前文献报道的地塞米松剂量一般在0.75～1.5 mg,每日2～3次,可间隔给药,如连续用药2天后,停药5天,反复4周为一疗程。维持量为0.75 mg/次,每日2～3次,视病情而定,逐渐减量。

(3) 不良反应

地塞米松在应用生理剂量治疗时无明显不良反应,其不良反应多发生在应用至药理剂量时,而且与剂量、疗程、用法、给药途径等有密切关系。长程使用可引起库欣综合征、下肢浮肿、紫纹、创口愈合不良、月经紊乱、骨质疏松、肌无力、低血钾、胰腺炎、消化性溃疡、青光眼、白内障、糖耐量减退和糖尿病加重等。

（4）禁忌证

① 对肾上腺素皮质激素类药物过敏者。

② 严重的精神病史。

③ 活动性胃、十二指肠溃疡。

④ 新近胃肠吻合术后。

⑤ 较重的骨质疏松。

⑥ 明显的糖尿病。

⑦ 严重的高血压。

⑧ 未能用抗菌药物控制的病毒、细菌、真菌感染。

⑨ 全身性真菌感染。

除了上述糖皮质激素外，甲基强的松龙主要应用于白塞病和 PFAPA 综合征（Periodic Fever Aphthous-stomatitis Pharyngitis cervical-Adenitis Syndrome，即周期性发热、口疮性口炎、咽炎、颈淋巴结炎综合征）的相关性口腔溃疡的治疗，目前未见应用于单纯复发性口腔溃疡的报道。倍氯米松能抑制支气管分泌，缓解黏膜肿胀，解除支气管痉挛，常见以气雾剂的形式用吸入法缓解哮喘症状，常用于过敏性鼻炎等的治疗。早在 1989 年，Thompson 曾报道过用倍氯米松治疗简单的口腔溃疡，纳入有效病例 15 例，倍氯米松最大用量为 400 $\mu g/d$，用药后溃疡愈合加快，疼痛减轻，但复发频率无明显变化。近 30 年未见倍氯米松应用于复发性口腔溃疡治疗的报道，而 Thompson 的研究时间久远，病例数过少，且缺乏有效的随机对照研究，所以倍氯米松在 ROU 的应用价值有待进一步探索。氢化可的松在复发性口腔溃疡中的应用，主要以药膜或软膏制剂的形式局部使用为主，罕见口服氢化可的松片治疗口腔溃疡的报道。倍他米松属强效皮质激素，局部注射时抗炎强度相当于等量强的松龙的 6 倍多，一方面可以降低毛细血管通透性，减少炎症渗出，另一方面，可以防止或抑制细胞介导的免疫反应。同氢化可的松一样，目前倍他米松在复发性口腔溃疡的应用也集中在局部治疗，主要是以针剂的形式在溃疡面进行封闭治疗，未见口服倍他米松片治疗复发性口腔溃疡的报道。

（二）免疫抑制剂

免疫抑制剂是对机体的免疫反应具有抑制作用的药物，能抑制与免疫反应有关细胞（如 T 细胞、B 细胞、巨噬细胞等）的增殖和功能，降低抗体的免疫反应，主要用于器官移植抗排斥反应和自身免疫性疾病，如类风湿性关节炎、系统性红斑狼疮、皮肤真菌病、炎症性肠病和自身免疫溶血性贫血等，在复发性口腔溃疡疾病中也具有较好疗效。其种类主要包括沙利度胺、来那度胺、硫唑嘌呤、环磷酰胺、秋水仙碱、甲氨蝶呤、环孢素、己酮可可碱等。

1. 沙利度胺

沙利度胺（thalidomide），是一种谷氨酸衍生物，又名"反应停""酞胺哌啶酮"等。1957 年最先在德国上市，作为镇吐镇静药物投放市场，被广泛使用为镇静剂预防妊娠呕吐，号称"无任何毒副作用"，适逢欧洲二战后生育高峰，沙利度胺大受追捧，随后，拉美、非洲、澳洲、加拿大、日本也纷纷引入。1960 年，欧洲医生开始发现本地区短肢畸形婴儿的出生率明显上升，澳大利亚产科医生 William M 在《柳叶刀》上报告沙利度胺能导致婴儿畸形，并将这些孩子称为"海豹儿"。除此之外，一些欧洲医生还发现沙利度胺可以导致先天性心脏病、外周神经炎、内耳外耳发育异常、视觉异常等各类并发症。1961 年 Chemie Grünenthal 集团在全世界市场召回沙利度胺,当时全世界约有 15 000 名左右婴儿已经受到影响。1962 年,联邦德国的调查组委会经过大规模流行病学调查,确定沙利度胺是导致"海豹儿"的元凶。1963年,沙利度胺正式退市。1965 年,一名以色列医生意外发现沙利度胺可以有效地减轻麻风皮肤结节红斑的患者的皮肤症状,1991 年发现它有抑制肿瘤坏死因子(TNF-α)作用,1994年又发现它有抗血管新生作用,使人们对其有了新的认识,再次引起关注。1998 年,FDA 批准沙利度胺再次进入市场。

虽然本章节我们将沙利度胺列入免疫抑制剂来介绍,但它更为人熟知的是其有力的免疫调节作用。目前普遍研究认为,沙利度胺可通过调节 CD4$^+$/CD8$^+$ T 细胞比例、选择性抑制 CD4$^+$ 效应 T 细胞的增殖、维持 Th1/Th2 平衡等方式达到调节免疫的作用。

(1)药理作用

目前,沙利度胺已被用于治疗多种疑难疾病。沙利度胺不仅可以以不同的方式及在不同的细胞水平上影响白细胞、内皮细胞、角质细胞等靶细胞,还可以改变黏附分子的浓度进而影响炎症组织的白细胞外渗以及抑制炎症反应,从而发挥抗炎作用,其治疗机制涉及调控多种炎症因子,如肿瘤坏死因子-α、干扰素-γ、白细胞介素-10、白细胞介素-12、环氧合酶-2以及 NF-κB 等,沙利度胺能促进巨噬细胞分泌白细胞介素-10、促进 T 细胞分泌白细胞介素-2、显著下调肿瘤坏死因子-α 水平,并可特异性调节由肿瘤坏死因子-α 诱发的其他细胞因子的分泌和机体免疫功能。沙利度胺也可以抑制刺激新生血管生成的调控因子——内皮生长因子和成纤维细胞生长因子的表达,促进新生血管内皮细胞凋亡,从而发挥抗血管新生作用,可用于抗肿瘤、血液系统疾病的治疗,如神经胶质瘤、肾细胞癌、肠癌、肝癌、肺癌、恶性黑色素瘤、前列腺癌、乳腺癌、淋巴瘤等。沙利度胺还是一种有力的免疫调节剂,可以对 T 细胞产生协同刺激作用,通过调节体内辅助性 T 细胞的含量,从而达到免疫调节的作用,可用于治疗风湿免疫性疾病、皮肤疾病,如系统性红斑狼疮、类风湿性关节炎、强直性脊柱炎、白塞氏病、干燥综合征、多发性皮肌炎、结节红斑等。

(2)用法和用量

目前研究发现,沙利度胺针对重型 ROU 有着缓解疼痛、缩短病程、预防复发等疗效,可以单独或与其他药物联合治疗顽固性难治性复发性口腔溃疡。

沙利度胺的小剂量应用已成为趋势,采用小剂量给药的方法既有良好的治疗效果,也能减小不良反应发生率,尤其是周围神经病变发生率的作用,因此这种给药方式也逐渐成为一种趋势。根据不同文献报道,目前尚无统一的维持剂量和疗程,临床常见的沙利度胺用量一般在 50~100 mg/d,也有文献报道最大剂量可达 200 mg/d。起始剂量根据病情严重程度决定,常规为 50~100 mg/d,每日 2 次,一周后减为 50 mg/d,每日 2 次,或睡前服,用药周期为两周至两个月,目前最小维持剂量为 25 mg/d,连续用药两个月后,与对照组相比,差异具有统计学意义,综上所述,沙利度胺具体的用药剂量和疗程根据病情轻重程度的不同遵医嘱执行。

关于沙利度胺的儿童和青少年用药,Yang 等总结了 2015 年之前的相关文献报道,共统计 200 位使用沙利度胺的患者,年龄从 6 个月至 18 周岁不等,所涉及的疾病包括有多发性骨髓瘤、实体恶性肿瘤、移植物抗宿主病、青少年特发性关节炎、克罗恩病、系统性红斑狼疮、营养不良型大疱性表皮松解症等。沙利度胺的使用剂量从 1 mg/(kg·d)到 800 mg/d 不等，用药周期一月至数年，绝大部分患者未出现明显的不良反应，部分患者出现了周围神经病变，在停药后情况自行改善或消失。沙利度胺目前共有 20 余例应用于儿童白塞病、重型 ROU 或 AIDS 相关性溃疡的报道。在白塞病中，沙利度胺使用剂量自 1 mg/(kg·d)至 20 mg/(kg·d)，用药周期平均 2 年，均取得了显著效果。在重型 ROU 和 AIDS 相关性溃疡中，沙利度胺起始剂量为 100～300 mg/d，维持剂量 50 mg/d，观察到溃疡发作明显减缓或消失，面积减小，疼痛减轻，但是部分患者仍需要长期服用低剂量的沙利度胺以维持效果，最长维持周期可达 6 年。在口腔黏膜病科的临床诊疗中，若确实病情需要的儿童和青少年患者，可以考虑使用沙利度胺，具体的用药剂量和周期需遵医嘱。

（3）不良反应

沙利度胺常见的不良反应包括有致畸性、倦怠、眩晕、嗜睡、口鼻黏膜干燥、皮疹、便秘、恶心、腹痛、面部浮肿、多发性神经炎、过敏反应等。

本药为强致畸药，故孕妇禁用，育龄妇女需采取有效避孕措施方可使用，停药 6 个月以上方可怀孕。沙利度胺的致畸性一般发生在妊娠早期，尤其是第 45～55 天。但并非在服药期间均发生畸形。此药不影响服药者的生殖器官，而是通过胎盘直接作用于敏感期的胚胎，小剂量即可致畸。目前，沙利度胺无骨髓抑制，无肝肾、心肺、大脑等毒性报道，不引起慢性中毒。

除此之外，沙利度胺的不良反应还包括有周围神经炎，此反应与总剂量有关但与疗程及每日剂量无关，主要发生在长期大剂量使用本品的患者，可出现感觉异常等现象，一旦出现应立即停药，据目前统计，约 25% 的周围神经炎患者可以完全恢复，25% 的患者好转或部分恢复，剩余 50% 的患者停药 4～5 年后仍未恢复。沙利度胺的镇静作用导致其可能出现嗜睡、困倦、头晕、头痛、便秘、口干、皮疹、皮肤干燥、四肢水肿等轻微不良反应，还有恶心、深静脉血栓、低血压、心动过缓等少见不良反应。2012 年，有加拿大学者报道沙利度胺导致可逆性后部脑病综合征的案例。除周围神经炎外，沙利度胺的不良反应大部分均轻微并可以耐受，停药后可以消退。

（4）禁忌证

① 孕妇及哺乳期的女性。

② 儿童用药遵医嘱。

③ 有过敏反应的患者。

④ 驾驶或操作机械者。

2. 来那度胺

来那度胺(lenalidomide)是 Celgene 公司所开发的第二代免疫调节剂，是沙利度胺的 4 - 氨基-戊二酰基衍生物，2005 年 12 月获得美国 FDA 批准上市。与沙利度胺相比，来那度胺具有更强的免疫调节和抑制血管生成作用，是复发难治性多发性骨髓瘤患者的首选药物，最常用于与地塞米松合用，治疗曾接受过至少一种疗法的多发性骨髓瘤的成年患者，也可以用于治疗对于不能耐受一线药物或对一线药物治疗无反应的难治性复发性口腔溃疡以及白塞病，包括青少年的顽固性口腔溃疡。

（1）药理作用

和沙利度胺类似，来那度胺具有免疫调节作用，不仅能抑制肿瘤坏死因子 α、白细胞介素

1、白细胞介素 6、白细胞介素 12 等细胞因子的产生,也能上调外周血单核细胞中的部分抗炎因子水平,如白细胞介素 10。来那度胺可通过 B7/CD28 通路刺激 T 淋巴细胞分泌干扰素-γ 和白细胞介素-2,从而刺激克隆样 T 细胞的增殖和自然杀伤细胞的活化。同时,它能改变自然杀伤细胞的数目及功能,增强自然杀伤细胞介导的抗体依赖细胞毒作用。

（2）用法和用量

来那度胺在多发性骨髓瘤的患者中,推荐起始剂量为 25 mg,在每个重复 28 天周期里的第 1~21 天,每日口服 25 mg,直至疾病进展,同时合并地塞米松治疗。来那度胺目前用于治疗 ROU 的报道较少,有文献报道,在起始阶段,可使用来那度胺 100 mg/d,分两次口服,待病情控制后,减量至 50 mg/d,根据病情轻重程度,连续用药 1~2 个月。

（3）不良反应

来那度胺最严重的不良反应包括静脉血栓、血小板减少症、中性粒细胞减少症、自身免疫性溶血性贫血等,最常见的不良反应包括疲乏（43.9%）,中性粒细胞减少（42.2%）,便秘（40.5%）,腹泻（38.5%）,肌肉痉挛（33.4%）,贫血（31.4%）,血小板减少（21.5%）和皮疹（21.2%）。除此之外,接受来那度胺治疗的患者中曾有心肌梗死的报告,特别是对于那些已知存在风险因素（包括曾发生血栓）的患者。对于这一类患者应进行密切监测,并采取措施最大限度地降低所有可控性风险因素,如抽烟、高血压和高脂血症。鉴于来那度胺有以上的副反应,而且价格昂贵,该药目前用于治疗顽固性复发性口腔溃疡亦受到限制。

（4）禁忌证

① 孕妇。

② 未达到所有避孕要求的可能怀孕的女性。

③ 对该药物活性成分或其中任何辅料过敏者。

3. 硫唑嘌呤

硫唑嘌呤（azathioprine）,细胞毒类药物,也称抗代谢类药物,具有抑制细胞 DNA 合成的作用,从而抑制细胞增殖,非特异性地杀死抗原敏感性的淋巴细胞,抑制其转化为免疫母细胞,同时可以杀伤免疫活性细胞,对抗体体液免疫和细胞免疫均具有显著抑制作用。因其副作用大,可出现呕吐、皮疹、脱发、白细胞减少、骨髓抑制、肝损害、中毒性膀胱炎等,长期服用可使男性患者睾丸萎缩、精子缺乏;妇女闭经、卵巢纤维化、畸胎等,故临床应用较少。

硫唑嘌呤是一种由甲基咪唑替代 6-硫基嘌呤结构中的氢与硫原子而形成的非特异的免疫抑制剂,其有效活性成分为代谢所产生的硫基鸟嘌呤三磷酸,在体内通过抑制淋巴细胞的增殖从而产生免疫抑制作用。作为临床常用的免疫抑制药,广泛用于移植后免疫抑制及各种自体免疫或慢性炎症性疾病,如多发性硬化症、类风湿关节炎、系统性红斑狼疮、皮肤病和肠道炎症疾病,一般与糖皮质激素和/或其他免疫抑制剂等联合治疗。

（1）药理作用

硫唑嘌呤的主要作用机制是通过抑制嘌呤核苷酸的生物合成,整合到 DNA 而损害DNA 正常结构,导致细胞大小和多核形态的改变,从而抑制 DNA 和 RNA 的合成,进一步下调 B 细胞、T 细胞的功能,同时,6-硫基鸟嘌呤三磷酸替代体内的 GTP 与 Rac GTP 酶结合,抑制 Vav 的鸟嘌呤转换活性,阻断 Rac GTP 酶的活性,抑制其下游的靶基因,比如MEK、NF-κB 等的表达,激活线粒体途径凋亡,也就是说,硫唑嘌呤可以通过调节 Rac GTP

酶的活性,将 CD28 的共刺激信号转化为细胞凋亡信号,从而引起激活的 T 细胞的凋亡,减轻炎症反应。

(2) 用法和用量

硫唑嘌呤片常规口服剂量每日 1.5~4 mg/kg,每日 1 次或分次口服。在口腔溃疡的应用中,硫唑嘌呤每片 50 mg,每日 2 次,每次 25 mg,口服。一般疗程应控制在 2 周以内,最长不超过 4~6 周。

(3) 不良反应

总体来说,硫唑嘌呤的不良反应和硫嘌呤相似,但毒性稍轻,常见的包括骨髓抑制,肝功能损害,感染,胃肠道反应,畸胎,亦可发生皮疹,偶见肌萎缩。

骨髓抑制是国内外临床实践和文献报道中最为常见的一类不良反应。硫唑嘌呤的这种血液系统毒性主要与硫代嘌呤甲基转移酶的活性和遗传多态性有密切关系。血液系统的损害主要表现为白细胞减少、中性粒细胞减少、全血细胞减少,其中白细胞减少的速度越快,表明骨髓抑制越严重,严重者可致命。但是这种血液系统的损害是可逆的,在用药过程中,需要加强临床监测,定期复查血常规,一旦出现骨髓抑制征兆,及时减量或停药,必要时采取升白细胞治疗,就可以避免血液系统危象的出现。

硫唑嘌呤的肝脏毒性,主要见于器官移植病人,在长期大剂量服用硫唑嘌呤后,可以出现罕见的致命的肝脏损害。对于口腔黏膜病科医师,应用硫唑嘌呤治疗口腔溃疡的过程中,需要密切检测肝功能,若肝功能出现异常,应及时调整用药方案。

除此之外,应用硫唑嘌呤的病人由于处于较高的免疫抑制状态,其对细菌、真菌、病毒感染的易感性也随之升高,需要注意预防此类感染的发生。胃肠道反应主要表现为恶心、胃痛等,大部分病人反应较轻,对症治疗即可缓解。

(4) 禁忌证

① 已知对该药物过敏的患者。

② 肝功能异常的患者。

③ 与别嘌呤醇同时服用时,硫唑嘌呤的剂量应该大大地减低,否则会增加毒性反应。

4. 环磷酰胺

环磷酰胺(cyclophosphamide)为烷基化抗细胞代谢药物,是一种免疫抑制剂,可提高自身免疫性疾病缓解率,降低复发频率,是目前应用的各种免疫抑制剂中作用最强、应用最多的药物之一。环磷酰胺是一种广泛应用的抗癌药物,主要针对恶性淋巴瘤、急性或慢性淋巴细胞白血病、多发性骨髓瘤,可以取得良好的疗效,同时对乳腺癌、睾丸肿瘤、卵巢癌、肺癌、头颈部鳞癌、鼻咽癌、神经母细胞瘤、横纹肌肉瘤及骨肉瘤均有一定的疗效。

在口腔科的应用中,环磷酰胺可以提高激素的敏感性。对于顽固性复发性口腔溃疡,应用泼尼松治疗效果不佳,愈合缓慢者,可以考虑环磷酰胺与醋酸泼尼松联合使用。泼尼松与环磷酰胺作用于免疫细胞发育的不同阶段,泼尼松可直接影响效应细胞,起效快,但效用不持久,而环磷酰胺作用免疫系统的定向干细胞,阻止细胞分化、增殖,从而影响效应细胞,故作用持久,若两者合用,作用协同互补,可以获得更好的疗效。

(1) 药理作用

环磷酰胺是众所周知的双功能烷化剂及细胞周期非特异性药物,在体外无抗肿瘤活性,进入体内之后,会被肿瘤或肝脏中的磷酸酶或磷酸胺酶水解,转化成醛磷酰胺,而醛磷酰胺不稳定,在肿瘤细胞内分解成磷酰胺氮芥及丙烯醛,磷酰胺氮芥对肿瘤细胞有细胞毒作用,可以干扰 DNA 和 RNA 的功能,尤其是对于 DNA,可与其发生交叉联结,抑制 DNA 的合成,尤其是在 S 期作用最显著。

对于口腔黏膜病科医师,主要关注的是环磷酰胺所具有的免疫抑制作用,它能抑制细胞的增殖,非特异性地杀伤抗原敏感性小淋巴细胞,限制其转化为免疫母细胞。对 B 细胞的作用更显著,对于受抗原刺激进入分裂时的 B 细胞和 T 细胞有相同的作用,对体液免疫和细胞免疫均有抑制作用。同时,环磷酰胺还具有抗炎作用,能干扰细胞的增殖。

（2）用法和用量

环磷酰胺在肿瘤病人的应用中,成人口服量为每日 2～4 mg/kg,连用 10～14 天,休息 1～2 周后重复。在顽固性 ROU 的治疗中,环磷酰胺常用冲击疗法,每日 2 次,每次 25 mg,口服,或用环磷酰胺 200 mg 加入生理盐水 250 ml 静脉滴注,15 天 1 次,共使用 2 次,配合口服强的松治疗,强的松用量根据病情轻重程度酌情增减。

（3）不良反应

环磷酰胺同硫唑嘌呤类似,最常见的不良反应为骨髓抑制,其中白细胞减少最常见,最低值在用药后 1～2 周,多在 2～3 周后恢复。对血小板影响较小,可影响肝功能,表现为氨基转移酶的一过性增高。胃肠道反应主要包括食欲减退、恶心、呕吐,大部分病人可耐受,停药 1～3 天即可消失。环磷酰胺的泌尿道反应主要表现为出血性膀胱炎,其发生率相对较低。其他不良反应还包括有脱发、皮肤色素沉着、月经紊乱、中毒性肝炎等。

（4）禁忌证

① 骨髓抑制、感染、肝肾功能损害者。

② 过敏者。

③ 妊娠及哺乳期妇女。

5. 甲氨蝶呤

甲氨蝶呤与环磷酰胺、硫唑嘌呤类似,同样属于细胞毒性类药物,多用于临床治疗效果不佳或者糖皮质激素治疗不显著的患者,可单独使用或与糖皮质激素联合使用,最长不超过 1 个月。使用前需要检查患者的肝肾功能和血象。

（1）药理作用

甲氨蝶呤是一种叶酸还原酶抑制剂,为抗叶酸类抗肿瘤药,主要通过对二氢叶酸还原酶的抑制从而达到阻碍肿瘤细胞 DNA 合成的作用,抑制肿瘤细胞的生长与繁殖。与环磷酰胺不同的是,甲氨蝶呤选择性地作用于 S 期,属于细胞周期特异性药物。临床上在急性白血病,尤其是急性淋巴细胞性白血病、绒毛膜上皮癌、恶性葡萄胎等方面治疗效果较好,同时对头颈部肿瘤、乳腺癌、肺癌及盆腔肿瘤均有一定疗效,也可与其他药物联合治疗 Burkitts 淋巴瘤、晚期淋巴肉瘤和晚期蕈样真菌病。

（2）用法和用量

在抗肿瘤治疗中,甲氨蝶呤可采用肌肉、静脉或鞘内注射给药,每周注射 10～25 mg,直到达到满意疗效。总剂量一般不能超过 50 mg/周,同时需要临床医师逐渐调整剂量以达到最佳的临床疗效。

有学者报道,甲氨蝶呤在用于顽固性口腔溃疡时,每片 2.5 mg,每日 2 次,每次 1.25 mg,口服。

（3）不良反应

甲氨蝶呤的不良反应主要发生在正常和增殖迅速的组织,尤其是骨髓和胃肠道,其发生率和严重程度与用药的剂量和频率相关。虽然小剂量的甲氨蝶呤可以用于治疗顽固性口腔溃疡,但是大剂量的甲氨蝶呤反而会引起大面积的口腔黏膜溃疡,且通常是毒性反应的最早期症状。除此之外,甲氨蝶呤最常见的不良反应还包括恶心、头晕、耳鸣、视力模糊、白细胞减少、对感染抵抗力下降。

（4）禁忌证

① 孕妇及哺乳期妇女。

② 严重肝肾功能不全者。

③ 有酒精中毒或酒精性肝病病史者。

④ 有明显的或经实验室检查证实的免疫缺陷者。

⑤ 有骨髓抑制或已存在血恶液质者,如骨髓发育不全、白细胞减少、血小板减少或贫血。

⑥ 存在严重感染者。

⑦ 已知对甲氨蝶呤或任何辅料过敏者。

⑧ 有消化性溃疡病或溃疡性结肠炎者。

⑨ 接受中枢神经系统放疗者。

6. 秋水仙碱

秋水仙碱又名秋水仙素,是从百合科植物中提取的一种生物碱,在临床上主要用于治疗痛风、家族性地中海热以及肿瘤等。近年来,秋水仙碱的治疗范围逐渐扩大,在临床应用上又有所拓宽,在治疗慢性活动性肝炎、肝硬化、Sweet's 综合征、Behcet 综合征等方面具有良好疗效。目前有研究表明秋水仙碱应用于复发性口腔溃疡患者也可获得一定的治疗效果。

（1）药理作用

秋水仙碱的主要作用机制为结合机体中性白细胞微管蛋白的亚单位,使中性白细胞的细胞膜功能发生改变,活动频率下降,阻止微管蛋白转换,使细胞停止于丝分裂中期,从而导致细胞死亡。还可以通过干扰溶酶体脱颗粒,从而降低中性粒细胞的活性、黏附性及趋化性,抑制粒细胞向炎症区域的游走,同时减少 E-选择素、L-选择素及内皮素的表达,发挥抗炎作用。另外,秋水仙碱还可以对磷脂酶 A 产生抑制作用,使单核细胞、中性粒细胞释放的前列腺素及白三烯等下降,减少白细胞介素-6 的生成释放,从而缓解炎症症状。

（2）用法和用量

在痛风的治疗中,秋水仙碱的成人常用量为 $(0.5 \sim 1) mg/(1 \sim 2) h$,直至症状缓解,起效量一般为 $3 \sim 5$ mg,24 h 内不宜超过 6 mg。在顽固性复发性口腔溃疡的治疗中,秋水仙碱常用量为 $0.5 \sim 2$ mg,有研究证实,此剂量对大多数溃疡能起到治疗效果。

秋水仙碱目前并非治疗顽固性口腔溃疡的一线用药,当下研究主要集中在随机对照实验和病案报告。2002 年,在 Fontes 等进行的一项大型开放性研究中,秋水仙碱的初起有效率达到 63%,在三个月内,22% 的患者未复发口腔溃疡,41% 的患者口腔溃疡的数量和持续时间至少减少 50%,37%的患者其改善效果维持了 5 年。何海波等选取了 112 例年龄 35～70 岁的复发性口腔溃疡患者,其中男性 52 例,女性 60 例,随机分成两组,每组 56 例。实验组给予锡类散局部治疗＋秋水仙碱口服,5 mg/次,疗程为 12 周,第一周 1 次/日,第二周 2 次/日,第 3～12 周 3 次/日。对照组仅给予锡类散局部治疗,3～4 次/日,直至溃疡愈合。所有患者治疗前后均检查血常规和肝肾功能。统计结果发现,去除掉 15 例中断治疗的患者和 5 例失访的患者后,剩余 92 例患者进行比较分析,试验组总有效率为 97.87%,对照组总有效率为 46.67%,两组疗效比较,差异有统计学意义($P < 0.01$)。

秋水仙碱目前是一种疗效确切的治疗白塞病和顽固性复发性口腔溃疡的免疫抑制剂。但是其毒副反应亦很明显,且随剂量增大而显著加重,发生概率不断增高。秋水仙碱的治疗剂量和中毒剂量十分相近,易发生中毒,国外有文献报道,应用 0.4 mg/kg 秋水仙碱,35 小时后引起死亡的病理。并且,小剂量秋水仙碱与大剂量秋水仙碱临床疗效相当,但是不良反应的发生率较低,所以推荐小剂量治疗方案。

(3) 不良反应

秋水仙碱不良反应多见,如恶心、呕吐、腹泻、骨髓抑制、肝细胞坏死及神经系统毒性等,部分患者因为恶心呕吐、腹泻等无法耐受被迫停药,严重影响临床治疗效果。

除此之外,还有长期服用秋水仙碱致胎儿畸形等报道,目前,服用秋水仙碱治疗复发性口腔溃疡的患者,建议女性患者 3 个月内勿怀孕,而男性患者至少避孕 6 个月。

(4) 禁忌证

骨髓增生低下和肝肾功能不全者禁用。

7. 环孢素

环孢素是从土壤真菌中提取的一种多肽,属于新型的淋巴细胞调节剂。作为钙调磷酸酶抑制剂的代表,其免疫抑制作用强,能特异性的下调细胞因子,如白细胞介素-2,抑制 T 细胞和 B 细胞的活化,从而发挥免疫抑制作用,所以在器官移植和免疫系统疾病的治疗方面应用广泛。已有临床研究表明,在微小病变型肾病、特发性膜性肾病、局灶节段性肾小球硬化所引起的原发性肾病综合征的治疗中,环孢素均取得较好疗效。相比其他免疫抑制剂而言,其突出的优点在于选择性地作用于淋巴细胞,却不影响骨髓中的粒系和红系细胞。但环孢素的肾毒性作用不容忽视,可引起肾小管纤维化和间质改变,另外还能引起高尿酸血症、高血压、多毛及牙龈增生,这些不良反应限制了临床对该药物的应用。

(1) 药理作用

环孢素通过抑制神经钙蛋白,作用于 T 细胞活化过程中信号的转导,下调相关细胞因子,从而抑制 T 细胞增长与分化,达到免疫抑制作用。

(2) 用法和用量

环孢素在口腔溃疡治疗中的使用剂量尚无权威推荐,目前其在类风湿性关节炎中的推荐剂量为 3 mg/(kg·d),分两次口服,持续 6 周,若疗效不明显,剂量可逐渐增加至 5 mg/(kg·d)的最高量。

(3) 不良反应

环孢素的不良反应严重程度通常与剂量成正比,降低剂量即可减轻。在治疗的最初几周内可以出现血浆肌酐和尿素氮水平的增高,是最常见和最严重的不良反应,这些肾脏功能的改变是可逆的,当剂量减少则恢复。

除此之外,使用环孢素还会出现动脉高血压、震颤、头痛、手足烧灼感、胃肠功能紊乱等常见并发症,少见抽搐、胃溃疡、高血糖、高尿酸、痛风、痤疮、皮疹、过敏样皮肤反应等并发症,罕见缺血性心脏病、脑病、胰腺炎、痉挛等并发症。

（4）禁忌证

① 对环孢素过敏者。

② 肾功能不全者。

③ 未控制的高血压。

④ 未控制的感染。

⑤ 已知和确诊的任何类型的恶性肿瘤。

8. 己酮可可碱

己酮可可碱和沙利度胺一样,是临床上常用的肿瘤坏死因子-α抑制剂,常用于重型复发性口腔溃疡、顽固性复发性口腔溃疡和常规免疫抑制剂治疗无效的病例。己酮可可碱为二甲基黄嘌呤类衍生物,可降低血液黏稠度,从而改善血液的流动性,促进缺血组织的微循环,增加特殊器官的氧供。早在20世纪90年代,Eguia等就证明己酮可可碱这一类抑制肿瘤坏死因子-α分泌的药物在复发性口腔溃疡的治疗中有一定的临床效果。

（1）药理作用

己酮可可碱通过抑制磷酸二酯酶,升高细胞内三磷酸腺苷,从而改善红细胞的变形能力。还能降低纤维蛋白原,抑制红细胞以及血小板的聚集。己酮可可碱能选择性抑制Th1型$CD4^+$细胞和抑制抗原提呈细胞分泌白细胞介素-12,并能抑制干扰素-γmRNA的表达,同时能改善微循环和组织供氧,具有抗病毒活性作用。

（2）用法和用量

每次400 mg,每日3次,即每日最大给药剂量为己酮可可碱1 200 mg,对于严重肾功能不全患者(肌酐清除率<10 ml/min),需降低本品剂量至正常用量的50%～70%。

Scully推荐使用己酮可可碱来抑制中性粒细胞功能和趋化作用,剂量为400 mg/d,一天三次,共服用一个月。但是这种药物并不能避免新溃疡出现,而且有许多不良反应,尤其是胃肠道反应。因此,学者认为己酮可可碱应该被用作治疗其他治疗失败的患者的二线治疗方案,或者作为其他治疗的辅助治疗手段。Thornhill等将26名受试者分为己酮可可碱和安慰剂组,实验组给予己酮可可碱400 mg/次,每日3次,发现己酮可可碱虽然能减轻疼痛,减少溃疡数目,缩小溃疡面积,但是与对照组相比,除了溃疡面积外,其余差异没有统计学意义,所以,Thornhill同样建议将己酮可可碱作为非一线药物,应用于对常规药物无效的复发性口腔溃疡。Mimura等对5名复发性口腔溃疡患者同样给予400 mg/次,每日3次的己酮可可碱进行治疗,1名患者症状完全缓解,2名患者症状中度缓解,2名患者为缓解。但是由于样本量太小,其结果可信度较低。

（3）不良反应

常见的不良反应为胃肠道症状,如恶心、呕吐、腹胀、消化不良及腹泻。偶见眩晕、头痛。罕见血压降低、心绞痛、心律失常、面部潮红及变态反应症状。罕见黄疸和转氨酶、碱性磷酸酶增高。

（4）禁忌证

① 对己酮可可碱及其他甲基黄嘌呤药物过敏者。

② 急性心肌梗死。

③ 活动性大出血。

④ 视网膜出血。

9. 氯法齐明

氯法齐明是一种用于治疗瘤型麻风的抗菌药物，常与利福平和氨苯砜等其他药物相结合使用。适用于与利福平或乙硫异烟胺联合，治疗耐砜类药物的菌株所致的感染，也可用于红斑结节性麻风反应和其他药物引起的急性麻风反应，亦可与其他抗结核药合用于艾滋病患者并发非典型分枝杆菌感染，但临床疗效常不满意。

（1）药理作用

与沙利度胺、己酮可可碱和秋水仙碱相似，氯法齐明也表现出对中性粒细胞的迁移和黏附的抑制作用，从而发挥抗炎和免疫调节功能。然而，与秋水仙碱相反，氯法齐明增加了中性粒细胞的吞噬功能。沙利度胺、己酮可可碱和左旋咪唑抑制 TNF-α 的产生，但关于氯法齐明对 TNF-α 产生的作用，目前还没有研究。除此之外，氯法齐明还是一种抗分枝杆菌和革兰氏阳性菌感染的药物。所以，氯法齐明可能也对口腔黏膜有高负载微生物定植的病例起效，由此阻断最初的免疫反应，防止复发性口腔溃疡的发生。

在目前的研究中，有学者发现，使用氯法齐明控制复发性口腔溃疡的患者，连续用药 6 个月，在停药后平均 10 个月内，溃疡的复发非常少，甚至是没有复发，这相对于现阶段的其他免疫治疗来说，效果是非常显著的。可能是由于氯法齐明在机体内的缓慢代谢，或者是氯法齐明晶体在口腔黏膜的蓄积。随着对氯法齐明的药理作用的进一步探索，除了在复发性口腔溃疡的治疗中有效外，发现其在获得性免疫缺陷综合征、白塞病等其他相关免疫性黏膜疾病中也有一定的效果，具体的机制尚无定论，有待更深入的临床研究。

（2）用法和用量

氯法齐明用于耐氨苯砜的各型麻风患者时，口服剂量为 $50\sim100$ mg/次，每日 1 次，成人每日最大量不超过 300 mg，小儿剂量尚未确认。有学者报道，氯法齐明应用于严重的复发性口腔溃疡患者时，在剂量为 100 mg/d 的情况下连续使用 6 个月，治疗期间没有出现新的溃疡病损。

临床随机对照实验发现，相较于秋水仙碱和安慰剂，氯法齐明在复发性口腔溃疡的治疗效果更为突出。虽然在以往 Katzet 的研究中，秋水仙碱仅出现了轻微而短暂的副反应，包括恶心、腹泻、腹部抽搐和荨麻疹等，均在患者耐受范围内，但这些研究用药时间都未超过两个月，而在其他学者的随机对照试验中，秋水仙碱组的患者用药 6 个月后出现了无法忍受的胃肠道反应。但是氯法齐明组没有出现明显的药物不耐受，部分患者有皮肤色素沉着、干燥的轻微反应。

（3）不良反应

氯法齐明导致的皮肤色素沉着是其主要不良反应，服药两周后可出现，表现为皮肤和黏膜红染，着色程度与用药剂量、疗程呈正比，在停药两月后色素逐渐减退，大约需要 $1\sim2$ 年时间才能彻底消退。约 $70\%\sim80\%$ 的患者皮肤出现银屑病样改变，尤以四肢和冬季为主，停药后 2～3 月可好转。

氯法齐明可致食欲减退、恶心、呕吐、腹痛、腹泻等胃肠道反应，个别患者可产生眩晕、嗜睡、肝炎、上消化道出血、皮肤瘙痒、皮肤色素减退、阿斯综合征等。

（4）禁忌证

① 过敏者。

② 严重肝、肾功能障碍及胃肠道疾患者。

（三）免疫调节剂

1. 白芍总苷

白芍总苷，又称为帕夫林，是我国著名药理学家徐叔云教授等研制成功的一个中药来源的二类西药新药。顾名思义，它取自白芍，是经其提炼而成的一组单萜类物质，其主要成分包括芍药苷、羟基芍药苷、芍药花苷、芍药内酯苷、苯甲酰芍药苷等。

（1）药理作用

① 免疫调节

白芍总苷在免疫调节方面作用的研究日趋成熟，有研究显示其具有双向免疫调节作用，具体双向作用体现如下：国内外很多学者将白芍总苷应用于自身免疫性疾病的临床治疗，研究表明其对强直性脊柱炎、类风湿关节炎、干燥综合征、未分化结缔组织病等疾病均有较好的治疗作用，另外，也有学者研究表明，其对多种炎症性病理模型如大鼠佐剂性关节炎、大鼠足爪肿胀和环磷酰胺诱导的细胞和体液免疫增高或降低模型等具有明显的抗炎和免疫调节作用。

我们参考总结国内外研究文献，目前大多数学者认为，白芍总苷发挥调节免疫功能的机制可能为：

A. 抑制异常活化的单核巨噬细胞功能，抑制其过度分泌 IL-1 与 H_2O_2，使低下的 IL-2 恢复正常。

B. 可抑制内毒素处理的人单核细胞中细胞间黏附分子－1(ICAM-1)的表达。

C. 抑制 B 淋巴细胞的增殖反应，从而抑制 B 细胞过度分泌 IgM、IgG 抗体。

D. 可增加特异性抑制性 T 细胞(Ts)数目，提高其活性，使辅助性 T 细胞 1/2(Th1/Th2)比例恢复正常，并且有保护红细胞膜以及保肝作用。

ROU 发病因素及机制复杂，部分学者认为 ROU 发病与机体免疫功能有着很密切的关系，有些人表现为免疫缺陷，有的则表现为自身免疫反应。由于白芍总苷具有明确的免疫调节的功能，近几年，临床上将其应用于治疗 ROU，结果显示其可以减少溃疡数目，延长总间歇期，与其他药物联合(枸杞多糖、沙利度胺)治疗，检测显示患者体液免疫及细胞免疫状况均有一定改变。由于白芍总苷安全有效，副反应小，效果显著，目前已被用于临床治疗顽固性 ROU。

② 保肝作用

有学者研究发现：白芍总苷可降低肝损大鼠的转氨酶，改善肝损大鼠的病理炎症和纤维化，研究人员认为白芍总苷具有抗肝纤维化的作用，可能与其诱导肝星状细胞的凋亡有关。现在，越来越多的学者认为白芍总苷具有明确的保肝作用。

③ 其他

除了上述调节免疫、抗炎、护肝等作用，研究人员还发现其还具有护肾、抗抑郁及影响细胞增殖等功能,因此,白芍总苷在风湿免疫科、皮肤科应用较为广泛。

(2)用法和用量

口服,一次 0.6 g,每日 2～3 次,或遵医嘱。

(3)不良反应

临床观察发现,部分患者口服白芍总苷胶囊后出现软便、腹痛现象,轻者无明显异常,重者大便次数增加,腹痛明显,用药经减量或应用一定时间后症状可缓解。目前白芍总苷与其他药物联合应用时还未出现明显的不良反应。

(4)禁忌证

尚不明确,过敏者不建议使用。

2. 左旋咪唑

左旋咪唑为四咪唑的左旋体,临床常用的驱虫药,即称为"驱虫净"。

(1)药理作用

1966 年以来左旋咪唑被用于驱除肠道线虫,1971 年 Rthorx 等发现左旋咪唑对动物有增强抗菌免疫,恢复年老小白鼠退化的免疫系统,增强移植抗宿主反应的作用。至此,关于左旋咪唑的研究引起各方面广泛关注。随后,国内外不少学者通过动物实验与临床实践证实,左旋咪唑具有潜在免疫调节能力,可使人类或动物经由 T 细胞产生细胞内免疫作用。后来,又有学者对其进行了免疫作用的研究及应用于临床的疗效观察,证明它对 T 淋巴细胞、吞噬细胞及抗体的形成均有调节作用,能增强机体的抗感染能力和治疗反复发作性和炎症性疾病。

研究证明,该药具有胸腺素样作用,可促使前 T 细胞的分化,还可诱导白细胞介素-2(IL-2)的产生,增强免疫应答,其调节机制可能与该药激活环核苷酸磷酸二酯酶,从而降低淋巴细胞和巨噬细胞内的环磷酸腺苷(Cyclic Adenosine monophosphate,CAMP)含量有关。左旋咪唑的代谢产物 2-氧-3-(2-巯基己基)-5-苯咪唑啉(OMPl)也具有增强免疫功能的作用,且还有清除游离基的作用,通过清除氧化根或与巯基直接作用促进微管蛋白聚集保护白细胞微管蛋白的完整性和功能,能增强人单核细胞或多形白细胞的趋化作用,从而提高机体免疫功能。

以上研究证实左旋咪唑可作为一种免疫调节剂,而 ROU 患者部分表现为免疫紊乱,国内外对左旋咪唑治疗 ROU 进行了大量的研究。研究结果表明左旋咪唑是治疗 ROU 的有效药物之一,它可以使 $CD4^+/CD8^+$ 阳性比值正常化,提高机体的免疫功能。大量临床研究证实左旋咪唑能减少溃疡发作的频率,缩短发作期,减轻临床疼痛或不适症状。左旋咪唑治疗 ROU 时不良反应较少见,大部分病例无任何不良反应出现,只有极少数病人在服药期间出现味觉障碍和恶心等不良反应。

(2)用法和用量

左旋咪唑主要用于驱蛔虫及钩虫。本品可提高病人对细菌及病毒感染的抵抗力,如前所述,其对复发性阿弗他溃疡疗效明显。

其使用方法主要如下:口服,每日 150～250 mg,分三次服用,连服两日后停药五天,一个月为一疗程。

不过也有学者对左旋咪唑的用药方案进行了深入研究,结果显示,仅当 ROU 发作时给予左旋咪唑为期三天的疗程,患者症状和体征的改善要比定期服药更早发生,提示左旋咪唑也许可通过灵活的给药方案预防 ROU 的新发作。

综上，左旋咪唑治疗 ROU 时，应根据患者个体情况，进行相应的设计和调整，以达到最佳治疗效果。

（3）不良反应

关于本药的不良反应较少见，且并不严重，大部分表现为头晕、恶心、呕吐、腹痛等，多数在数小时后自行恢复。偶见流感样症状，如头痛、肌肉酸痛、全身不适等，个别病人可有白细胞减少症、剥脱性皮炎及肝功能损伤。

（4）禁忌证

妊娠早期、肝功能异常及肾功能减退者慎用，肝炎活动期忌用。

3. 转移因子

转移因子（transferfactor）是一种存在于致敏淋巴细胞内的物质，能通过呈递特异性免疫信息引发迟发性超敏反应，即能将供体的细胞免疫能力转移给正常未免疫的淋巴细胞，故称为转移因子。目前普遍认为转移因子为一种有效的免疫增强剂，主要成分为外周血白细胞或脾细胞中提取的多核苷酸肽。本品可使细胞免疫增强，促进巨噬细胞的趋化性和吞噬功能。有研究认为用转移因子进行舌咽淋巴环封闭治疗是一种行之有效的方法，可使局部药物的有效浓度增高，迅速控制病情，较之传统的皮下或肌内注射有更大的优越性。目前，转移因子在临床上主要应用于免疫缺陷的病人，如 ROU、细菌性或霉菌性感染、病毒性带状疱疹、乙肝、麻疹、流行性腮腺炎。对恶性肿瘤可作为辅助治疗剂。

国内外研究均证实转移因子对 ROU 有很好的疗效。Schulkind 等采用双盲对照实验发现口服转移因子可有效控制 ROU 的临床症状，延长缓解期。其他报道亦证明转移因子可有效延长 ROU 的间歇期。

（1）药理作用

目前大多数研究人员证实了转移因子的药理作用：特异地或非特异地调节机体免疫状态，增强细胞免疫和骨髓造血功能，对机体免疫功能呈双向调节作用，使机体的免疫紊乱获得纠正，治愈疾病。

（2）用法和用量

每日注射 1 ml 于淋巴回流较丰富的腋下或腹股沟处，作皮下注射，每周 1～2 次，10 次一个疗程，本品也有口服制剂，方便应用。

（3）不良反应

本品无明显不良反应，副作用小，有时注射部位往往有酸、胀、痛感。个别病人使用本药出现皮疹、皮肤瘙痒等反应，少数病人可出现短暂发热，偶见肝功损害加重。由于其对复发性阿弗他溃疡疗效明显，对于部分常规疗法效果不佳的患者，应用转移因子也是一种治疗方法，有时候也能取得意想不到的效果。

（4）禁忌证

① 禁与热的饮料、食品同服，以免影响疗效。

② 变色勿用。

4. 胸腺肽

细胞免疫的发育及调节需要正常功能的胸腺，因为胸腺分泌一种多肽蛋白质荷尔蒙，形成缩氨酸类,它参与机体细胞免疫反应,使白细胞转变成 T 淋巴细胞,因而增多与强化人体中减弱的 T 淋巴细胞。

胸腺肽(thymosin)是一种从小牛胸腺提取并精制而成的活性混合小分子多肽类物质(缩氨酸类),含免疫活性多肽,能促进和调节淋巴细胞(主要是 T 淋巴细胞)的发育和分化成熟,它能特异地增强机体的细胞免疫功能,起到调节机体细胞免疫功能的作用。现如今已被公认为一种明确的免疫增强剂。转移因子主要用于治疗各种原发性或继发性 T 细胞缺陷病,某些自身免疫性疾病,各种细胞免疫功能低下的疾病及肿瘤的辅助治疗。

基于胸腺肽的免疫调节的作用,很多研究人员将其应用于 ROU 的治疗。沈胜利等研究了胸腺肽对复发性阿弗他溃疡的治疗作用,实验组(胸腺肽治疗组)治疗有效率为 78.3%,明显高于对照组的治疗有效率 38.0%。还有研究者研究了三阴交、足三里穴位注射胸腺肽治疗复发性阿弗他溃疡的作用,结果发现,穴位注射法效果明显优于皮下注射法。但穴位注射胸腺肽偶有过敏现象,治疗开始应做皮试。国外研究也发现胸腺肽注射治疗复发性阿弗他溃疡病人能使患者的免疫指标正常化。

(1)药理作用

本品为细胞免疫调节药物,具有诱导 T 细胞分化,促进 T 淋巴细胞亚群发育、成熟并活化的功能,能调节 T 淋巴细胞亚群的比例,使 CD4$^+$/CD8$^+$ 趋于正常,并能增强巨噬细胞的吞噬功能,增强红细胞介导免疫功能、提高自然杀伤细胞活力、上调白介素-2 的产生水平与受体表达水平,增强外周血单核细胞 γ-干扰素的产生,增强血清中超氧化物歧化酶活性,本药具有调节和增强人体细胞免疫功能的作用。胸腺肽无明显的种属特异性。

(2)用法和用量

胸腺肽的临床用药方式多种多样:口服、注射等,其临床应用剂量主要如下:针剂,2 mg/2 ml 或 5 mg/2 ml;片剂,5 mg/片或 20 mg/片或 15 mg/片;肌内注射,一次 2~10 mg,每日或隔日 1 次;口服,一次 5~30 mg,每日 1~3 次,一个月为一疗程。

(3)不良反应

本药的不良反应较少,多数患者耐受性良好,个别可见恶心、发热、头晕、胸闷、无力等不良反应,少数患者偶有嗜睡感。慢性乙型肝炎患者使用时可能谷丙转氨酶(Alanine aminotransferase,ALT)水平短暂上升,如无肝衰竭预兆出现,仍可继续使用本药。患者服用该药时也应注意:对本药有过敏反应者、器官移植者、细胞免疫功能亢进者或胸腺功能亢进者禁用。由于本药通过增强患者的免疫功能而发挥作用,因此对正在接收免疫抑制治疗的患者(例如器官移植受者)不应使用本药,除非治疗带来的裨益明显大于危险性。患者治疗期间应定期检查肝功能。注射前或停药后再次注射需作皮试。幼儿及青少年慎用。

目前,虽然证明胸腺肽治疗 ROU 有效,但研究成果还不成熟,关于其适应证、具体疗效等还需进一步的探索。

(4)禁忌证

对本品有过敏反应者或器官移植者禁用。

5. 聚肌胞

聚肌胞(polyinosinic acid-polycytidylic acid)为多聚肌苷酸及多聚胞苷酸的共聚物,是一种高效干扰素诱导剂,能在体内产生干扰素,抑制已感染的病毒的复制,诱生力强,能明显增强单核巨噬细胞功能,能刺激其吞噬功能,具有广谱抗病毒、抗原虫、抗肿瘤、调节机体免疫功能等多种保护作用。

(1) 药理作用

临床上,聚肌胞用于治疗慢性乙型肝炎、流行性出血热、流行性乙型脑炎、病毒性角膜炎、带状疱疹、各种疣类和呼吸道感染等。目前也有应用于治疗 ROU。聚肌胞用于 ROU 的临床治疗取得了很好的疗效。有研究对 481 位 ROU 患者局部应用聚肌胞,发现聚肌胞的局部应用对轻型 ROU 患者有明显的疗效,能加速溃疡愈合,缩短疗程。还有研究者对全身应用聚肌胞治疗 ROU 进行了研究,结果聚肌胞注射液治疗组 56 例患者的临床疗效明显优于维生素 B_1 和维生素 C 组。

(2) 用法和用量

肌内注射,一次 1～2 mg,每 2～3 天 1 次,一个月为一疗程。

(3) 不良反应

少数病人有一过性低热,偶见乏力、口干、头晕、恶心等。

(4) 禁忌证

① 对本药过敏者。

② 孕妇和哺乳妇女。

6. 多抗甲素

多抗甲素(polyactina)为我国首创的新型免疫调节剂,它是链球菌发酵提炼而成的一种多糖类物质。在用多抗甲素治疗肺癌、胃癌、食管癌的病例中,发现病人原有的慢性皮肤溃疡、口腔溃疡治愈,由此给了我们启示。研究发现,局部应用多抗甲素治疗醋酸及石炭酸所致新西兰兔实验性口腔溃疡有明显疗效,创面收敛干净,愈合时间显著缩短。有实验人员应用多抗甲素联合雷公藤多苷治疗复发性阿弗他溃疡 30 例,治疗后患者免疫功能明显改善,$CD4^+$ 细胞数目增多,$CD4^+/CD8^+$ 比例恢复正常。

(1) 药理作用

本药是从溶血性链球菌经发酵提取而得到的一种多糖类物质,其化学结构为 α-甘露聚糖肽。其有多种生理活性,可直接作用于免疫器官,对中枢和外周免疫器官产生影响,通过免疫器官的功能改变,使机体的免疫功能增强,除对细胞免疫有明显作用外,还能促进机体的体液免疫,可明显增强机体免疫功能。此外,多抗甲素还能激活吞噬细胞,升高白细胞,抑制肿瘤细胞 DNA、RNA 合成,提高外周血的白细胞,激活单核吞噬细胞和巨噬细胞的吞噬功能,活化淋巴细胞。

(2) 用法和用量

口服,一次 10 mg,一日 3 次,一个月为一疗程。

(3) 不良反应

本药副作用较少,偶有一过性发热现象,还能引起皮疹。

(4) 禁忌证

风湿性心脏病患者、过敏体质患者禁用。

7. 卡介菌多糖核酸

卡介菌多糖核酸(BCG-polysaccharide nucleic acid)是从卡介苗中提取的一种具有免疫

调节功能物质。

（1）药理作用

本品系用卡介苗经热酚法提取多糖、核酸，配以灭菌生理盐水的卡介苗多糖核酸注射液。主要作用是调节机体免疫水平，增强机体的抗感染和抗过敏能力。本品作为一种新型免疫调节剂，可调节机体内的细胞免疫、体液免疫、刺激单核吞噬细胞系统，激活单核-巨噬细胞功能，增强自然杀伤细胞功能来增强机体抗病能力。

基于以上药理作用，其在临床上主要应用于预防和治疗慢性支气管炎、感冒及哮喘。同时，其对 ROU 的疗效研究表明它可能对这部分患者起到一定的作用。李运泉等将 168 例 ROU 患者随机分为两组：卡介菌多糖核酸治疗组 84 例，对照组 84 例，在一个疗程（18 次）后，按照 ROU 疗效评价试行标准加以评定后，治疗组有效率达 87%，显著高于对照组（50%）。另外，有学者研究足三里穴位注射卡介菌多糖核酸注射液治疗 ROU 患者 30 例，结果显示治疗组有效率明显高于对照组。

（2）用法和用量

肌内注射，一次 0.5 mg，隔日 1 次，一个月为一疗程。

（3）不良反应

偶见红肿、结节，热敷后一周内自然消退。

（4）禁忌证

患急性传染病（如麻疹、百日咳、肺炎等）、急性结膜炎、急性中耳炎及对本品过敏史者暂不宜使用。本品不应有摇不散的凝块及异物，安瓿有裂纹或有异物者不可使用。

8. 香菇菌多糖片

香菇菌多糖片（lentinus edodes mycelia polysacharide tablets）是一种免疫增强剂，能够改善和提高机体细胞免疫，临床研究证明香菇菌多糖片可以明显减轻 ROU 的疼痛症状，缩短平均溃疡期，加速溃疡愈合。

（1）药理作用

本品为香菇子实体中提取的多糖，具有生物免疫调节作用。包括诱导辅助性 T 淋巴细胞（Th）和细胞毒性 T 淋巴细胞（Tc）产生白细胞介素-2；促进巨噬细胞活化，诱生干扰素，具有较强地抑制病毒复制的作用；且可通过降低肝脏损伤引起的 ALT 升高和提高肝损伤引起的肝糖原降低，起到护肝作用。

（2）用法和用量

口服，一次 20 mg，每日 2 次，一个月为一疗程。

（3）不良反应

有恶心、呕吐、胸闷、皮疹、休克等。

（4）禁忌证

过敏者禁用。

9. 延胡索酸酯

延胡索酸酯（fumaric acid esters，FAEs）是一种治疗银屑病安全而有效的全身药物。尽管 FAEs 被认为是一种调节免疫细胞产生免疫因子的药物，但它的确切作用机制还不清楚。

近期研究发现 FAEs 增加了免疫细胞中的活性氧（氧化应激），这导致了负调控转录因子 ATF3 的特异性诱导生成和 ATF3 依赖的 IL-6、IL-12p40 和 TNF 等细胞因子的抑制，而 IL-6 和 TNF 在 ROU 的发病机制中扮演着重要的角色。鉴于这个发现，有学者建议应用 FAEs 治疗 ROU 患者。有报道称应用 FAEs 治疗 ROU 患者后，效果良好安全，且在治疗后 11 个月的追踪中，患者口腔溃疡均未复发。但由于 ROU 的间歇性和自愈性，不能排除疾病自发的改善。目前部分学者认为其延长疾病的发作间期以及在治疗银屑病过程中被证明的低风险显示 FAEs 可以建议在临床试用于 ROU 的治疗。但延胡索酸酯治疗 ROU 的机理和疗效还有待于我们进一步研究。

另外，临床研究发现，延胡索酸酯治疗早期，患者可出现轻微的胃肠道症状（腹泻）和颜面潮红，这些都是典型的轻微不良作用，治疗进行几周后会逐渐弱化。除此之外，FAE 会影响白细胞数目和肾功能。最近的报道称使用 FAEs 治疗银屑病的患者患淋巴细胞减少症的比例达到 60%。因此，在治疗的前三个月，推荐每两周检查一次白细胞和肾功能，之后可以每月测一次。然而，长达十年的 FAEs 长期安全性研究数据表明，其对白细胞和肾功能的影响是轻微的，且这种影响在停药后完全可逆。

（四）生物治疗

对于部分 ROU 患者，除了以上治疗方法外，生物治疗也不失为一种选择。目前对于生物治疗的研究还不成熟，有待进一步深入研究。临床上常见的几种生物疗法主要如下：

1. 干扰素

针对干扰素作用机理和临床疗效，学者做了大量研究。邱亦明等研究发现，用干扰素治疗 ROU，其临床疗效确切，探索具体的作用机制，可能是干扰素通过调节外周血 T 细胞亚群失衡，从而提高机体的细胞免疫功能。朱敏等研究发现干扰素治疗 ROU 的疗效确切，其作用机制可能是通过调节外周血炎症细胞因子平衡失调，从而提高机体的细胞免疫功能。李运泉等用重组干扰素治疗了 186 例复发性口腔溃疡患者发现，干扰素能减少溃疡的数目、减轻症状、缩短溃疡持续时间、延长溃疡的间歇期，且未见不良反应。国外研究也发现小剂量干扰素可以有效预防艾滋病病人口腔溃疡的出现。还有研究者对 2 例三年病史的 ROU 患者，单独应用干扰素 1 200 IU/d 后，病损均在 6 周内愈合，且在半年内未复发。由于干扰素治疗 ROU，操作简单，疗程短，无明显副作用，安全有效，目前也是临床上治疗方法之一。

（1）药理作用

干扰素具有广谱抗病毒作用及免疫调节功能；能增强巨噬细胞和自然杀伤细胞的活性；增强淋巴细胞对靶细胞的活性；在细胞表面与特殊的膜受体结合而发挥其细胞活性，此过程被认为是多种不同的细胞对干扰素的反应，包括阻止受病毒感染细胞中病毒的复制，对增殖细胞的抗增殖活性，对某些细胞的直接溶解活性，免疫调节活性，增强巨噬细胞的吞噬，增强自然杀伤细胞的毒性，某些激素样活性。

① 抗病毒作用

主要是通过与细胞表面的特异性膜受体结合而诱导细胞产生多种抗病毒蛋白，切断病毒 m-RNA 的转录与翻译，从而抑制病毒的复制。

② 增强免疫功能

主要是通过调节机体的免疫监视、防御和稳定功能，增强自然杀伤细胞、Tc 细胞的细胞毒杀伤作用,增强吞噬细胞的活动,诱导外周血单核细胞的 2、5-寡核苷酸合成酶的活性,增加细胞表面主要组织相容复合物抗原的表达而起作用。

（2）用法和用量

皮下注射,一次 3~18 万 IU,每日 1 次,连用三天后停药四天,一个月为一疗程。

（3）不良反应

常见发热和疲劳,停药后 72 小时内消失,此现象和用药的剂量有关。一般反应包括寒战、食欲缺乏、恶心、头痛及肌肉疼痛。亦有骨髓抑制,如白细胞或血小板减少、心律不齐、高血压、低血压,大剂量可出现头晕目眩、外周神经病症癫痫发作、肝肾功能异常、脱发。

（4）禁忌证

① 妊娠、哺乳期妇女及儿童慎用。

② 对干扰素类制剂过敏者禁用。

③ 中枢神经系统功能紊乱者禁用。

④ 严重肝肾功能不全者、严重心肺功能不全者慎用。

⑤ 有其他严重疾病不能耐受本品副作用者禁用。

2. 粒-巨噬细胞集落刺激因子

粒-巨噬细胞集落刺激因子来源于粒细胞、巨噬细胞（单核细胞）、成纤维细胞、内皮细胞、基质细胞以及人膀胱癌及鳞癌细胞系,是一种具有多项潜能的造血生长因子,它不仅能促进造血前体细胞的增殖、分化、成熟,还对其他细胞,例如抗原提呈细胞、成纤维细胞、角质细胞、皮肤黏膜细胞等均有不同程度的刺激作用;粒-巨噬细胞集落刺激因子可以特意性地作用于粒系造血组细胞,诱导其分化成熟,刺激造血。当组织发生炎症时,粒-巨噬细胞集落刺激因子促进粒细胞的趋化性,使循环中的粒细胞在短时间内成倍增加;同时还具有抑制粒细胞的黏附和延缓粒细胞凋亡的作用。因此,其是一种抗感染及炎症性反应的介质。当口腔内外环境改变,机体防御能力下降,中性粒细胞减少时,口内细菌增殖活跃,毒力增强,菌群关系失调,更易出现口腔溃疡等口腔黏膜炎症。多项研究表明用粒-巨噬细胞集落刺激因子来预防和治疗口腔溃疡是一种有效的治疗方法。关于其治疗口腔溃疡的机制,目前尚未统一,部分学者认为可能与其促进表皮细胞和成纤维细胞生长有关。

除了以上较常见的治疗 ROU 的生物治疗方法外,临床上还可见其他类型,如应用依那西普、英夫利昔单抗、前列腺素 E2、阿达木等,有研究显示依那西普可通过与可溶性肿瘤坏死因子-α（TNF-α）高亲和力结合,阻断 TNF-α 与细胞表面 TNF 受体结合,中和 TNF-α 的致炎作用,从而发挥治疗 ROU 的作用。但这些方法的作用机制及应用前景还有待临床进一步研究。

（五）微量元素

1. 锌

随着现代医学的发展,微量元素分析使人们逐渐认识到微量元素锌（Zn）与人体健康和疾病的重要性,在口腔医学,临床关于微量元素锌与 ROU 的关系时有报道,这对进一步从理论实践上研究微量元素锌与 ROU 的关系提供了新的线索,下面我们针对微量元素锌的生理功能以及微量元素锌与 ROU 的关系作一论述。

（1）药理作用

① 体内分布

正常人每天需要锌量为 10～15 mg，血浆锌浓度为 95～130 $\mu mol/L$。锌在人体的牙齿中含量最高。锌主要在十二指肠和小肠上段吸收，其主要排出途径亦是小肠。每日摄取的 15 mg 锌，在粪便中通常要排出 10 mg，可见大部分锌未被吸收，部分锌来自小肠脱落细胞，从胰和胆汁中分泌 1～2 mg，尿中排出的锌，通常每日平均为 0.5 mg。Heluel 等指出：正常人红细胞中锌含量为 $(1\,440\pm270)\,\mu mol/L$，锌在软组织中的分布和浓度与铁相似；超离心法研究证明细胞中的金属元素以锌占首位。锌在正常成人体内的储藏量为 0.8～3.09 g，其中 2% 集中在上皮中，它与蛋白质合成及细胞呼吸有密切关系。

② 锌与宿主防御机理之间的相互作用

A. 维持细胞膜的完整性，保持膜结合酶的活性和接合部位的功能。

B. 高浓度锌有抑制吞噬细胞的功能。

C. 体内锌的储藏不足可并发 T 细胞的功能不足。

D. 核酸和蛋白质的合成需要锌。

E. 含锌金属酶在细胞功能上起着关键作用。

F. 微生物的生长和复制需适宜的锌浓度。

（2）用法和用量

现代多采用口服以维持血浆锌浓度，锌便于口服，常用食补及含锌口服液。

（3）锌与 ROU 研究

ROU 是口腔黏膜中最常见的溃疡类疾病，目前病因和发病机制尚不清楚。近年来不少学者为了研究 ROU 与锌的关系，进行了以下几个方面的分析与调查研究：

① 黄芋等人为寻找锌与 ROU 的关系，做了 ROU 患者头发微量元素的分析，研究者对 ROU 患者及正常人头发中 Zn、Cu、Fe 的含量加以比较，结果发现 ROU 患者发锌含量低于正常人，鉴于这个发现，其建议临床上可以给 ROU 患者服用锌制剂，加速溃疡愈合并防止复发。

② 王素文等对 ROU 患者血清微量元素进行检测及分析，结果发现 ROU 患者血清锌含量明显低于正常对照组，且经锌制剂治疗后，血浆锌含量明显增高，使 81.3% 的患者取得较满意的疗效，提示缺锌与 ROU 有密切关系。

③ 翁志强等用小剂量雷公藤治疗 ROU，疗效明显，研究发现小剂量雷公藤多苷能有效地调节患者血清 Zn、Fe 含量及 Cu/Zn 比值。

综上所述，锌是人体必需的微量元素，它有主要的生理功能和作用。锌的缺乏为 ROU 的诱因之一，及时补锌治疗可促进 ROU 的愈合。随着口腔医学领域的先进技术和仪器的应用，锌与 ROU 的研究会得到进一步的发展。

2. 维生素 B_{12}、叶酸、铁

维生素 B_{12}、叶酸和铁对于机体生长是不可缺少的微量营养物质，缺乏这些元素可引起贫血等疾病已被大量实验及临床研究证明。

（1）药理作用

① 维生素 B_{12}

维生素 B_{12} 为 B 族维生素之一，是一类含钴的复杂有机化合物。核心分子结构是以钴离

子为中心的咕啉环。维生素 B_{12} 主要存在于肉类,大豆以及一些草药也含有维生素 B_{12},人体肠道细菌也可以合成,故一般情况下不缺乏。但维生素 B_{12} 是消化道疾病患者易缺乏的维生素,也是红细胞生成不可缺少的重要元素,如果严重缺乏,会导致恶性贫血等不良后果。维生素 B_{12} 的作用主要是促进红细胞的发育和成熟,使肌体造血机能处于正常状态,预防恶性贫血;维护神经系统健康;以辅酶的形式存在,可以增加叶酸的利用率,促进碳水化合物、脂肪和蛋白质的代谢等。

② 叶酸(folic acid)

叶酸亦称维生素 B_9,是一种水溶性维生素,从菠菜叶中提取纯化,故而命名为叶酸。有促进骨髓中幼细胞成熟的作用,人类如缺乏叶酸可引起巨幼红细胞性贫血以及白细胞减少症,对孕妇尤其重要。

③ 铁

铁是一种化学元素,成人体内铁的总量约有 4~5 g,其中 72% 以血红蛋白、3% 以肌红蛋白、0.2% 以其他化合物形式存在,其余为储备铁,储备铁约占 25%,主要以铁蛋白的形式储存在肝、脾和骨髓中。成人铁摄取量是 10~15 mg,妊娠期妇女需要 30 mg。

(2) 维生素 B_{12}、叶酸、铁与 ROU 研究

近些年来,越来越多的学者认为维生素 B_{12}、叶酸和铁等微量元素的缺乏与 ROU 的发生密切有关,针对这些微量元素与 ROU 的因果关系,研究人员也做了大量临床及基础研究,详见以下:

在格拉斯哥口腔医院口腔医学科筛查了 130 例门诊复发性阿弗他溃疡患者,检查维生素 B_{12}、叶酸和铁缺乏情况。发现 23 例(17.7%)此类缺乏:5 例维生素 B_{12} 缺乏,7 例叶酸缺乏,11 例铁缺乏,其中 4 人有一个以上的微量元素缺乏。在 130 例与年龄和性别匹配的对照组中,发现 11 例(8.5%)缺乏。对 23 例 ROU 患者进行特异性替代治疗,随访至少 1 年,其中 15 例溃疡完全缓解,8 例明显好转。在没有缺乏症状的 107 例患者中,只有 33 例缓解或改善。这个差异是显著的。研究人员对 23 名患者进行了进一步的调查,以确定其缺乏的原因,并检测是否存在任何相关的条件。发现 4 人患艾迪生恶性贫血,7 人有吸收障碍综合征,证实 5 人是一种谷蛋白诱导的肠病。此外,还有单发的特发性直肠结肠炎、结肠憩室病、区域性小肠结肠炎和盲肠腺癌。本系列研究发现提示这些物质的缺乏具有高发病率,并且替代治疗具有良好疗效。

维生素 B_{12} 是脂肪和碳水化合物代谢、蛋白质合成和血细胞生成的辅酶。叶酸也是参与蛋白质合成和红细胞生成的辅酶。近来已经证实,口腔黏膜炎症包括 ROU 变化可能是维生素 B_{12} 或叶酸缺乏早期唯一的临床表现,提示 ROU 的发病与维生素 B_{12} 和叶酸的缺陷之间可能存在联系。

维生素 B_{12}、叶酸和铁缺乏的患病率,以及它们在 ROU 的病理生理作用尚不完全清楚,但以上文献报道却能在一定程度上表明它们在 ROU 中的重要性和相关性。

3. 铜

(1) 药理作用

铜元素是一种金属化学元素,也是人体所必需的一种微量元素,和人体健康密切相关。正常成年人体内,每千克体重中,铜含量大约为 1.4~2.1 mg;血液中铜的含量约为 1.0~

1.5 mg。数量虽小,但其对于维持器官的正常运行不可缺少,这是因为铜元素在机体运行中具有特殊的作用。铜是机体内蛋白质和酶的重要组成部分,许多重要的酶需要微量铜的参与和活化,例如,铜可以催化血红蛋白的合成。研究表明,缺铜会导致血浆胆固醇升高,增加动脉粥样硬化的危险,而动脉粥样硬化是引发冠状动脉心脏病的重要因素。科学家还发现,营养性贫血、白癜风、骨质疏松症、胃癌及食道癌等疾病的产生也都与人体的铜缺乏有关。严重缺铜和长期边缘性缺铜,还会引发小儿发育不良和一些地方病。

（2）铜与ROU研究

ROU病因复杂,有研究认为其与血清铜有着密切的关系。但具体机制目前研究仍较少,结果不尽一致。有学者研究结果表明ROU患者血清铜显著增高,可能是铜在体内的利用发生障碍的结果,铜利用障碍导致含铜酶活性降低,从而影响溃疡的愈合。另外,铜增高可能与血清锌水平降低有关,已有研究证明血清铜与锌存在负相关关系,而ROU患者常存在缺锌现象。庞劲凡等利用中药治疗ROU,通过提高血锌浓度、降低血铜浓度,把铜/锌比值调整至正常,取得较好疗效。提示这可能是由于微量元素锌、铜在免疫功能中的作用得到更好的发挥,提高了细胞免疫功能。目前由于此方面的文献资料较少,且每篇文献的可靠程度不同,故结果仍存在一定的偏性,仍需进一步研究两者的关系。

4. 维生素C

维生素C,即常说的抗坏血酸,目前大量的实验证据证明维生素C也是影响ROU的元素之一。有学者认为,维生素C可以通过调节活性氧的产生和增加中性粒细胞凋亡发挥作用。但维生素C在治疗ROU方面仍有争议,还有待进一步研究。

5. 其他

（1）维生素E

维生素E能清除自由基,具有抗氧化作用,能保护细胞膜和细胞器的稳定性及酶活性。同时通过改善局部组织微循环,达到增强局部组织的营养状态、抗病能力和组织修复能力,在治疗ROU中发挥其独到作用。

（2）维生素Bco

维生素Bco即复合维生素B,顾名思义,含有维生素B_1、维生素B_2、维生素B_6和烟酰胺等多种维生素B族成分,是机体多种辅酶的组成部分,作为递氢体广泛参与生物氧化还原过程,对蛋白质、碳水化合物、脂类的各种代谢功能起着重要作用,可以促进新陈代谢,同时对增强和维持黏膜上皮组织正常形态及功能起着极为重要作用。

第三节　物理治疗

一、激光治疗

激光是治疗ROU的常用物理疗法之一。激光照射组织表面后,可改善局部血液循环和血黏度,能够清除局部堆积的炎症细胞,减轻局部充血、水肿。并且激光可以抑制局部神经纤维的传导,产生类似局部麻醉的作用,以发挥缓解疼痛作用。同时,激光照射会增强细胞代谢,增加酶的活性,并增加上皮细胞和成纤维细胞的生成,从而加快胶原纤维的合成,利于溃疡愈合。

（一）激光的历史

激光的英文单词是"LASER"，LASER 是从 light amplification by stimulated emission of radiation 中取首字母而组合成的专业名词，其中文意思是"受激辐射光放大"。以前，我国曾将 laser 翻译成"莱塞""镭射""光受激辐射放大器"等。激光的理论基础是 1916 年爱因斯坦提出的受激辐射的概念。直到 1960 年，世界上第一台红宝石激光器才被美国的梅曼博士研制出来。而在此后的近 60 年里，各国科学家相继研制生产出数百种的激光器。

（二）激光的特性

激光是物质受激辐射以后而产生的束状强光。其亮度高，能量密度大，是目前已知的最亮的光源。其亮度可以达到太阳光亮度的 100 亿倍。若是将这种光能转变成为热能，可以瞬间达到几千度至几万度。激光束近似平行光，其发散角度小，射程远，并且经透镜聚焦可以形成极细小的光点，因此激光非常适合精密的切割和气化手术。

（三）激光的效应

1. 热效应

生物组织被激光照射可产生几百度甚至上千度高温，生物组织的蛋白质在高温下会发生变性凝固，甚至组织炭化或气化。

2. 机械效应

激光照射组织时其本身会对组织产生压强，此外，生物组织吸收强激光后会因热膨胀和相变以及超声波、冲击波、电致伸缩等再次引起压强。在临床上，利用激光引起的压强作用可治疗多种疾病，如眼科中的压力打孔等。

3. 光效应

生物组织会吸收激光，而不同色系组织对激光吸收程度不同，利用这一效应，可在需破坏的组织上先进行组织染色，然后再进行激光组织照射，即可获得更佳效果。

（四）激光医学领域的应用

在临床及医学上，激光具有基础研究、诊断以及治疗的作用。

1. 弱激光治疗

弱激光以其特有的生物作用被用于治疗几十种疾病。其方法分为理疗、激光针灸与弱激光血管内照射疗法。

2. 高强度激光手术

进行组织分离、切割、切除、打孔、截骨等可以通过激光束完成。此外，激光束还可以吻合组织、血管、淋巴管、神经等。手术用的激光治疗机统称光刀。激光手术具有快捷、精度高、出血少、感染少等优点。在某些外科领域，以及部分的使用光刀代替传统手术刀进行手术。

3. 激光动力学疗法（光化学疗法）

人体内肿瘤细胞与正常细胞对光敏物质的亲和力是不同的，当机体被注射某种光敏物质时，光敏物质只集中在肿瘤组织中，因此当用高功率激光照射肿瘤区域时，肿瘤细胞会因光化学作用而被杀死，这种杀伤只针对肿瘤细胞，而不会对正常组织造成影响。

4. 激光诊断

Mcnary 和 Lithwick 等于 1964 年分别报道了利用激光测量表皮及骨组织中的元素含

量。1965 年,低功率气体激光器用于测量视网膜的视敏度。1966 年,Knoll 用激光散斑现象测定人眼屈光不正。20 世纪 70 年代,激光多普勒技术、激光荧光光谱法及激光拉曼光谱法开始用于医学。而随着激光技术发展与计算机技术结合,许多令人瞩目的新诊断方法及诊断仪器逐渐被用于医学研究及治疗上。

（五）弱激光照射对生物机体的作用

1. 弱激光的生物学刺激效应

弱激光的除了具有热效应、压强效应、光化效应外,还具有另一种作用:生物刺激作用。激光的生物刺激作用具有可逆性,且其生物效应直接由辐射产生而不是源于热效应。这种特殊作用可产生多种良性生物学效应。

2. 弱激光照射对机体免疫功能的作用

人体有着非特异性免疫和特异性免疫。非特异性免疫是人与生俱来的免疫作用;而特异性免疫又称获得性免疫,是免疫器官及免疫细胞所发挥的免疫作用。近年来,许多文章指出,人体被低能量激光照射后,其单核巨噬细胞系统会被激活,在照射过程中(即近期疗效),激光会增强体液免疫;当激光停止照射后(即远期疗效),机体的细胞免疫将会得到增强。实验证明,小鼠胸腺区或行穴位经 He-Ne 激光直接照射后,小鼠腹腔内的巨噬细胞的吞噬率及吞噬指数明显增高,并且巨噬细胞内的特异性酯酶(NES)活性也会提高。而照射脾区,脾巨噬细胞功能也会有所活跃,进而激活骨髓中的单核细胞,并对机体的 T 细胞及 B 细胞具有调节作用。

3. 弱激光照射对血液循环的作用

（1）降低血液黏滞度 血液中红细胞过度聚集会使血液黏度升高,并使体内血栓形成。当体内血液黏度增高时,机体血流量减少,致使组织器官微循环发生紊乱,进而毛细血管中发生血液停滞、闭塞及血栓形成。实验证明,经过低能量激光照射后,机体内红细胞聚集性、红细胞比容、纤维蛋白原含量及血小板聚集率会明显降低,并会降低血液的高凝状态。

（2）改善血管功能 弱激光照射后血管会有一定的扩张,受累部位微循环会得到加强:这会使血流速度低、脑部供血不足者血流速度明显升高;而血流速度高者(血管痉挛或狭窄)经治疗后血流速度下降。有研究证明,He-Ne 激光血管内照射可使血管一氧化氮分泌增多,使血管舒张。

（3）提高抗氧化能力 自由基能在体内引起脂质过氧化反应,对机体产生氧化损伤。临床实验证实,弱激光可使血液中红细胞内的超氧化物歧化酶活性提高,而超氧化物歧化酶有着清除体内自由基的功能,因此弱激光能够避免脂质过氧化等作用的损伤。

（六）临床常用的低功率激光器

1. He-Ne 激光器

He-Ne 激光器是最早研究成功的气体激光器,属原子气体激光器。其波长为 632.8 nm,连续式,光纤传输。由于其结构简单、造价低廉、性能稳定、使用方便,因此在临床中被广泛使用。

2. 半导体激光器

其波长可从 490 nm 至 980 nm,属于连续式/脉冲式,光纤传输。在临床中多被用于消炎、镇痛,波长主要为 532 nm(激光血液照射)、650 nm(激光血液照射、激光光针治疗)以及

830 nm(激光理疗、激光光针治疗)。其工作物质主要是砷化镓和砷化铝镓。

3. CO_2 激光器

波长 10.6 nm,连续式,属气体分子激光器。该激光其结构简单,价格较低,稳定性较好,医学上应用广泛。适用于外科、皮肤科大面积的创面、慢性炎症、湿疹等损害。

4. 氢离子激光器

波长 488 nm/514.5 nm,连续式,光纤传输,属气体离子激光器。应用于低功率激光照射,常有较好的效果,临床上应用低功率激光照射的输出功率十毫瓦至几百毫瓦。进行激光动力学治疗,亦可用于光敏诊断。

5. Nd:YAG 激光

Nd:YAG 激光是最新推出的一种激光治疗方法,其波长为 1 064 nm,按能量输出方式的不同 Nd:YAG 激光可分为连续式和脉冲式两种。目前常用的是连续 Nd:YAG 激光,在五官科、妇科、外科应用较多。

除了以上几种,临床上使用的激光器还包括氮分子激光器、氟离子激光器以及氦镉激光器等。

(七) 低功率激光治疗口腔溃疡

激光治疗口腔溃疡主要是利用弱激光的生物刺激效应,Gennady 等通过研究弱激光的生物学效应,发现弱激光有着改善微循环和促进细胞增殖的作用。低能量激光可促进细胞 DNA 的代谢和再生,增强机体的免疫功能。杨永沛用 $35\sim285$ J/cm^2 的 He-Ne 激光照射患者合谷和足三里穴,发现可提高部分患者白细胞总数、中性粒细胞数和淋巴细胞转化率。李武修 24 mW He-Ne 激光直接照射患部 5.09 mW/mm^2,可见唾液和血液中 IgG、IgA 含量明显增高,血液中的 C3,淋巴细胞转换率也有所升高,其增高均具有统计学意义。

不仅如此,低强度激光还具有抗氧自由基损伤的作用。虽然机体在正常的生命活动中会不断产生自由基,但在经低强度激光照射后,机体内存可清除自由基的一系列物质如超氧化物歧化酶(3JH)、过氧化氢酶('IK)、谷胱甘肽过氧化物酶(L3DEMN)等以及各种抗氧化剂的活性会显著升高,并产生有关的生物效应。杨苏平的研究显示 1.5 W 60 mJ、80 mJ 的脉冲 Nd:YAG 激光可以使口腔溃疡氧自由基中 SOD 活性、MDA 含量消减而达到正常水平,对口腔溃疡愈合有明显的促进作用。Grossman 等对培养的正常人类角质细胞,采用 780 nm 低强度半导体激光(615 mW)照射,发现其可以促进角质细胞的增殖,并且还具有清除单态氧、超氧阴离子、氢氧根离子作用,提示低强度激光照射可以清除活性氧、促进角质细胞增殖、加快组织创伤的愈合。

(八) 低功率激光治疗口腔溃疡疗效评价

Albrektson 等人开展了一项预先确定了纳入和排除标准的随机、单盲、安慰剂对照的临床试验。40 名 ROU 患者参与了该项研究($n=20$/组)。文献作者所描述的激光器参数为波长为 809 nm,60 mW,1 800 Hz 的 GaAlAs 半导体激光器,每次治疗持续时间为 80 秒,剂量为 6.3 J/cm^2。在治疗组中,激光尖端与溃疡直接接触持续 80 秒;在安慰剂组中,进行相同的程序,但是激光功率为零。低能量激光疗法应用三次,每次相隔 24 小时。在 Albrektson 等人的研究中,要求患者根据视觉模拟评分(VAS)表评估他们的疼痛程度,并讨论他们在安慰剂或激光治疗前后进食的主观体验。激光组的疼痛评分在第 1 天(VAS 评分:84.7 至

56.2)和第 2 天(VAS 评分:56.2 至 31.5)(P<0.000 1)显著降低。安慰剂组的疼痛评分从 81.7 变为 80.7(第 0 至 1 天),第 2 天为 76.1。所有受试者在试验开始时都存在中度或重度进食困难。在激光组中,75%的受试者在第 1 天仍有中度或重度进食困难。20%的受试者在第 2 天有中度或重度进食困难,而在第 3 天时没有一个患者存在进食困难。在安慰剂组中,所有受试者在第 1 天和第 2 天均存在中度或重度进食困难。在第 3 天,85%的患者仍有中度或重度进食困难(P<0.000 1)。

而在另一篇相关研究中,Aggarwal 等人开展了一项预先确定排除和纳入标准的假对照、左右半口对照研究。30 名口腔中存在两个较小 ROU 病损的患者参与了这项研究。该研究评估了疼痛减轻、病损大小和愈合时间。每名患者口内的所有溃疡中的一个被随机分至低能量激光疗法组。作者所描述的激光器参数如下:二极管激光器,810 nm,0.5 W。治疗包括连续四次低能量激光疗法应用,每次持续约 45 秒,间隔约 30~60 秒,总共约 3 分钟的激光应用时间。激光的应用是在非接触模式下完成的,激光尖端与溃疡表面之间的距离为 2~3 mm。激光束以连续的圆周运动施加,覆盖整个溃疡面。对于假对照组中所包括的溃疡,在不激活激光单元的情况下完成相同的技术操作。使用低能量激光疗法后,在低能量激光疗法组的 30 名患者中有 28 名立即完全缓解疼痛。与假对照组相比,低能量激光疗法组的疼痛显著减轻(P<0.001)。低能量激光疗法组溃疡的完全愈合时间为(3.05±1.10)天,而假对照组为(8.90±0.45)天。作者发现低能量激光疗法组完全愈合时间与假对照组相比具有显著差异,P 值小于 0.001。

这两项研究使用了不同的功率范围治疗轻型 ROU(60 mW 和 0.5W)。此外,这两项研究在其他方面也有所不同:激光尖端与组织接触与非接触相比,以及一天三次照射与每天一次照射三天相比。尽管如此,这些研究均获得了非常显著的疗效。因此,尽管照射条件有所不同,但这两项研究在治疗中使用了非常相似的波长:809 nm 和 810 nm。在 Enwemeka 等人的荟萃分析中,他们研究了低功率激光(<500 mW)对溃疡和溃疡创面的影响,并得出结论认为激光治疗在修复组织和控制疼痛方面是有效的,尽管其结果可能受激光波长的影响。一些关于急性疼痛的研究也表明,波长在红外波段内的激光可以更有效地减轻疼痛。在其他一些文献当中,治疗 ROU 使用的波长还包括 633 nm、670 nm 和 904 nm,但这些研究成果未发现显著差异。

王文梅等比较了 1 064 nm 的 Nd:YAG 激光和 10 600 nm 的 CO_2 激光治疗轻型 ROU 的短期临床疗效。结果显示 Nd:YAG 激光和 CO_2 激光在治疗轻型 ROU 方而均获得一定治疗效果,可以减轻疼痛,缩短溃疡的愈合时间,但 Nd:YAG 激光在总有效率、止痛效果及促进溃疡愈合效果更显著,舒适度好。

二、微波治疗

微波是指工作频率在 300~300 000 MHz,波长在 100 cm~1.0 mm 的电磁波。作为一门新型学科,生物电磁学越来越得到国内外专家和学者的重视。20 世纪 60 年代,毫米波生物医学工程开始被研究。而第一篇关于毫米波可抑制细菌生长的生物效应文章于 1968 年被加拿大学者 Webb 发表,随后他又发现了正常细胞和癌细胞对毫米波具有不同的吸收谐振。在临床上,微波常用的频率有 433 MHz、915 MHz、2 450 MHz,其中 2 450 MHz 的微波对人体的作用深度为3～5 cm,其所产生的热效应要优于红外、短波及超短波,因此微波被广泛应用临床各科。而依据微波对生物体的相互作用的不同,其热效应可以分为两种,即微波致热效应和非微波致热效应。

（一）微波生物学

生物体由体液、脂肪、肌肉、骨骼等组成,是一种复杂电介质,结构上是一种复合介质,形态上是一种非平衡态介质,并且生物体的电磁参数随着时间、温度、血流等因素的变化而发生变化。由于新陈代谢作用,生物体介质处于一种非平衡态。因此,电磁波（微波）与生物体之间的作用远比常规物理介质的复杂,并且受较多因素的影响,比如神经、体液等。

微波属于毫米波的一种,除了具有毫米波的共性外,其还有一些独特的性质。而医学中对于微波的应用正是因为这些独特的性质,并使得微波为人类的生命健康做出巨大贡献。微波的主要特点有似光性、穿透性以及非电离性。似光性是指与频率较低的无线电波相比,微波更能像光线一样地传播和集中;穿透性是指与红外线相比,微波照射介质时其穿透性要更加强,更容易深入物质内部;而非电离性是指微波的量子能量与物质相互作用时,只改变物质分子的运动状态,而不改变其内部结构。

1. 微波热效应

人体组织的组成成分包含各种有机与无机化合物,这些物质在电学上可具有不同的特性,它们在微波电磁场中可呈被吸引或者是被排斥的状态,形成电场方向的振动,当离子振动时,离子之间的相互摩擦以及离子与周围媒质间的摩擦会产生热。人体的胶体组织虽然本来不具有电性,但部分胶体颗粒吸附了周围的离子,从而也会呈现电性,进而形成带电的胶体,这些带电物质在微波场作用下亦产生与离子类似的摩擦碰撞运动,从而产生热。

与胶体组织不同的是,人体组织中的肌肉、脂肪、蛋白、血液等均属电介质,它们含有大量水分。水是极性分子,水分子所带的正电和负电作用中心重合,通常情况下不呈现电特性。但当水分子在微波电磁场下被极化时,水分子中正电和负电作用中心分离。形成电学中的电偶极子并按高频场瞬间场的方向重新排列,使之发生急剧旋转产生摩擦热。

2. 微波非热效应

微波作用于人体组织还会产生非热效应,人体中带有电颗粒的物质例如乳脂、红细胞等在微波场作用下会沿着电力线分布排列成串珠状,这种现象在不引起热的电场强度下亦可发生。

（二）微波治疗机理

有学者指出,人体中带电的离子、胶体或者是偶极子在微波场中因振动或是旋转而产生的热效应,或是带电颗粒在微波场下产生的非热效应（电磁振荡效应）,都会使人体组织的理化性质发生改变,进而产生一定的临床治疗效果。而微波理疗正是将微波能集中照射到患者的病变组织部位,使微波被该处组织吸收。由于微波是高频电磁场,其生物效应不仅局限在人体的表皮,还可以进入人体组织内部,在被照射到的全部组织中产生上述效应,升高局部组织的温度,不仅使得机体的血液循环、新陈代谢能力得以增强,还具有提高人体的免疫功能以及改善局部营养等一系列生物学作用。

除此之外,在伤口处给予微波照射,可以加速伤口部位新鲜肉芽组织生长,提高组织再生能力。通过大量的动物实验以及病理分析发现,微波照射有着消炎、止痛、促进水肿吸收以及促进伤口愈合的作用。此外,微波对微生物细菌还有杀伤作用,因此通过照射微波,外伤伤口感染率明显降低,愈合速度明显加快。

(三) 微波在治疗口腔溃疡中的应用

叶红等对 88 名 ROU 患者采用微波治疗后,所有患者在 24 小时后均感到疼痛减轻,言语、咀嚼正常,其有效率达到 100%,溃疡愈合时间平均可以缩短 3 天左右,并且在当天即可达到缓解疼痛的效果。此外,刘英丽等也采用微波治疗的方法治疗 ROU 患者 50 例。经治疗,有 18 名患者疼痛减轻或消失,有 32 名患者疼痛部分减轻。其微波治疗 ROU 的总有效率亦达到 100%。

三、低频超声治疗

(一) 低频超声的效应

低频超声是机械振动波的一种,其波长长,强度高,频率低,在碰到介质(如皮肤)时会被反射,其对皮肤的高强度机械作用类似于按摩。由于低频超声大部分能量均被反射,仅有一小部分进入组织内,因此它不会对组织造成损伤。低频超声的作用机制除上述对皮肤产生规律性的机械按摩作用外,它还会在水中产生的空化作用。此作用逐渐在上皮表面增强,可以破坏细菌和霉菌细胞,并且清除组织坏死的创面和增生的角质,促进溃疡伤口处的肉芽组织生长以及维护皮肤健康等。

(二) 低频超声在治疗临床疾病中的应用

1. 低频超声用于软组织损伤性疼痛

造成软组织损伤的病因多种多样,可能是由急性或慢性损伤导致,并会产生一定的疼痛,严重影响了人们的生活。目前治疗软组织损伤的方法较多,而超声理疗由于其较高的安全性、简便的操作以及效果明显等优点,越来越受到临床医师的关注。低频超声刺激性小,具有缓解肌肉痉挛及镇痛的效用,并且在改善局部循环方面也有着不错的效果,因此常被用来治疗局部软组织的损伤。近年来有研究发现,超声的非热效应,即空化与微声流效应在治疗软组织损伤中比超声的热效应更加重要,尤其是低强度超声产生的稳定的空化作用更加有利于治疗软组织损伤。空化与微声流效应通过改变细胞膜的结构、功能和渗透性,刺激胶原蛋白合成、纤维修复、组织生长和骨愈合,以刺激组织修复。

2. 低频超声用于治疗慢性皮肤溃疡

20 世纪 80 年代即有超声用于治疗慢性溃疡性创口的报道,并被认为是一种理想的全新的创口治疗方法,它可代替传统的锐性清创术用于处理复杂的创口,在欧美国家得到广泛应用。作为一种新型的技术,低频超声治疗慢性溃疡性创口具有以下几个优点:① 与传统方法相比,低频超声清创仪具有操作简单,工作强度低,操作时间短等;② 对患者来说,低频超声治疗具有镇痛作用,患者术中疼痛减轻,耐受性较好;③ 在清除坏死组织时对周围正常组织几乎无损伤,同时提高组织内氧分压,改善组织血液循环,促进组织快速愈合,缩短溃疡愈合时间;④ 其他方面:治疗时出血少,且具有一定的杀菌作用。基于以上优点,低频超声作为一种新的有广泛应用前景的治疗手段,越来越受到临床医师的重视,并进一步得到推广和应用。

3. 低频超声治疗溃疡

低频超声用于溃疡的治疗已有数年历史,其主要原理是利用超声可产生空化效应,破坏细菌菌膜、菌体，有杀菌作用，同时超声对组织有细微按摩，增加氧的供应，改善局部循环，以及刺激蛋白质合成，改变成纤维细胞的活动，从而有利于组织再生，加速溃疡愈合。因此，利用治疗皮肤溃疡的相似原理，改良低频超声治疗仪，用来治疗口腔溃疡。

4. 低频超声治疗口腔溃疡

有文献报道，低强度超声对口腔溃疡具有促进愈合等作用，其主要原理是采用刷头内埋有压电超声波发射器的牙刷发射低频超声，刷牙时与之接触的牙龈和口腔黏膜均可受到超声波刺激，从而起到治疗溃疡的作用。为进一步评价其疗效，曾有人于 1997 年进行了临床疗效的评价。选取 50 名无其他相关疾病的 ROU 患者作为研究对象，随机分为 2 组，一组使用超声牙刷，另一组使用标准软毛牙刷作为对照，两组均使用相同牙膏，最后通过计算各人每月的 ROU 指数来评价其疗效。结果表明，第一阶段，纵向来看，低频超声牙刷组 ROU 指数呈逐月下降趋势，而对照组则上下波动；第二阶段，低频超声牙刷组 ROU 指数明显下降，首月即显效，无论溃疡灶持续时间还是溃疡数目均显著减少。这说明，低频超声对 ROU 有一定治疗效果，不失为治疗口腔溃疡的一种安全、无痛苦的治疗手段，但对其作用机制及如何提高其疗效，还需要进一步的研究。

参考文献

[1] 李秉琦. 李秉琦实用口腔黏膜病学[M]. 北京：科学技术文献出版社，2010.

[2] 陈谦明，周曾同. 口腔黏膜病学[M]. 3 版. 北京：人民卫生出版社，2008.

[3] 周曾同，口腔黏膜病学[M]. 3 版. 北京：人民卫生出版社，2010.

[4] 郑际烈. 口腔黏膜病局部用药[C]//中华口腔医学会口腔黏膜病专业委员会，中华口腔医学会中西医结合专业委员会. 第七届全国口腔黏膜病暨第五届口腔中西医结合大会论文汇编. 中华口腔医学会口腔黏膜病专业委员会，中华口腔医学会中西医结合专业委员会，2008：4.

[5] 郑际烈. 复发性口疮研究的回顾与设想[J]. 口腔医学纵横，1992,8(2)：115－117.

[6] 孙正. 口腔黏膜病药物治疗的现状与展望[C]//中华口腔医学会口腔药学专业委员会. 中华口腔医学会口腔药学专业委员会第二次全国口腔药学学术会议专家讲义. 中华口腔医学会口腔药学专业委员会，2013：21.

[7] 郑际烈. 我国口腔黏膜病临床现状与对策[J]. 临床口腔医学杂志，2004,20(8)：451－452.

[8] 王文梅，段宁. 口腔黏膜相关研究进展：RAU 分型探讨及顽固性 RAU 治疗进展[J]. 中国实用口腔科杂志，2017,10(9)：513－517.

[9] 杨文玲，王正坤，郭卯丁. 复发性口疮局部用药新剂型临床应用研究[J]. 现代口腔医学杂志，1997,11(4)：268－270.

[10] Scully C, Gorsky M, Lozada-Nur F. The diagnosis and management of recurrent aphthous stomatitis：A consensus approach[J]. J Am Dent Assoc, 2003, 134(2)：200－207.

[11] Natah S S, Konttinen Y T, Enattah N S, et al. Recurrent aphthous ulcers today：A review of the growing knowledge[J]. Int J Oral Maxillofac Surg, 2004, 33(3)：221－234.

[12] Quijano D, Rodríguez M. Topical corticosteroids in recurrent aphthous stomatitis. Systematic review[J]. Acta Otorrinolaringologica, 2008, 59(6)：298－307.

[13] Fani M M, Ebrahimi H, Pourshahidi S, et al. Comparing the effect of phenytoin syrup and triamcinolone acetonide ointment on aphthous ulcers in patients with Behcet's syndrome[J]. Iran Red Crescent Med J, 2012, 14(2)：75－78.

[14] 梁红梅,李晓生.呋喃西林液治疗和预防口腔溃疡的临床疗效观察及护理[J].中国医学创新,2013,10(26):132-133.

[15] 黄英英,黄育虾.牙龈冲洗液预防白血病病人口腔溃疡的效果观察[J].护理研究,2009,23(14):1275.

[16] 常忠福,陈杰.碘伏、双氧水和左旋咪唑涂布剂联合治疗重型阿弗他溃疡40例疗效观察[J].中国基层医药,2006,13(8):1239-1240.

[17] 薛燕.碳酸氢钠联合利多卡因含漱治疗化疗所致口腔溃疡的临床观察[J].中国医药指南,2011,9(16):194-195.

[18] 曾笑影.金银花液配合碳酸氢钠溶液预防吸入激素致口腔疾病的疗效[J].中国中医药现代远程教育,2016,14(7):102-103.

[19] Setiawan A S,Reniarti L,Oewen R R. Comparative Effects of Chlorhexidine Gluconate and Povidone Iodine Mouthwashes to Chemotherapy-Induced Oral Mucositis in Children with Acute Lymphoblastic Leukemia[J]. International Journal of Oral-Medical Sciences,2011,5(1):1-5.

[20] 王忠强.碘甘油治疗口腔溃疡的临床疗效观察[J].中国医药指南,2013,11(18):501-502.

[21] 陈利群,刘树佳,陈芳瑾.西瓜霜喷剂与西地碘含片治疗口腔溃疡的疗效比较[J].当代医学,2013,19(6):135-136.

[22] 胡海清.康复新液联合地喹氯铵含片治疗口腔溃疡93例观察[J].北方药学,2016,13(1):33.

[23] 梅艳,汪洋,蔡长清.地喹氯铵含片辅助治疗小儿复发性口腔溃疡75例[J].中国医药导报,2009,6(1):54-55.

[24] 冯靳秋,吴岚,葛姝云,等.西吡氯铵口含片治疗复发性阿弗他溃疡临床疗效评价[J].口腔医学,2012,32(5):290-293.

[25] 西玉立,丁思,孔祥盼.西吡氯铵含漱液治疗复发性阿弗他溃疡的临床疗效观察[J].中国药物经济学,2013(3):218-219.

[26] 邵芳.0.25%度米芬联合麝香草酚治疗化疗后口腔溃疡[J].中国社区医师(医学专业),2011,13(12):161.

[27] 赵蔚萍,赵海源.复方庆大霉素膜治疗复发性口腔溃疡疗效观察[J].口腔医学,2010,30(09):572-573.

[28] 刘静娥,王荣,刘苗,等.复方乙酰螺旋霉素甘油糊剂治疗口腔溃疡的临床疗效观察[J].黑龙江医药科学,2001,24(1):90.

[29] 侯斐盈.复方甲硝唑贴膜治疗复发性口腔溃疡49例[J].郑州大学学报(医学版),2003,38(5):798.

[30] 吴静.替硝唑漱口液在预防大剂量甲氨蝶呤化疗后口腔溃疡中的疗效观察[J].当代护士(下旬刊),2015(5):71-72.

[31] 俞未一,梅预锋,李振汉,等.苯佐卡因糊剂治疗口腔溃疡的临床研究[J].临床口腔医学杂志,2000,16(4):235-237.

[32] 周永梅,沈雪敏,吴岚,等.苯佐卡因含片治疗口腔溃疡、急性咽喉炎引起的疼痛的临床研究[J].临床口腔医学杂志,2008,24(5):310-312.

[33] 华红,孙晓平,徐岩英,等.甘美达凝胶治疗轻型复发性口腔溃疡的临床研究[J].现代口腔医学杂志,2007,21(5):506-509.

[34] 乐福媛,曹宏康,王中和.醋酸地塞米松粘贴片治疗口腔黏膜炎105例疗效观察[J].上海口腔医学,1999,8(4):237-238.

[35] 王娟.石炭酸烧灼与复方氯己定地塞米松膜敷贴对复发性口腔溃疡的治疗效果比较[J].河南医学研究,2018,27(01):139-140.

[36] 宋月凤,王文梅,王翔,等.曲安奈德软膏和泼尼松软膏治疗轻型 RAU 的疗效观察[J].实用口腔医学杂志,2018,34(2):178-181.

[37] 邹金伟,朱宇锋.贝复济治疗复发性口腔溃疡的临床观察[J].临床口腔医学杂志,2012,28(4):228-229.

[38] 孔庆新,董艳丽,张伟.贝复济治疗复发性口腔溃疡的临床疗效观察[J].口腔医学,2003,23(3):163-164.

[39] 王琳瑛.康复新液与口炎清治疗复发性口腔溃疡的疗效对比[J].中国药业,2014,23(8):79-80.

[40] 李飞,陈逸生,郭新铭.康复新液治疗口腔溃疡 30 例疗效观察[J].四川医学,2011,32(12):1992.

[41] 万韬.素高捷疗软膏联合碱性成纤维细胞生长因子对复发性口腔溃疡疗效[J].中国生化药物杂志,2011,32(3):235-236.

[42] 林东.素高捷疗口腔软膏治疗轻型阿弗他溃疡 60 例疗效观察[J].福建医药杂志,2000(5):79.

[43] 李瑛,程文坚,郭海霞.FE 溶菌酶含片治疗老年人口腔溃疡[J].山西医药杂志,1997,26(2):190.

[44] 李秀清.欧柏宁凝胶治疗复发性口腔溃疡的疗效观察[J].实用口腔医学杂志,2011,27(3):421-422.

[45] 邓立兰,孙洁,张奇峰.改性几丁质改善口腔溃疡的疗效观察[J].现代药物与临床,2014,29(7):774-777.

[46] 尹晓敏,高义军.西帕依固龈液治疗复发性口腔溃疡的疗效研究[J].中国现代医学杂志,2010,20(9):1411-1412+1416.

[47] 洪滔.西帕依固龈液联合口炎清颗粒治疗复发性阿弗他溃疡临床疗效观察[J].实用口腔医学杂志,2014,30(3):431-433.

[48] 胡艾燕,谢军,姚佳,等.龙掌口含液治疗复发性口疮 100 例疗效观察[J].贵阳中医学院学报,2002,24(4):26-27.

[49] 韦永珍.龙掌口含液治疗口腔溃疡的疗效观察[J].世界最新医学信息文摘,2016,16(56):133,135.

[50] 喻珊.金栀洁龈含漱液治疗复发性口腔溃疡的临床观察[J].中国医药指南,2012,10(8):46-47.

[51] 刘娜,李静.双黄连口服液与雷尼替丁治疗口腔溃疡临床观察[J].全科口腔医学电子杂志,2018,5(04):27,29.

[52] 范美君,王金龄,马错,等.双黄连口服液联合康复新液治疗儿童口腔溃疡 57 例临床研究[J].儿科药学杂志,2018,24(1):31-33.

[53] Altenburg A, El-Haj N, Micheli C, et al. The treatment of chronic recurrent oral aphthous ulcers[J]. Dtsch Arztebl Int, 2014, 111(40):665-673.

[54] Farid R M, Wen M M. Promote Recurrent Aphthous Ulcer Healing with Low Dose Prednisolone Bilayer Mucoadhesive Buccal Film[J]. Curr Drug Deliv, 2017, 14(1):123-135.

[55] Thompson A C, Nolan A, Lamey P J. Minor aphthous oral ulceration:a double-blind cross-over study of beclomethasone dipropionate aerosol spray[J]. Scott Med J, 1989, 34(5):531-532.

[56] 阮欢欢,王文梅,王翔,等.小剂量短疗程泼尼松治疗顽固性复发性阿弗他溃疡的疗效及免疫改变[J].口腔医学研究,2017.33(1):47-50.

[57] Dixit S, Bradford J, Fischer G. Management of nonsexually acquired genital ulceration using oral and topical corticosteroids followed by doxycycline prophylaxis[J]. J Am Acad Dermatol, 2013, 68(5):797-

802.

［58］Pakfetrat A，Mansourian A，Momen-Heravi F，et al. Comparison of colchicine versus prednisolone in recurrent aphthous stomatitis：A double-blind randomized clinical trial［J］. Clin Invest Med，2010，33(3)：E189 - E195.

［59］Sharda N，Shashikanth M C，Kant P，et al. Levamisole and low-dose prednisolone in the treatment of reccurent aphthous stomatitis［J］. J Oral Pathol Med，2014，43(4)：309 - 316.

［60］Liu C X，Zhou Z T，Liu G，et al. Efficacy and safety of dexamethasone ointment on recurrent aphthous ulceration［J］. Am J Med，2012，125(3)：292 - 301.

［61］Stoopler E T，Musbah T. Recurrent aphthous stomatitis［J］. CMAJ，2013，185(5)：E240.

［62］Brocklehurst P，Tickle M，Glenny A M，et al. Systemic interventions for recurrent aphthous stomatitis(mouth ulcers)［J］. Cochrane Database Syst Rev，2012(9)：CD005411.

［63］Nethercott J，Lester R S. Azathioprine therapy in incomplete Behcet syndrome［J］. Arch Dermatol，1974，110(3)：432 - 434.

［64］Thornhill M H，Baccaglini L，Theaker E，et al. A randomized，double-blind，placebo-controlled trial of pentoxifylline for the treatment of recurrent aphthous stomatitis［J］. Arch Dermatol，2007，143(4)：463 - 470.

［65］胡靖宇，周刚. 复发性阿弗他溃疡的治疗［J］. 中国实用口腔科杂志，2008，1(8)：466 - 469.

［66］Scully C，Porter S. Oral mucosal disease：Recurrent，aphthous stomatitis［J］. Br J Oral Maxilhfac Surg，2008，46(3)：198 - 206.

［67］Andreas Altenburg，Nadine El-Haj，Christiana Micheli，et al. The Treatment of Chronic Recurrent Oral Aphthous Ulcers［J］. Deutsches Ärzteblatt International，2014，111(40)：665 - 673.

［68］王婷婷，张新，王婧姣，等. 白芍总苷和维生素 B$_2$ 治疗复发性阿弗他溃疡的疗效评定［J］. 实用口腔医学杂志，2013，29(5)：686 - 689.

［69］杨彬杰，颜世果，戚向敏. 沙利度胺联合白芍总苷胶囊治疗 RAU 疗效及机制探讨［J］. 临床口腔医学杂志，2015，31(1)：677 - 681.

［70］Miziara I D，Araujo B C，Weber R. AIDS and Recurrent Aphthous Stomatitis［J］. Braz J Otorhinolaryngol，2005，71(4)：517 - 520.

［71］郑际烈. 左旋咪唑治疗复发性口疮的初步探讨［J］. 中华口腔科杂志，1982，17(2)：78 - 80.

［72］吴渺夷，藉小平. 左旋咪唑治疗复发性阿弗他溃疡的疗效观察［J］. 海峡药学，2012，24(5)：212 - 213.

［73］Luc L，Hiratach，Abreu M A. Levamisole does not prevent lesions of recurrent aphthous stomatitis：A double-blind placebo-controlled clinical trial［J］. Revista Associacão Médica Brasileira，2009，55(2)：132 - 138.

［74］Michael Fmilier，Micheal Esilvert，Larry Laster. Effect of levamisole on the incidence and prevalence of recurrent aphthous stomatitis［J］. Journal of Oral Pathology，1978，7(6)：387 - 392.

［75］何海波，张志闻，芮菊华，等. 秋水仙碱治疗复发性阿弗他溃疡 1 年疗效观察［J］. 中国实用口腔科杂志，2012，5(4)：232 - 234.

［76］舒畅. 环磷酰胺加泼尼松治疗顽固性重症口咽溃疡［J］. 临床耳鼻咽喉科杂志，2003，17(9)：569 - 570.

［77］赵满琳，陈惠珍. 环磷酰胺冲击治疗口腔溃疡性疾病(附 4 例报告)［J］. 河北医科大学学报，2002，23(4)：243 - 244.

[78] 胥红,苏葵.胸腺肽肠溶片治疗复发性口腔溃疡的临床观察[J].口腔医学,2010,30(9):566-567.

[79] Wardley A M, Scarffe J H. Role of granulocyte-macrophage colony-stimulating factor in chemotherapy-induced oral mucositis[J]. J Clin Oncol, 1996, 14(5): 1741.

[80] Lopez-Jornet P, Camacho-Alonso F, Martos N. Hematological study of patients with aphthous stomatitis[J]. International Journal of Dermatology, 2014, 53(2): 159-163.

[81] Lalla R V, Choquette L E, Feinn R S. Multivitamin therapy for recurrent aphthous stomatitis: A randomized, double-masked, placebo-controlled trial[J]. J Am Dent Assoc, 2012, 143(4): 370-376.

[82] 杨正忠,林莉.综合治疗复发性口腔溃疡(RAU)83例疗效观察[J].口腔材料器械杂志,1996,5(4):203.

[83] 党如意,田国才,陈玲.锌剂治疗复发性口腔溃疡疗效的Meta分析[J].实用口腔医学杂志,2018,34(2):230-233.

[84] Volkov I, Rudoy I, Freud T, et al. Effectiveness of vitamin B_{12} in treating recurrent aphthous stomatitis: A randomized, double-blind, placebo-controlled trial[J]. J Am Board Fam Med, 2009, 22(1): 9-16.

[85] Field E A, Rotter E, Speechley J A, et al. Clinical and haematological assessment of children with recurrent aphthous ulceration[J]. Br Dent J, 1987, 163(1): 19-22.

[86] Challacombe S J, Scully C, Keevil B, et al. Serum ferritin in recurrent oral ulceration[J]. J Oral Pathol, 1983, 12(4): 290-299.

[87] Olson J A, Feinberg I, Silverman S Jr, et al. Serum vitamin B_{12}, folate, and iron levels in recurrent aphthous ulceration[J]. Oral Surg Oral Med Oral Pathol, 1982, 54(5): 517-520.

[88] 王惠琼,于静涛,孟桂荣.复发性阿弗他溃疡与叶酸和维生素 B_{12} 的关系探讨[J].临床口腔医学杂志,1991,7(2):86-87.

[89] Muzyka B C, Glick M. Major aphthous ulcers in patients with HIV disease[J]. Oral Surg Oral Med Oral Pathol, 1994, 77(2): 116-120.

[90] Lieschke G J, Ramenghi U, O'Connor M P, et al. Studies of oral neutrophil levels in patients receiving G-CSF after autologous marrow transplantation[J]. Br J Haematol, 1992, 82(3): 589-595.

[91] 唐柳云,马梁红,刘念邦.心理社会因素对复发性口腔溃疡的影响[J].华西口腔医学杂志,2001,19(2):102-103.

[92] Yang C S, Kim C, Antaya R J. Review of thalidomide use in the pediatric population[J]. J Am Acad Dermatol, 2015, 72(4): 703-711.

[93] 杨继庆,刘鲁伟,文峻,等.激光生物组织热作用的影响因素[J].激光杂志,2005,26(5):94-94.

[94] 龙开平,仇凯,等.弱激光刺激对小鼠免疫系统的影响[J].中国医学物理学杂志,1995(3):131-133.

[95] 任明姬,师永红,辛兰,等.He-Ne激光穴位照射对小鼠腹腔巨噬细胞功能的影响[J].中国激光医学杂志,2000,9(2):109-112.

[96] Karu T I, Ryabykh T P, Fedoseyeva G E, et al. Helium-neon laser-induced respiratory burst of phagocytic cells[J]. Lasers in Surgery & Medicine, 2010, 9(6): 585-588.

[97] 崔芳,陈庭仁.低能量激光照射对机体单核巨噬细胞系统及淋巴细胞功能的影响[J].中华理疗杂志,1994(1):42-44.

[98] 尹振春,董英海,朱菁.低能量He-Ne激光血管内照射对血液循环的影响[J].应用激光,2004,24(6):413-414,420.

［99］Cho H J，Lim S C，Kim S G，et al. Effect of low-level laser therapy on osteoarthropathy in rabbit［J］. In Vivo，2004，18(5)：585 - 591.

［100］张灿邦，周凌云，刘枢晓，等. 激光血管内照射降解纤维蛋白原浓度的机制［J］.光电子·激光，2003,14(10)：1109 - 1112.

［101］Xie H，Bendre S C，Burke A P，et al. Laser-assisted vascular end to end anastomosis of elastin heterograft to carotid artery with an albumin stent：A preliminary in vivo study［J］. Lasers in Surgery & Medicine，2004，35(3)：201 - 205.

［102］李凤丽. 低功率半导体激光治疗口腔溃疡的实验研究［D］.天津：天津医科大学，2011.

［103］Klebanov G I，Kreinina M V. Free-radical mechanism of photobiological effect of low-level laser irradiation［C］//Low-Level Laser Therapy. International Society for Optics and Photonics，2001：30 - 43.

［104］杨苏平，刘鲁川，刘娜，等. 脉冲 Nd：YAG 激光照射剂量对口腔溃疡组织中 SOD 活性和 MDA 含量的影响［J］.牙体牙髓牙周病学杂志，2009,19(1)：32 - 34.

［105］Albrektson M，Hedström L，Bergh H. Recurrent aphthous stomatitis and pain management with low-level laser therapy：A randomized controlled trial［J］. Oral Surg Oral Med Oral Pathol Oral Radiol，2014，117(5)：590 - 594.

［106］钱少魁. 微波治疗工作原理及在临床中的应用［J］.中国社区医师（医学专业），2011,13(3)：120.

［107］Howell R M，Cohen D M，Powell G L，et al. The use of low energy laser therapy to treat aphthous ulcers［J］. Annals of Dentistry，1988，47(2)：16.

［108］叶红，李研琳. 微波多功能治疗机治疗口腔溃疡88例小结［J］.按摩与康复医学（下旬刊），2011(6)：202 - 202.

［109］刘英丽. 微波治疗复发性口腔溃疡［J］.中国基层医药，2004,11(6)：665.

［110］Speed C A. Therapeutic ultrasound in soft tissue lesions［J］. Rheumatology，2001，40(12)：1331 - 1336.

［111］Breuing K H，Bayer L，Neuwalder J，et al. Early experience using low-frequency ultrasound in chronic wounds［J］. Annals of Plastic Surgery，2005，55(2)：183 - 187.

［112］Mitragotri S，Kost J. Low-frequency sonophoresis：A review. ［J］. Advanced Drug Delivery Reviews，2004，56(5)：589 - 601.

［113］于海霞. 低频超声增透效应［J］.医疗卫生装备，2006,27(9)：24 - 26.

［114］黎淑芳，李俊，黄敏，等. Er,Cr：YSGG 激光治疗轻型复发性阿弗他溃疡短期疗效评价［J］.实用口腔医学杂志，2013,29(3)：428 - 430.

［115］潘央央，王晓飞，魏智渊，等. 激光治疗复发性口腔溃疡效果的 Meta 分析［J］.健康研究，2016,36(4)：416 - 419.

第七章　中医诊疗

ROU 属于中医学中的"口疮""口糜""口破""口疡""口疳"范畴,是常见的口腔黏膜疾病。从古至今,中医对口疮进行了深入的研究,在病因病机、治疗原则、内外治法、选方用药等方面的认识日趋完善。

在祖国医学古籍中,对于口疮的记载描述很多,并且由于不同时代医学的发展及各医家的不同见解,在病名、病因、病机辨证论治等方面亦有不同论述。结合现代医学来看,其口疮的包含范畴亦有差别,不完全与现今 ROU 相对应。中医"口疮"涉及较多西医病名,其具体范围不明确统一,主要存在以下几种观点:① 中医"口疮"属西医学"口炎""口角炎"范畴。而西医学中"口炎"包括"鹅口疮""疱疹性口炎""细菌感染性口炎""复发性阿弗他溃疡"等多种病名。② 大部分医家认为口腔"溃疡"属中医"口疮"范畴。而西医学口腔"溃疡"表现为复发性口腔溃疡、白塞病、手足口病等多种疾病,中医口疮应与狐惑病(白塞病)相鉴别。以上观点逻辑上存在矛盾之处,众说纷纭。为与全书统一,本章所讨论的口疮仅指复发性口腔溃疡(ROU)。

大量的临床报道认为中医药治疗 ROU 具有明显优势,治疗方法多种多样。本章从祖国医学方面对 ROU(口疮)的病因病机、中医辨证及治疗方面进行详细介绍。

第一节　病因病机

口疮可发生于口腔黏膜任何部位,口疮的病因与病机是复杂的,与脏腑、气血、阴阳、寒热、虚实均有关系。

中医学认为:脾开窍于口,上唇属脾,下唇属肾(或唇属脾),舌为心之苗,心开窍于舌。又舌尖属心肺,舌背中央属脾胃,边缘属肝胆,舌根属肾。腮、牙龈、颊属胃。说明口疮的发生与心、肝、胆、脾、胃、肾等脏腑均有联系。《内经》也认为口腔与五脏六腑有着密切关系,各有对应。例如:《内经》记载:"心主舌……在窍为舌"。"口唇者,脾之官也;舌者,心之官也"。"脾之合肉也,其荣唇也"。出舌与心、唇与脾的生理关系。书中记载:"胃足阳明之脉……入上齿中,还出挟口环唇,下交承浆,却循颐后下廉,出大迎,循颊车……"脾开窍于口,舌为心之苗,而肾脉连咽系舌本,两颊属胃肠,《内经》通过分析口、齿、唇、舌各个部分与相应脏腑之间的对应关系,认为口腔疾病是内在脏腑病变的外在表现,通过脏腑辨证、经络辨证治疗达到治疗的目的。

《证治准绳口疮》:"口疮一曰热,经云:少阴司天,火气不临,肺气上从,口疡是也;二曰寒,经云:岁金不及,炎火乃行,复则寒雨暴至,阴厥而格,阳反上行,为民病口疮"。说明肺与热,肝与寒,脏腑与六淫之气可引起口疮的发生。《杂病源流犀烛·口齿唇舌病源流》:"脏腑积热致口糜。口糜者,口疮糜烂也。心热易口糜,口疮多色赤;肺热易口糜,口疮多色白;膀胱移热于小肠易口糜;三焦火盛易口糜;中气不足,虚火上泛易口糜;服凉药不效;阴亏火旺易口糜,内热易口糜",以上对脏腑虚实口疮及表现均作了描述。可以认为六淫等外邪之中,以风、火、燥三因素与其关系较大,其中尤与火因素最为密切。内因中七情内伤,脏腑功能失调也与蕴郁化火有关。外感寒湿、风热等外邪亦可郁热化火、内伤脏腑,比如肝郁气滞化火、心火炽盛、胃火上攻、心肾不交、虚火上炎等。以及饮食不节、过食辛辣肥甘厚味,以致湿浊停滞,内伤脾胃,蕴热化火,熏蒸在口均可致口舌生疮。正如中医之"诸疮疡肿皆属于火""人之口破皆由于火"。但是不能简单地理解口疮皆属于火,而尽清火治之,这当有失偏颇。首先应考虑火之形成原因,与外界六淫、内伤、七情有无关系,与脏腑气血功能失调有无关系,以及传变的过程,从而了解人体内在与外界之间关系失衡之由。这样对解决人体相对平衡状态所引起的疾病病因,诊治针对性更确切。

本节将从经典古籍及现代医家等方面对口疮的病因病机进行阐述。

一、经典古籍选录关于口疮的病因论述

(1)我国最古医籍《内经》就有口疮、口糜一类病名。如《素问·气交变大论》:"岁金不及、炎火乃行……民病口疮"。这是说心火炎上,肺金烧灼,熏蒸于口,遂发口疮。《内经·至真要大论》:"少阳之复,大热将至,火气内发,上为口糜"。《内经·气厥论》:"膀胱移热于小肠,鬲肠不便,上为口糜"。以上均说明口中糜烂,一则由于天时之热,一则由于小肠之火所造成。《素问·五常政大论》:"少阳司天,火气下临,肺气上从……鼻窒口疡"。因火热而至口疡。在《内经》中已反映了四时六淫之邪,内发于脏腑者,经之口内可生疮糜烂。

(2)隋·巢元方《诸病源候论·口舌疮候》:"手少阴,心之经也,心气通于舌;足太阴,脾之经也,脾气通于口。脏腑热盛,热乘心脾,气冲于口与舌,故口舌生疮也"。在《诸病源候论》中亦提及"产后口生疮者,心脏虚热"。说明脏腑热也可导致口疮发生。

(3)唐·王焘《外台秘要》:"心脾有热,常患口疮,乍发乍瘥……"不但说明口疮发作与心脾积热有关,且指出其时愈时发之特点。

(4)宋·《圣济总录》中谈道:"口疮,由心脾有热,气冲上焦,蒸发口舌,故做疮也"。

(5)元·朱丹溪《丹溪心法》:"口疮服凉药不愈者,因中焦土虚,且不能食,相火冲上无制,用理中汤。人参、白术、甘草补土之虚,干姜散火之标,甚则加附子,或噙官桂亦妙"。这是对口疮虚火又有了更进一步地认识,故采用滋补脾阳之法治疗中焦土虚。在宋以前历代名家对口疮记述较简,多以脏腑热盛,心脾积热而论治,个别谈及心脾之虚热,对口疮虚实病机及治法至宋代才有较深的认识。自明、清代以后,则各名家由于医学进步,因而对口疮认识亦更为深刻,多把口疮分为实火与虚火两大类型,并更加重视虚火口疮,对口疮与各脏腑经络的关系亦多有论及。

(6)明·戴思恭《秘传证治要诀》:"口舌生疮,皆上焦热壅所致,宜如圣汤……下虚上盛,致口舌生疮,宜用镇坠之药,以降阳光,宜盐水下养心丹,或熏锡丹"。不只认识上焦热盛易致口疮,亦谈及下虚上盛也易发生口疮,即肝肾虚损而发口疮。明·薛己《口齿类要》一文中进一步提及"口疮上焦实热,中焦虚寒,下焦阴火,各经传变所致,当分别而治之"。可知

上、中、下三焦虚实寒热均能引起口疮,且各脏腑及经络的病变可相互转变。

(7) 明·陈实功《外科正宗》中,把口疮称为口破,并以局部病损分辨为虚火和实火,及虚实所致病因。"口破者,有虚火实火之分,色淡色红之别,虚火者,色淡而白斑细点,甚则陷露龟纹,脉虚不渴,此因思烦太甚,多醒少睡,虚火动而发之……实火者,色红而满口烂斑,甚则腮舌俱肿,脉实口干,此因膏粱厚味,醇酒炙,心火妄动发之"。

(8) 明代著名医学家张景岳则对口疮论述更为详尽《景岳全书》:"口舌生疮,因多由上焦之热,治宜清火,然有酒色劳倦过度,脉虚而中气不足者,又非寒凉可治,故虽久用清凉,终不见效,此当察其所由,或补心脾,或滋肾水,或以理中汤,或以蜜附子之类,反而治之,方可痊愈,为寒热之当辨也。""口疮口苦,凡三焦内热等证,亦甘露饮,徙薪饮主之;火之甚者,宜凉膈散,元参散主之;胃火甚者,宜竹叶石膏汤、三黄丸之类主之;若心火肝火之属,宜泻心肠,龙胆泻肝汤之类主之……"

(9) 清代医著不少,对于口疮记述亦较多,但对口疮缺少深入论述,没有很大的发展,多在方药上略加丰富。清·祁坤《外科大成》:"口疮,脾气通于口,脾和则口能知味。又心脉多布于舌上,脾脉多布于舌下,故心脾积热易致口舌生疮,甚则腮舌赤肿,此实火也。治以苦寒,如凉膈散,又膀胱移热在小肠鬲肠而不便,上为口糜,如灶底燃薪,笼中肉腐之象也。宜柴胡地骨皮汤或五苓散、导赤散合而用之。如服寒凉之药不应者,虚火也,治以甘温。如发热饮冷者,上焦虚热也,补中益气汤。肢冷腹痛,便滑食少者,中焦虚寒也,附子理中汤、八味地黄丸。脯热内热,唾痰便数,口干作渴者,下焦虚火也。加减地黄丸,此从治之法也"。以后如张璐撰写的《张氏医通》,以及《医宗金鉴》《疡医大全》《医述》等书籍亦有不少关于口疮的论述。

二、现代医家关于口疮的病因分析

现代医家在临床工作中积累丰富经验,对口疮的中医病因病机亦有颇多阐述。

(1) 脾胃积热:李宪义通过病案分析阐述对本病的认识,认为口疮多由脾胃积热所致。脾开窍于口,与胃同居中焦又与大肠相通,腑气不通、积热循经上攻、熏灼于口则口疮由生。通腑则积热清,热毒解,口疮平。

(2) 脾胃积热、心火上炎:符虹在临床研究中发现口疮以实火居多,认为本病病因以脾胃积热、心火上炎为主,口腔不洁、感受邪毒亦为重要因素。

(3) 脾胃积热、虚火上炎:崔立丰认为阐述口疮致病不外虚实两个方面,实则责之于脾胃积热,虚则责之于虚火上炎。认为脾胃积热是因患儿脾胃素蕴积热,郁久化火,循经上行,熏蒸口舌,若口腔不洁或黏膜损伤,邪毒乘机入侵,内蕴之火邪与侵入之邪毒熏灼口腔,腐蚀黏膜,而致口腔黏膜溃烂作痛。虚火上炎型则因患儿素体阴虚,或患有其他疾病,造成体质虚弱,阴液亏耗,水不制火,虚火上炎加之邪毒乘虚侵入口腔,损伤黏膜而生口疮。

(4) 虚火上炎、阳气不足:胡代槐认为口疮的临床特点是寒热虚实并见,证情错综复杂。人体脏腑的功能紊乱,既可由外邪所致,也可由体内气血阴阳失去平衡产生,这同西医认为该病与代谢障碍、内分泌异常、消化系统功能紊乱及精神刺激有关的认识一致。慢性口疮多为虚证,致虚之因有二,一则素体阴虚,阴液不足,虚火上炎,二则阳气不足,络脉失温所致。

徐治鸿、周曾同总结各代中医名家对于 ROU 的描述和病因,归纳总结 ROU 的中医病机主要分为以下六方面。

(1)外感六淫,主要是燥、火两邪,燥邪干涩伤津,火为阳邪,其性炎上,津伤火灼,乃发口疮,所以口疮多于秋季及气温突变时易复发。

(2)饮食不节,由于喜食辛辣肥腻之品或偏食偏嗜,致内生火热,循经而上攻,熏蒸于口舌,且常伤耗心肺肾之阴津,以致口疮发生。

(3)情志忧思,患者过度思虑,心烦不寐,五志郁而化火,心火上炎,熏蒸口舌,或心火下移于小肠,循经而上攻于口,均易致口舌生疮;或平时常郁怒,肝郁而气滞,致肝气不疏,郁而为火,暗消耗阴血,致经脉不调,而经行之时,经气更易郁遏,肝火过盛,上灼于口舌,而致口疮。

(4)素体阴亏,患者素体阴液不足,或久病阴损,虚火内生,灼伤口舌,乃至口舌生疮。

(5)劳倦而内伤,或久病而伤脾,脾气虚弱,水湿不通,上渍于口舌,致口疮;或郁久而化热,湿热上循,尚可致口疮。且有脾气极虚,伤达脾阳,脾阳不适,寒湿而生热,上循于口,而致口疮。

(6)先天禀赋不足,或寒凉伤达脾肾,脾肾阳虚,阴寒旺盛,寒湿而上循口舌,寒凝血瘀,久易致口舌生疮。

综上所述,由于本病病因较为复杂,内外因素交织,个体存在差异,临床并非皆为典型,因此要全面着眼,具体着手,从病人出发,从病出发,既要注意病人禀赋素质,又要看到病人局部病损,以及生活环境、习惯、起居等因素影响,相互结合,综合考虑。中医主外感六淫燥火、内伤脏腑热盛是 ROU 的主要病因,ROU 患者的主病之脏为心和脾胃。

第二节　中医辨证

口疮的临床表现与病因病机是密切联系的。首先分清虚实,这是口疮辨证的基本原则。用四诊八纲对全身证候进行分析归纳,以判定虚实和寒热。并且进一步落实到脏与腑,并要据患者局部之症状和口疮表现行病损辨证分析,应把全身与局部辨证及舌诊脉象进行综合分析加以判断,分出主证和辅证。也就是说口疮的虚火、实火辨证,是概括了全身证候、局部病损、舌诊脉象的综合分析的结果。

在辨证时亦要正确分析全身状况和局部病损的关系,口疮治疗局部病损为不可缺少的,使药物直接作用于病损局部,充分发挥药效,有利于缓解疼痛和促进疮面愈合。但这不是唯一的。因口疮如单纯局部治疗,则往往收效不大,此次治愈不久仍可不断出现反复发作。但是如果只重视全身治疗而忽视局部治疗,亦对口疮的减轻症状、缩短病程不利。另外患者可能同时或长期患有多种不同全身系统病症,许多脏腑功能失常,并可与口疮发作有关。如心火上炎和脾气下陷可能同时兼有,因之应分清主次,分析与口疮直接和间接有关的因素,并结合口疮病损局部进行辨证论治。ROU 的局部病损表现为充血、红斑、水肿、渗出、糜烂、溃疡、收敛、愈合等改变。从中医方面分析,ROU 主要与血、湿、热有关。如充血红斑,为血热、血瘀,可采用清热、活血化瘀治之。如感染炎症渗出水肿,多因湿盛或湿热均有,可采用清热利湿凉血解毒之法。溃疡糜烂为毒热亢盛,宜用清热解毒,祛湿泻火,消肿抑痛之法治之。

在收敛愈合之时,亦应辅以清热、燥湿、养血之品以利愈合。还要根据患者的全身状况,局部病损的表现,亦即虚实的程度和类型,酌情选用方药。

一、实火型

可分为脾胃伏火,心火上炎,肝郁蕴热等类型。主要特点是起病急骤,发展迅速,溃疡充血发红明显,可见黄色渗出假膜覆盖及轻度水肿,疼痛明显。

1. 脾胃伏火

主证:溃疡形态常不规则,大小不等,溃疡基底部平坦,覆盖黄色分泌物,周围轻微隆起水肿,溃疡周缘充血,充血面广,可发生于唇、颊、龈、腭等部位,疼痛灼热以青壮年多见,口热面红,口渴口臭,舌燥唇红,大便干燥,小便短黄,舌质偏红,舌苔黄或厚腻,脉实且有力。

证候分析:平素过食辛辣肥腻厚味,五志过极,肝气不舒肝郁化火犯胃;或外邪生热,日久蕴热化火,致脾胃热盛;火热阳邪,热极化火,其性炎上,火热循经熏蒸于口,则口舌生疮。火热伤阴致口渴喜冷饮,胃火炽盛,气机失畅,故胃灼痛,热伤津液致便燥尿黄舌红苔黄,口干少津,脉洪均属脾胃热旺之象。

2. 心火上炎

主证:溃疡面积较小,可多个发生,多发生在舌尖,舌前部或舌侧缘,色红且痛。亦可见于下唇及前庭区黏膜,周围充血较明显,可伴口渴口热,心烦心悸性急,小便涩痛短赤,夜寐不适,舌尖色红,舌苔薄黄,脉实略数。

证候分析:心开窍于舌,心火上炎,故舌尖红,口舌糜烂生疮。心火内淤,扰乱心神、心失所养,致心烦心悸,夜寐不适。热伤津液,故口渴思饮。苔黄,脉数等均为心火内热之象。心移热于小肠,则小便黄赤涩痛。

3. 肝郁蕴热

主证:多见于女性患者,伴有情志不舒,肝郁气滞化火,常有情绪改变或随月经周期而发作或加重。溃疡可发生在舌缘或唇黏膜及其他部位,米粒大小,形状可不规则,基底黄或灰白色,边缘绕以较宽红晕。可伴有胸胁胀闷,心烦易燥,口苦舌干,失眠难寐,乳房经期前胀痛,月经多失调舌尖红色或暗红有瘀斑点,舌苔薄黄,脉弦数。

证候分析:思虑过多或情志不舒,郁怒伤肝,郁结化火,火热炎上,故口舌生疮,口苦,头痛目赤,耳鸣眩晕,肝气郁结,失于疏泄,木失条达,气机不畅,故胸胁胀闷,心烦易怒。气为血帅,气滞则血瘀,可有刺痛。

二、虚火型

虚火型包含阴虚火旺,脾虚湿困,脾气虚弱等类型。以阴虚火旺型最为常见,以肾阴虚为主,也可见心、肝肾阴虚等类型,脾肾阳虚则较少见。在虚火型中虽以虚损证候为多,但多伴火旺,有虚火的表现。

1. 阴虚火旺

主证:溃疡反复发作,大小不等,多在几毫米以内,个数 1～3 个。呈圆形或椭圆形,基底呈浅碟状,基底平坦。呈灰黄色,有少量渗出物,边缘齐整稍隆起,周围绕以狭窄红晕,有轻度灼痛。常伴有口干咽燥,口渴口干不欲饮,面热唇红或面白颧红,头晕耳鸣,心悸健忘,心烦性燥,手足心热,腰膝酸软,尿黄便干等阴虚火旺证候。舌尖色偏红,苔薄黄,脉沉且细数。

证候分析:久病多虚累及肾,或思虑过度,或禀赋虚弱阴虚,致阴分受损,阴虚则火旺,虚火上炎,熏灼于口,久致肌肤受灼而溃破为口疮,口疮迁延不愈,反复发作。肾阴虚损则头晕耳鸣、盗汗遗精,腰膝酸软,午后潮热;肝肾虚损则冲任二脉不通,致月经失调;心肾不交则心烦心悸,失眠健忘,手足心热,腰酸遗精;阴虚时溃疡面色淡而不红,水肿渗出较少。唇红口干而喜冷食,手足心热,便干尿黄,舌红苔薄黄,脉沉细数或细弦数等均为阴虚火旺之象。

根据脏腑辨证,阴虚者有心阴虚、胃阴虚、肺阴虚、肝阴虚、肾阴虚的不同。心阴虚以心烦不眠、舌红等为特征;胃阴虚以食欲不振、大便干结、口干舌燥等为特征;肺阴虚以干咳少痰或痰中带血丝、口干鼻燥、舌红等为特征;肝阴虚以头晕头痛、肢体麻木、舌红少津为特征。肾阴虚以腰腿酸软、头昏耳鸣,或有遗精、口干舌红等为特征。滋补肾阴常用药物有生地黄、熟地黄、枸杞子、玄参、山萸肉、女贞子、旱莲草、桑寄生、龟板、鳖甲、潼蒺藜、何首乌等。滋补心阴药物有白芍、阿胶、当归、丹参、龙眼肉、枣仁、百合、紫河车、玉竹。滋补肝阴的药物大致与滋补心肾阴的药物相同常用养胃阴药物有北沙参、麦冬、石斛、玉竹、天花粉、芦根、生地等。养肺阴药物如天冬、麦冬、山药、南沙参、黄精、玄参等。清各经之热常用药物有黄芩、黄柏、栀子、竹叶、知母、连翘、桔梗、柴胡、龙胆草、银花、青黛、紫地丁等。阴虚肝旺用平肝潜阳药物如夏枯草、决明子、龙胆草、生龙骨、生牡蛎、珍珠母、石决明等。阴虚血热则常用生地黄、丹皮、紫草、玄参、地骨皮、青蒿等,以凉血清热滋阴。

2. 脾虚湿困

主证:溃疡数目少,1~2个,面积较大多在 3 mm 以上,溃疡周缘水肿高起,疮色淡红或暗红,基底灰白发暗,愈合较缓慢,口淡乏味,常伴头沉头重,口黏但不渴、食欲不振、胃脘胸闷,便溏腹泻乏力,舌淡胖嫩有齿痕,舌苔白滑腻,脉沉缓或细。

证候分析:脾虚不能运化水湿,或脾阳不振寒湿停滞,或过食生冷食物,水湿停滞于内,则头重,阻于中焦则口黏不渴,胃脘胀满,食欲不振,口干不欲饮。湿注下焦则便溏泄泻,湿蕴郁久化热,熏蒸于口,则发口疮。舌体胖嫩质淡,舌苔白滑腻,均为湿浊内郁之象。

3. 脾气虚弱

主证:口疮反复发作,溃疡面积小,数目少,单个或数个,溃疡色呈淡红,基底呈淡黄色,溃疡较浅在,红肿轻,痛不重,病程长,愈合慢。常兼纳少便溏,神倦乏力,腹胀,面色萎黄,舌淡苔白,脉濡弱等。

证候分析:脾胃气衰,中气不足,多由饮食不节,劳倦过度,忧思日久,损伤脾胃,或禀赋不足,素体虚弱,或久病大伤,营养失调等,致运化失常,食少腹胀,满闷,便溏,脾胃气虚,生化精微不足,不能荣养肌肤,加以气虚阴火内生,而致口舌生疮倦怠乏力,舌淡苔白,舌胖有齿痕,脉濡弱等,均属脾气虚弱之象。

4. 肾阳虚型

主证:溃疡量少分散,可伴有面色淡白,形寒肢冷,下利清谷,少腹冷痛,小便多,舌质淡,苔白,脉沉弱无力。

证候分析:久病及肾,各脏腑功能衰退到一定程度时,会损及肾的功能。肾虚也可见于年老体弱之人。淡白舌并见舌体胖嫩者,多属肾阳虚。阳气不足,则面色淡白,形寒肢冷。

肾虚则小便多,舌质淡,苔白,脉沉弱无力。中医认为,阳主生化阴液,若脾肾阳气虚衰,影响及阴液的生化,也会使阴液亏损,形成虚火上浮的病理,称为"阳损及阴"。

边缘不整,水肿高起明显,有剧痛,愈合缓慢,可长达数月,愈合后留有疤痕,甚至造成组织缺损。这种称为腺周口疮(复发性坏死性黏膜腺周围炎)这种病症亦属 ROU 范畴。多属虚火类型口疮,本虚标实。主要是脾肾虚损,气血不足,脏腑功能失调,热自内生,蕴久化火,虚火上炎,毒热积聚,火热炽盛所致。久病脏腑亏虚,血脉失和,气血不足,致溃疡久而不愈。寒热虚实兼有,所以调治较困难。本病早期发展迅速,症状明显,火毒旺盛,可先治标,火郁发应宜折之,清热解毒,活血散结,祛湿消肿。以控制其发展和缩短高峰期。后期即高峰过后,应补脾肾,益气养血以治本,促进愈合,缩短病程,巩固疗效。并应佐以清除余热。早期可用五味消毒饮、化斑解毒汤,普济消毒饮、连翘败毒丸、龙胆泻肝丸等加减。后期可补中益气汤、十全大补汤、圣愈汤,左归丸、人参养荣丸等。

ROU 因其病症复杂,病因各异,自古至今分型亦多有差别。因此没有统一分型和一致看法,但其基本观点并无根本不同。除以上分型外,亦有只分虚实两型,急性与慢性迁延两型。其他还有分肾阳虚型,认为是肾阳虚于下,虚阳浮于上所致,因此应清上浮之阳,温养下元,温阳养虚引火归元治之。应用肉桂、附子、干姜之类药物。亦有认为实火者用大黄黄连泻心汤与导赤散合而化裁。属虚寒者用附子理中汤加味。ROU 急性发作者,黏膜多充血糜烂明显,波及舌、腭、龈等多个部位,灼热疼痛难以进食,全身可伴有发热不适症状,可为肺胃之热上壅,亦有由于心胃伏热上攻于口所致。

ROU 中有一比较重的类型,即腺周口疮。溃疡为单个或 2~3 个。数目不多,但溃疡面积大而深在。多有较长时期口疮复发史。可发生于唇、颊、舌、咽各部位,溃疡呈暗红色,面积多在直径 1 cm 以上。边缘不整,水肿高起明显,有剧痛,愈合缓慢,可长达数月,愈合后留有瘢痕,甚至造成组织缺损。这种腺周口疮(复发性坏死性黏膜腺周围炎),病症亦属 ROU范畴,多属虚火类型口疮,本虚标实,主要为脾肾虚损,气血不足,脏腑功能失调,热自内生,蕴久化火,虚火上炎,毒热积聚,火热炽盛所致。久病脏腑亏虚,血脉失和,气血不足,致溃疡久而不愈。寒热虚实兼有,所以调治较困难。本病早期发展迅速,症状明显,火毒旺盛,可先治标,以控制其发展和缩短高峰期。后期即高峰过后,应补脾肾,益气养血以治本,促进愈合,缩短病程,巩固疗效。并应辅以清除余热,早期可用五味消毒饮、化斑解毒汤、普济消毒饮、连翘败毒丸、龙胆泻肝丸等加减。后期可用补中益气汤、十全大补汤、圣愈汤、左归丸、人参荣养丸等加减。

第三节　中医治疗

ROU 的中医治疗方法有很多种,下面将对 ROU 的中医内治法、外治法、中成药、其他疗法、验方、名医专家验方等分别进行系统阐述。

一、内治法

将清解排毒与调和脏腑大法分型辨治:脾胃伏火型,宜清热降火、凉血通便;心火上炎型,宜清心降火、凉血利尿;肝郁蕴热型,宜清肝降火、理气凉血;阴虚火旺型,宜滋阴清热;脾虚湿困型,宜健脾化湿;气血两虚型,宜气血双补。特制定了治疗 ROU 的特效纯中药系列组方,使许多患者获得康复。

1. 实火型

(1)脾胃伏火

治法:清热泻火,凉血通便。

方药:凉膈散、泻黄散、清胃散、清胃降火汤、玉女煎等加减使用。主要药物如生石膏、知母、黄芩、黄连、栀子、竹叶、生地黄、升麻、天花粉、怀牛膝、大黄等。

以生石膏、知母、马尾连、黄芩、黄连等清脾胃之热;栀子清三焦之火,黄芩、黄连、栀子清热燥湿消肿;生地黄、丹皮、赤芍清热凉血活血,大黄泻火通便,牛膝引药下行升麻散阳明之火。

(2)心火上炎

治法:清心降火,凉血利尿。

方药:导赤散、小蓟饮子、泻心汤、泻心导赤散等加减。主要药物如生地黄、竹叶、黄芩、黄连、蒲黄、滑石、木通、栀子、灯心草、莲子心、大黄、甘草等。

以黄连、栀子、连翘心、竹叶、木通、莲子心清心火;滑石、木通、蒲黄、灯心草、竹叶清心降火利尿;生地黄清热养阴凉血。尿赤加白茅根、大小蓟。心热口渴加麦冬、玄参。口舌生疮加清热解毒药物,如银花、连翘、板蓝根、青黛、紫地丁等。黄芩清心肺之火,燥湿消肿。大黄导热下出,通便泻火。

(3)肝郁蕴热

治法:清肝泻火,理气凉血。

方药:柴胡疏肝散、龙胆泻肝汤、小柴胡汤等加减。主要药物如柴胡、龙胆草、栀子、香附、枳壳、芍药、川芎、当归、菊花、夏枯草、车前子、生地黄、木通、甘草等。

柴胡疏肝解郁清热,和解少阳;龙胆草泻肝胆实火及下焦湿热;黄芩清上焦之热,栀子清三焦之火;木通、车前子清热利湿;热盛伤阴耗液,配生地黄、当归养血滋阴,以防伤正。

2. 虚火型

(1)阴虚火旺

治法:滋阴清热。

方药:六味地黄汤、杞菊地黄汤、麦味地黄汤、知柏地黄汤、养阴清肺汤、黄连阿胶汤、交泰丸、甘露饮、归脾汤、补心丹、一贯煎、百合固金汤、养胃汤、养阴清热汤等化裁加减。这种类型是一个大的类型,涉及脏腑较多,既有养阴扶正药物,又有清热降火之品。因此应针对不同阴虚及火旺分别酌情选择方药。如肾阴虚为主,肾阴不足,肾火偏亢,消烁真阴者,可用六味地黄汤或知柏地黄汤、一贯煎等。如心阴虚为主,方用归芍天地煎(熟地黄、当归、天冬、白芍)、补心丹等加减,如为脾阴虚为主则用甘露饮等加减。

滋补肾阴常用药物有生地黄、熟地黄、枸杞子、玄参、山萸肉、女贞子、旱莲草、桑寄生、龟甲、鳖甲、潼蒺藜、何首乌等。滋补心阴药物有白芍、阿胶、当归、丹参、龙眼肉、枣仁、百合、紫河车、玉竹。滋补肝阴的药物大致与滋补心肾阴的药物相同。常用养胃阴药物有北沙参、麦冬、石斛、玉竹、天花粉、芦根、生地黄等。养肺阴药物如天冬、麦冬、山药、南沙参、黄精、玄参等。清各经之热常用药物有黄芩、黄柏、栀子、竹叶、知母、莲子、龙胆草、生龙骨、生牡蛎、珍珠母、石决明等。阴虚血热则常用生地黄、丹皮、紫草、玄参、地骨皮、青蒿等,以凉血清热滋阴。

（2）脾虚湿困

治法:益气健脾,清热祛湿。

方药:补中益气汤、参苓白术散、健脾胜湿汤、五苓散、苓桂术甘汤、除湿胃苓汤、平胃散等加减。主要药物如生黄芪、茯苓、白术、苍术、薏苡仁、半夏、厚朴、泽泻、佩兰、砂仁、桂枝、陈皮、木香、炙甘草等。

（3）脾气虚弱

治法:补中益气,健脾和胃,佐以汁执。

方药:补中益气汤、生脉散、黄芪建中汤、香砂六君子汤、参苓白术散等加减。主要药物如黄芪、党参、白术、山药、半夏、茯苓、五味子、麦冬、大枣、莲肉、桔梗、木香、黄芩、栀子、竹叶、白芍等。

ROU 临床表现证型复杂多样,虚实寒热夹杂。气血亏虚,肾气不足,脾肾阳虚,肝胆郁热等等,皆可有之。如邪犯厥阴,相火内郁,风火循经上扰于心,心火不得下通而上炎,均可致口舌生疮。有用乌梅丸加减治之。寒热错杂,上热下寒为主,以阴阳双调,寒热并用,补泻兼施,调畅气机,平抑肝木,疏泄解郁,苦寒祛热,防辛温化火伤阴。本方有广谱抗菌抑菌,改善微循环,提高机体免疫功能和特异性抗体生成作用。

ROU 是一个长期反复发作疑难之证,在治疗中应注意标本缓急,如为虚火类型,本虚标实,邪盛明显,亦不应见虚就补,可先清后补或攻补结合。实火型可以清为主,但应注意不宜一清到底,后一阶段以调理为主。治疗应随症加减,既不要频换主药,亦不要固执一方。口疮的早期、高峰期、愈合期及巩固期,其治法亦有差别。如腺周口疮早期宜清热解毒,散结消肿,使之不致扩大发展,对于处于高峰期已基本形成的溃疡,则应主要缩短其高峰时间,促其趋于愈合收敛。因此,要清补兼顾,一边清热泻火,一边健脾祛湿,理气活血,促其生肌收敛。愈合期则应以补为主,益气固表,滋阴养血,略佐清热,以清余热,而防反弹再发。巩固期以调理全身为主,兼治局部。

二、外治法

外治法即运用药物、手术、物理手段或者使用一些器械,直接作用于患者体表患部或病变部位而达到治疗目的的一种方法。该方法安全且可靠,副作用小,是中医药的有效治疗方法。

ROU 外治可以缓解甚至消除局部症状,消除感染炎症,促进溃疡愈合,起到消肿止痛,收敛生肌的作用。局部使用含漱药,可清洁溃疡创面,去除渗出物,有消炎止痛之效。含漱后,也有利于局部敷药。

ROU 中医外治不可或缺,局部治疗使药物直接作用于病损局部,能充分发挥药物的作用。中医外治法可缓解甚至消除局部症状,消除炎症感染,促进溃疡的愈合,达到消肿止痛,收敛生肌的作用。如口腔含漱药,如金银花、白芷、竹叶、薄荷、黄芩、佩兰等,可通过含漱以清洁口腔的创面,去除溃疡渗出物,达到消炎消肿止痛之功效。创面清洁后,有利于涂敷膏剂或粉末散剂,且易吸附于疮面。口疮外敷中药较多,多为粉末散剂,可直接吸附于溃疡创面,发挥其渗透性强,药力持久和消肿止痛的功能。

一些外治具有固定的剂型,如漱口水(西帕依固龈液、龙掌口含液),如散剂(锡类散、珠黄散、青黛散、冰硼散、养阴生肌散)等已经制成成药。但还有些经验方虽未制成成药,但在小范围人群内证明有效。本书也做了部分介绍。

1. 西帕依固龈液

【成分】没食子。辅料为薄荷香精、甜蜜素、苯甲酸钠。

【功能主治】清热止痛,健齿固龈。用于牙周疾病引起的牙齿酸痛,牙龈出血,松动移位,咀嚼无力,及口舌生疮,咽喉肿痛,口臭等。

【用法用量】含漱 2～3 分钟,吞服无妨,一次约 3～5 ml,一日 3～5 次。

【剂型】合剂。

【不良反应】尚不明确。

【禁忌】尚不明确。

【注意事项】

(1) 忌烟、酒以及辛辣的食物。

(2) 以牙龈出血为主症者,应先排除血液系统疾病后才可使用。

(3) 按说明用法用量使用,小儿及年老体弱者应在医师指导下使用。

(4) 用药同时也应注意口腔卫生健康,并辅以牙周治疗增加疗效。

(5) 对本品过敏者禁止使用,过敏体质者慎重使用。

(6) 本品性状改变时禁止使用。

(7) 儿童必须在成人的监护下使用。

(8) 请将本品放于儿童无法接触的地方。

(9) 如正在使用其他药品,使用本品前请咨询医师或药师。

【性状】本品为淡黄色至棕黄色的液体,气清香,味涩,微甜。

【药物相互作用】如与其他药物同时使用时,可能会发生药物的交互作用,详情请咨询医师或药师。

【贮藏】密封,置阴凉处。

2. 龙掌口含液

【成分】飞龙掌血根皮、飞龙掌血叶、地骨皮、升麻。辅料为薄荷脑、玫瑰香精、椰子香精、聚山梨酯 80、甘油、羟苯甲酯、羟苯乙酯。

【功能主治】散瘀止血,除湿解毒,消肿止痛。用于口臭,复发性口疮(口腔溃疡),牙龈炎,牙周炎。

【用法用量】漱口,一次 10 ml,每次含漱 2 分钟吐去,一日 4 次。

【剂型】合剂。

【不良反应】尚不明确。

【禁忌】尚不明确。

【注意事项】

(1) 本品仅供含漱用,含漱后应吐出,不得咽下。

(2) 忌烟、酒及辛辣、肥腻食物。

（3）不应在用药期间同时使用温补性中药。

（4）孕妇慎用。儿童应在医师建议及指导下使用。

（5）用药 3 天无效者,应去医院治疗。

（6）对本品过敏者禁止使用,过敏体质者慎重使用。

（7）本品性状改变时禁止使用。

（8）儿童必须在成人的监护下使用。

（9）请将本品放于儿童无法接触的地方。

（10）如正在使用其他药品,使用本品前请咨询医师或药师。

【药物相互作用】如与其他药物同时使用时,可能会发生药物的交互作用,详情请咨询医师或药师。

【贮藏】密闭,置阴凉处。

3. 锡类散

来源《金匮翼》卷五。

【组成】西牛黄 0.06 g,冰片 0.09 g,真珠 0.09 g,人指甲（滑石粉制）0.15 g,象牙屑（焙）0.9 g,青黛 1.8 g（去灰脚,净）,壁钱 20 个（焙,土壁砖上者可用,木板上者不可用）。

【用法】共为极细末,吹患处。

【功能主治】消炎,解毒,化腐,生新。烂喉,乳蛾,牙疳,口舌腐烂,现用于阴道溃疡,保留灌肠可治疗直肠、乙状结肠的慢性溃疡,作用分析主要有抗溃疡,自身免疫抑制作用等。

（1）抗溃疡:锡类散（4 g/kg）对动物幽门结扎性和束缚水浸应激性胃溃疡的形成有明显抑制作用,对胃蛋白酶活性、胃酸酸度、胃溃疡指数等指标的作用,与西米替丁（0.24 g/kg）相仿,二者同对照组相比有显著性差异。

（2）自身免疫抑制作用:3%浓度锡类散能明显抑制大肠杆菌生长,对消除自身免疫反应有利。

（3）其他:本方中单味药青黛、冰片、牛黄可抗菌、消炎、解痉。

4. 珠黄散

来源不同的珠黄散方剂组成稍有不同。

来源 1 《绛囊撮要》。

【组成】西牛黄 1.5 g,冰片 15 g,真珠 18 g,煅石膏 150 g。

【用法】共研极细末,盛瓷瓶内,勿令泄气,用时吹入。

【主治】口疳,喉痛。

来源 2 《中医眼科学》。

【组成】珍珠粉 2.1 g,朱砂 2.1 g,犀黄 3 g,麝香 2.1 g。

【用法】共研细末,瓷瓶收贮。应用时点于内眦。

【主治】火疳,白膜侵睛。

来源 3 《医级》卷八。

【组成】牛黄 0.3 g,珍珠 0.9 g。

【用法】上药研极细。或吹或掺。小儿痰瘀,用 0.6～0.9 g,用灯心草煎汤调服。

【主治】火毒风痰,上攻咽喉,致喉痹,小儿惊风痰搐。

【适应证】本方为清热解毒,化腐生肌之品。对喉痹、乳蛾、牙疳、口疮尤其有效。用于咽喉红肿,明显咽痛;喉蛾红肿,表面有分泌物、显著疼痛;牙疳见红肿、溃疡,久未愈合。西医诊断为牙龈炎、急性咽炎、复发性口腔溃疡、急性扁桃体炎。

【剂型】散剂。

【不良反应】尚不明确。

【禁忌】尚不明确。

【注意事项】忌食辛、辣、腥、热之物。

5. 青黛散

【组成】由青黛 200 g,黄连 200 g,黄柏 200 g,薄荷 200 g,桔梗 200 g,儿茶 200 g 组方,其性状为灰绿色的粉末,气清香,味苦,微涩。

方剂中青黛清热解毒,凉血;黄连、黄柏清热燥湿,泻火解毒;儿茶收涩止血,生肌敛疮,四味药合用,具清热收湿,止痛生肌作用;桔梗宣肺祛痰,利咽排脓,开心气而利膈;薄荷疏风散热,消肿,透疹。诸药配伍成方,具有清热解毒,消肿止痛之功效。

【功能主治】清热解毒,消肿止痛。用于治疗口疮,咽喉肿痛。

【用法用量】先用凉开水或淡盐水洗净口腔,将药少许吹撒患处,一日 2～3 次。

【注意事项】

(1) 忌辛辣、鱼腥食物。

(2) 孕妇慎用。

(3) 不宜在服药期间同时服用温补性中成药。

(4) 不适用于阴虚、虚火上炎引起的咽喉肿痛,声哑。

(5) 注意喷药时不要吸气,以防药粉进入呼吸道而引起呛咳。

(6) 服药三天后症状无改善,或出现其他症状,应去医院就诊。

(7) 按照用法用量服用,儿童需在医师指导下使用。

(8) 对本品过敏者禁止使用,过敏体质者慎重使用。

(9) 本品性状改变时禁止使用。

(10) 儿童必须在成人的监护下使用。

(11) 请将本品放于儿童无法接触的地方。

(12) 如正在使用其他药品,使用该药品前请咨询医师或药师。

6. 冰硼散

【组成】冰片 50 g,硼砂(煅)500 g,朱砂 60 g,玄明粉 500 g。

本品为粉红色的粉末;气芳香,味辛凉。

【功能主治】清热解毒,消肿止痛。用于热毒蕴结所致的咽喉疼痛,牙龈肿痛,口舌生疮。

有资料表明,此药对其他病症也有较好治疗作用。

(1) 流行性腮腺炎:取冰硼散 3 g,用冷开水调成稀糊状涂患处,外加纱布块,贴胶布固定,每日换药 1 次,一般用药 3～5 次可愈。如以鱼石脂软膏调冰硼散,如上法外敷效更佳。

(2) 带状疱疹:取适量冰硼散,用凉开水调成糊状涂患处,每日 1 次。芝麻油调药也可,连用 3～5 天即获良效。

（3）阴囊湿疹：俗称"绣球风"，为老年人较常见的皮肤病，用冷开水调适量冰硼散涂搽局部，每日涂药 3 次，结合口服维生素 B$_2$（即核黄素）药片，数天后迅即告愈。

（4）足癣（糜烂型）：每晚临睡前先用温水（加入一些食醋）洗浴双脚，揩干后撒布适量本品患处，几天即愈。

（5）外阴瘙痒症：是老妇的常见病，先用蛇床子、苦参各 50 g 煎汤外洗，然后撒上冰硼散，每晚 1 次，1～2 次可愈。

（6）皮炎：多种皮炎（神经性皮炎除外）均可用本品以温开水调成糊状涂搽患处，很快就能减轻瘙痒与肿痛。

【用法与用量】吹敷患处，每次少量，一日数次。

【贮藏】密封。

7. 养阴生肌散

【组成】石膏、黄柏、白芷、甘草、雄黄、薄荷、蒲黄、青黛、冰片。

【功能主治】主要功能为清热解毒，治疗各种口炎和口腔溃疡。

【用法用量】适量外用。

【注意事项】用药期间饮食宜清淡，忌食辛辣油腻食物，以免助湿生热。

8. 西瓜霜

【炮制方法】因西瓜霜的炮制方法比较特殊，以下做简单介绍。

（1）用未成熟的西瓜皮与皮硝加工制成。一般于农历八月节后，制备较宜，因天气风凉，瓜不易烂，将较生的西瓜切开一小口，挖出部分瓜瓤，皮硝放入，然后将瓜皮盖好，用绳吊在南边朝北的方向风干，待皮硝往西瓜外面渗出时，刮下此霜即成西瓜霜。——《全国中草药汇编》

（2）将西瓜皮切碎（约 10 斤）和皮硝（5 斤）拌匀，装入黄沙罐内，盖好，挂于阴凉通风处，待沙罐外面有白霜冒出，用干净毛笔或纸片刷下，装入瓶内备用。——《中药学》

【功能主治】清热泻火，消肿止痛，用于肺胃火热上蒸引起的扁桃体炎、咽炎，症见：咽喉红肿疼痛，喉结红肿。口舌生疮，牙龈宣肿等。

【用法用量】取药粉少许，吹至患处，3 次/日。

【注意事项】

（1）忌辛辣、鱼腥食物。

（2）脾气虚寒症见有大便溏者慎用。

（3）扁桃体化脓及全身高热者应去医院就诊。

（4）注意喷药时不要吸气，以防药粉进入呼吸道而引起呛咳。

（5）用药三天后症状无改善，或出现其他症状，应去医院就诊。

（6）按照用法用量服用，儿童应在医师指导下使用。

（7）对本品过敏者禁止使用，过敏体质者慎重使用。

（8）本品性状改变时禁止使用。

（9）儿童必须在成人的监护下使用。

（10）请将本品放于儿童无法接触的地方。

（11）如正在使用其他药品，使用该药品前请咨询医师或药师。

9. 开喉剑喷雾剂

【组成】八爪金龙、山豆根、蝉蜕、薄荷脑。

【功能主治】中医:清热解毒,消肿止痛。用于肺胃蕴热所致的咽喉肿痛,口干口苦,牙龈肿痛以及口腔溃疡,ROU 见以上证候者。苗医:抬蒙蒙宋宫症。蒙嘎宫昂,来罗拉米。

【用法用量】喷患处,每次适量,一日数次。

【剂型】喷雾剂。

【不良反应】尚不明确。

【禁忌】孕妇禁用。

【注意事项】尚不明确。

【性状】本品为喷雾剂,内容物为浅棕色至棕色液体;味甜、微苦、微麻,有薄荷的清凉感。

【贮藏】密封,置阴凉干燥处。

10. 口腔炎喷雾剂

【成分】蜂房、蒲公英、皂角刺、忍冬藤。

【功能主治】清热解毒,消炎止痛。用于治疗口腔炎,口腔溃疡,咽喉炎等;对小儿口腔炎症有特效。

【用法用量】口腔喷雾用。每次向口腔挤喷药液适量,一日 3～4 次,小儿酌减。

【剂型】喷雾剂。

【不良反应】尚不明确。

【禁忌】尚不明确。

【注意事项】尚不明确。

【性状】本品内容物为棕褐色的液体;味苦。

【药物相互作用】如与其他药物一起使用可能会发生药物交互作用,详情请咨询医师或药师。

此外还有杨丽芬用菩提蜂胶口腔喷剂治疗小儿溃疡性口炎等等。总之,各种中药喷剂备受患者青睐,疗效显著。虽各方剂成分不尽相同,但均有清热解毒、活血止痛、收敛生肌之效,可有效治疗 ROU。

11. 含漱药液

有关中药含漱液的报道较多,大都有清热解毒、抑菌止痛、去腐生肌之成分,其缺点是药物维持时间短。

(1)金银花、竹叶、白芷、薄荷等量,煎煮过滤,含漱口腔。有清热消肿止痛祛浊功能。

(2)黄才白、菊花、决明子、桑叶等量,煎煮过滤,含漱口腔。有清热燥湿解毒祛风作用。

(3)黄芩、生石膏、佩兰等,煎煮过滤,含漱口腔。有清热祛湿、消肿化浊的功能。

(4)野蔷薇根、茎、生甘草煎煮,频频含漱,有清热止痛作用。

12. 其他中草药制剂

云南白药:云南白药是我国中药材的瑰宝,其主要成分为三七,具有化瘀止血、活血止痛、解毒消肿、抗炎、收敛之功效,能较快地控制疼痛和创面感染,同时还能促进血管内皮细胞的生长,有非常显著的治愈性。

云南白药可用于治疗 ROU 的剂型有云南白药粉剂和膏剂(云南白药牙膏),在使用云南白药粉剂时,为了防止药粉误吸入呼吸道引起呛咳,必须在用药时屏住呼吸。特别是老年人和少年儿童在用药时更要注意这个问题。此外,一定要叮嘱患者用药后半小时不要饮水和吃东西,确保药效的浓度保持更长时间,有利于充分发挥药效。

口腔溃疡创面局部涂抹云南白药后,创面毛细血管生长速度加快,结缔组织快速增生,促进新的肉芽组织生长,口腔黏膜上皮细胞生长周期缩短,能够在短时间内使溃疡创面愈合。即使溃疡面积较大的难愈合创面,适当延长疗程也能获得良好的治愈性。用药时不会产生过敏反应、对创面无刺激,无不良反应,用药安全性理想。

先用温开水将口腔漱净,取少量云南白药涂抹在溃疡面上,每日 3～6 次,5 日可痊愈。云南白药的主要成分为三七,具有化瘀止血、活血止痛、解毒消肿、抗炎、收敛之功效,能较快地控制疼痛和创面感染,促进组织修复。

双黄连口服液:生理盐水清洁口腔后,取双黄连口服液涂抹患处,每日 3 次,据溃疡程度可酌情增加涂抹次数。双黄连口服液具有抗炎、抗菌、抗病毒、提高机体免疫力的作用,可以调节淋巴细胞的免疫活力,可加速溃疡面的愈合。

芝麻油:最近的一项研究表明,用芝麻油预处理可以通过减少黏膜脂质过氧化作用减少酸化的乙醇引起的胃黏膜溃疡。芝麻种子含有丰富的铁、镁、锰、铜、钙、锌和磷。种子是维生素 B_1、维生素 B_2、维生素 B_3、维生素 B_6,叶酸和维生素 E 的良好来源,具有很高的抗氧化和抗癌特性。

三、经典中成药

(1)六味地黄丸蜜丸或水丸,适用阴虚火旺等虚火口疮,及慢性口疮缠绵反复发作,并可用于虚火口疮治愈后,长期服用以巩固疗效。如相火旺盛,潮热盗汗,大便偏干,可用知柏地黄丸,以加强滋阴泻火之力。杞菊地黄丸可用于阴虚肝旺口疮,有头晕目眩,眼干目涩,血压不稳等症状,以加强滋补肝肾之阴。如有肺肾两虚,咳嗽咽干口灼,失眠心悸等症状,可用麦味地黄丸。如女性患者伴有月经失调等症状,则可用归芍地黄丸。

(2)以肾阴虚为主,伴有肾阳肾气不足等症状,则用金匮肾气丸,即六味地黄丸加附子、肉桂;以温补肾阳佐以补阴,使阴有所附,阴得温化,相互为用。

(3)龙胆泻肝丸水丸,用于肝胃不调,肝火上循,肝胆湿热等口疮。

(4)加味逍遥丸水丸,用于肝郁不舒,冲任失调,肝脾不和的口疮。

(5)补中益气丸水丸,用于脾虚胃弱,中气不足的口疮。

(6)附子理中丸蜜丸,多用于脾胃虚寒口疮。

(7)导赤丸蜜丸,可用于心火上炎口疮。本药用于成人及口疮较重者,药力多显不足,临证可选择与它药合用,以增强疗效。

(8)藿香正气散用于脾虚湿困、热所致口疮,有益气健脾、清热祛湿功能。

(9)可选择其他成药配合应用。如补心丹以加强养心补血滋阴作用。香砂六君丸、参苓白术丸均可加强健脾益气、燥湿和胃功能,可用于脾胃虚弱及气虚型口疮。如脾胃不健,停有宿食,食滞湿留,脾胃不和,则可配以保和丸、越鞠丸或香砂养丸等。如气血双亏,素体衰弱,可用八珍丸或十全大补丸。如胃火炽盛所致实火口疮,可用清胃黄连丸,实火内热口疮也可应用梅花点舌丸、牛黄上清丸等。

（10）口炎清颗粒滋阴清热，解毒消肿。用于阴虚火旺所致的口腔炎症。

（11）一清片（胶囊、软胶囊）主要用于火毒血热所致的身热烦躁，目赤口疮。

（12）万应胶囊清热，解毒，镇惊，主要用于邪毒内蕴所致的口舌生疮。

四、其他疗法

1. 针灸疗法

可以单独应用，亦可与中药治疗同时应用。

主穴：合谷，足三里，内关。

上唇口疮配人中、地仓；下唇口疮配承浆、颊车、地仓；舌部口疮配廉泉；颊、龈口疮配颊车，地仓。

其他配穴有手三里、风池、人迎、曲池、太冲、劳宫、委中等。金津、玉液针刺出血。

针刺单侧或双侧，针法采取平补平泻或强刺激不留针。每日 1 次，5～10 次为一疗程。穴位分组交替选用。

灸法穴位为后豁、胆俞、小肠俞等。

近来有采用针刺加微波，或灸加微波，可选择以上几个穴位。除有针灸的经络感能效应外，微波并有微波温热物理效应，可改善局部血液循环，有良好消肿镇痛作用，加速炎症的吸收消退，能缓解症状，缩短病程。

另外亦有应用氦氖激光体穴与局部照射，还可采用耳穴照射。

2. 穴位封闭

采用维生素 B_1、维生素 B_6、维生素 B_{12}、当归液等，作穴位封闭。穴位以足心里较为多用，其他如曲池、颊车或局部近穴。每次 1～2 穴，每次 0.2 ml、0.5 ml。隔日或 3 日 1 次。

3. 点刺出血

常规消毒，以毫针或三棱针在溃疡面上点刺放血，刺后出血多能止痛缓解症状和促进愈合，有清热解毒消肿、疏通经气的作用。可用于溃疡红肿较重，愈合慢的个别溃疡。小而多发散的溃疡则不适用。舌部溃疡可针刺金津、玉液或廉泉。点刺出血以血出能达到覆盖创面量时为度，则可漱口，血不止则应压迫止血。

4. 耳针治疗

穴位如口、舌、神门、胃、皮质下、内分泌、肾上腺、脾、心、额等。每次可选数穴。可用耳针埋针。现多用王不留行籽等，或其他颗粒物代替耳针贴敷压于穴位处，每日稍加压力按摩 3 次，每次 10 分钟。隔日或每 3 日治疗 1 次轮换选用穴位，双耳交替治疗。

5. 其他疗法

① 吴茱萸粉末 12 g，用醋或茶或酒调成糊剂，晚睡觉前，敷于两足涌泉穴处，次晨取下连敷 3 天。亦可换生附子粉末 10 g。② 细辛粉末 6 g，调成糊剂，敷于脐部，连敷 3 天。③ 针灸疗法可以单独应用，亦可与中药治疗同时应用。

常用方：① 泻黄散藿香 25 g、炒栀子 10 g、生石膏 30 g、防风 10 g、生甘草 10 g。② 清胃散升麻 6 g、黄连 6 g、当归 25 g、生地黄 25 g、丹皮 10 g。③ 玉女煎生石膏 30 g、川牛膝 25 g、熟地黄 25 g、知母 10 g、麦冬 10 g。

五、中医文献方药

古代中医文献对 ROU 的治疗方药因对 ROU 病因病机认识的不同而不同,本节在系统搜集 ROU 古代文献研究的基础上,通过对文献整理和分类,为现代研究者提供古代文献中治疗 ROU 极具代表性的方药,希望在现代医学发展的进程中,能够进一步提高 ROU 的临床疗效。

1. 玉芝饮子

甘草(锉作半寸许,汤浸 1 日,微炒过)4 两,吴石膏(研如粉)4 两,藿香 3 分,山栀子 6 两(去皮,炒令香)。治膈热,口舌生疮,咽喉肿痛。(圣济总录)

2. 升麻煎

升麻、元参、川芎、生地黄、麦门冬各一钱,黄连、大黄、黄芩、甘草各五分,入姜三片,枣二枚,水煎服。治心脾有热,口舌生疮破裂。(仁斋直指方论)

3. 黑参丸

黑参 1 两,天门冬(去心,焙)1 两,麦门冬(去心,炒)1 两。制法:上为末,炼蜜为丸,如弹子大。功能主治:口舌生疮久不愈。用法用量:每服 1 丸,以绵裹,嚼化咽津。(御药院方)

4. 凉膈散

川大黄、朴硝、甘草炙,各二十两(各 600 g),山栀子仁、薄荷去梗、黄芩各十两(各 300 g),连翘二斤半(1 250 g),上药为粗末,每服二钱(6 g),水一盏,入竹叶七片,蜜少许,煎至七分,去滓,食后温服。主治中二焦邪郁生热证。烦躁口渴,面赤唇焦,胸膈烦热,口舌生疮,睡卧不宁,谵语狂妄,或咽痛吐衄,便秘溲赤,或大便不畅,舌红苔黄,脉滑数。(太平惠民和剂局方)

5. 柴胡地骨皮汤

柴胡(去苗)、地骨皮各 30 g。粗捣筛。每服 9 g,水 150 ml,煎至 90 ml,去滓,取少许含咽之,主治口糜生疮。(圣济总录)

6. 理中汤

人参 9 g,干姜 9 克,甘草 9 克(炙),白术 9 克。治虚火,口疮,服凉药不愈者,此中焦气不足,虚火泛上。(伤寒论)

7. 四物汤

生地黄二钱,当归、白芍药、川芎各一钱水煎,加知母、黄柏。治阴虚者。(仙授理伤续断秘方)

8. 芍药汤

芍药 30 g,当归 15 g,黄连 15 g,槟榔 6 g,木香 6 g,甘草 6 g(炙),黄芩 15 g,肉桂 5 g,水煎服。治脾火盛,唇口生疮,或多食易饥。(素问·病机气宜保命集)

9. 五苓散

猪苓、茯苓、白术炒,各十八铢,桂心六两,泽泻一两六铢半,共为末,每服三钱。治口糜。(仲景)

10. 导赤散

生地、木通、甘草梢、淡竹叶各等分,水煎服,主治以口渴面赤、口舌生疮、小便赤涩刺痛

等为表现的心经热盛证。(小儿药证直诀)

11. 甘桔汤

桔梗一两,甘草二两,水煎服。(疡医大全)

12. 三补丸

黄芩、黄连、黄柏等分为末,水丸,每服三十丸,白汤下。主治三焦积热,热毒血痢,眼目赤肿,口舌生疮,咽喉齿痛等。(圣惠)

13. 金花丸

黄连、黄柏、黄芩、栀子、大黄便秘加之,等分为末,水丸,每服三十丸,白汤下。黄连升麻汤:升麻一钱半,黄连三钱,水煎服,或为细末,含津咽。治上焦一切火症。(回春)

14. 黄连解毒汤

黄连9 g,黄芩6 g,黄柏6 g,栀子9 g等分,上四味切,以水六升,煮取二升,分二服。(医方考)

15. 冰柏丸

黄柏(晒干),硼砂(研),薄荷叶各等分共为细末,研匀,生蜜和丸,如龙眼大,每服一丸,津液化下。治口内生疮。(医方大成)

16. 徙薪饮

陈皮2.5 g,黄芩6 g,麦冬、芍药、黄柏、茯苓、牡丹皮各4.5 g,用水200 ml,煎至140 ml,空腹时温服。治三焦内热,口苦口疮。(景岳全书)

17. 大分清饮

茯苓、泽泻、木通各6 g,猪苓、栀子(或倍之)、枳壳、车前子各3 g,用水300 ml,煎取240 ml,空腹时温服。如内热甚者,加黄芩、黄柏、草龙胆之属。治湿热口糜。(景岳全书)

18. 二阴煎

生地麦冬各9 g,枣仁6 g,甘草3 g,玄参5 g,黄连6 g,茯苓9 g,木通5 g,治劳伤心脾,口糜兼火者。(景岳全书)

六、验方、名医名家验方、经方及案例

口疮临床报道的验方很多,一般采取可以清热解毒、活血止痛、收敛生肌的中草药,进行合理配伍。李敏等用清热溃平膜(竹叶、寒水石、儿茶)治疗口腔溃疡40例,总有效率为97.5%。竹叶、寒水石、儿茶均可清热降火,儿茶还可活血止痛、收敛生肌。马维萍等以中药白芨、血竭为主要成分制备口腔溃疡膜,治疗口腔溃疡患者306例,总有效率为94.1%。白芨、血竭可活血止痛、生肌敛疮。戴月华用黄柏、干姜、青黛、冰片等制成口腔药膜治疗口腔溃疡64例,总有效率为96.9%。黄柏对葡萄球菌、白喉杆菌、炭疽杆菌等均有不同程度的抑制作用,具有收敛消炎的功效;干姜温中散寒、回阳通脉;青黛、冰片配伍诸药,具有清热解毒、活血止痛、生肌敛疮功能。另有报道称消蛾片(女贞叶、板蓝根、蒲公英、黄芩、山豆根等)、黄连散(黄连、黄芩、黄柏、大黄、生地黄、牡丹皮、胆南星、吴茱萸等)、六神丸糊剂(麝香、牛黄、珍珠、冰片、蟾酥、雄黄等)等都有良好疗效,例如:① 石榴皮煅炭研末,青黛共为细末外用。② 乌梅火煨加冰片,共研细末外用。③ 蔷薇(冬取药用茎叶),煎浓汁,含漱,每日5～7次。④ 五倍子5个,槐米10 g,共为细末,搽之外用。⑤ 红枣炭、黄柏末等分,香油调膏,

涂患处。⑥ 蒲公英、竹叶、灯芯草水煎，一日 3 次口服。⑦ 人中白、枯矾、冰片共为细末，搽之。

以下介绍一些名医专家验方：

1. 许公岩

组成：胡黄连 12 g，当归 10 g，生甘草 12 g。治湿浊蕴结肠胃，气血不畅所致，症见口腔糜烂，持续不断或长期反复发作。舌苔厚腻或黄腻，大便不爽。

2. 汤承祖

组成：淡干姜 5 g，制附子 10 g，炙甘草 5 g，菟丝子 12 g，肉苁蓉 12 g，油肉桂 4 g，磁石 30 g。治舌、舌尖、舌边多个口疮，腐白作痛，黏膜色淡，大便秘结，两足不温，面时有烘热头晕，脉沉细无力，舌苔薄有齿痕。

3. 乔保钧

组成：大黄 15 g，黄连 10 g，黄芩 10 g，生甘草 21 g，淡竹叶 9 g。治唇、腭、舌尖部黏膜，有大小不等溃疡数十个，甚则融合成片，基底黄白色，周围发红，灼热疼痛，口干口黏不欲饮，大便短赤，苔黄，脉弦数。

治疗本病应分寒热虚实，属实火者，用大黄黄连泻心汤与导赤散合而化裁，基本方为：大黄 9 g，黄连 9 g，黄芩 9 g，麦冬 25 g，生地 10 g，木通 9 g，甘草梢 5 g，肉桂 3 g。属虚寒者用附子理中汤加味化裁，基本方为：附子 9 g，干姜 3 g，黄连 7 g，党参 9 g，白术 10 g，川朴 9 g，陈皮 9 g，薏苡仁 9 g，砂仁 9 g，炙草 5 g。方中党参、甘草补中益气；白术、薏苡仁、砂仁健脾化湿，附子、干姜辛热温阳，配以黄连辛开苦降。无论虚实治疗中皆配以硼砂，冰片，薄荷，细辛，开水浸泡，取滤液漱口，每日数次，可清洁口腔，减轻疼痛，促进溃疡愈合。

4. 赵炳恒

组成：川黄连 3 g，苍术 30 g，胡黄连 10 g，人工牛黄 10 g，生甘草 10 g。

具有清热化湿，泻火解毒，健脾护中之效。若湿热上蒸，溃疡点数目多而疼痛，周围黏膜鲜红，舌苔黄腻，脉滑数者，加银花、蒲公英、生石膏。大便干加制军，湿盛苔白腻者加砂仁、川朴；热伤阴者加石斛、花粉。若溃疡点数目不多，常在唇颊内侧及上腭处，周围黏膜淡红，加生地、石斛、麦冬、沙参等；有低热者，加丹皮、知母；中气虚者加黄芪、升麻。若溃疡面生于舌尖处，舌尖红，加阿胶、鸡子黄、生地；瘵差齿浮之心肾不交者，加枣仁、肉桂等。若病久阴损及阳，出现脾肾阳虚证候者，可用附子理中汤和肾气丸分别治之。

5. 蔡福养

口疮临证以虚证为多，主要表现有心阴虚、脾阴虚、肾阴虚、脾肾阳虚等不同证型。

心阴虚型：溃烂多发于舌尖部，口燥咽干，心烦失眠，多梦，舌质红，脉细数等。治宜滋阴清热，养血补心。方用归芍天地煎（《证因脉治方》：熟地、天冬、当归、白芍）加减。若溃烂在舌两侧，口苦善怒，小便黄赤者，加车前子、泽泻、胆草清泄肝胆之热；溃烂漫及舌面中央，口黏苔腻，不欲饮者，加茯苓、薏苡仁、佩兰醒脾化湿；溃烂涉及舌根部，腰脊酸软，耳鸣耳聋者，加知母、黄柏、女贞子清降虚火；溃烂久不愈者，加瓦松、五倍子清热燥湿，收敛。

脾阴虚型：溃烂多发于唇龈腭等处，伴有口黏不欲饮，小便时黄或大便初头硬，舌质红。苔黄腻，脉濡数等。治宜滋脾益胃，化湿清热。方用甘露饮加减。若舌苔腻而厚者，加佩兰、茯苓醒脾化湿；倦怠乏力或自汗者，加太子参益气补脾等。

肾阴虚型:溃烂多发于舌根部,伴见腰膝酸软,小便黄少,耳鸣耳聋,舌红少苔,脉细数等。治宜滋阴补肾,清降虚火。方用六味地黄汤加味。若溃烂波及舌体两侧,兼有口苦咽干,小便黄赤者,加胆草、车前子清泄肝胆之热;溃烂扩及舌尖部,心烦失眠,多梦者,加远志、柏子仁、桂圆肉滋阴养血,收敛溃烂等。

脾肾阳虚型:溃烂面色白,周围不红肿,久而不愈,怕冷、四肢不温、喜热饮、舌淡苔腻白、脉沉弱等。治宜温补脾肾,散寒化湿。方用附子理中汤加减。溃烂久不愈者,加苍术、茯苓健脾燥湿,收敛溃烂;大便溏泄,便次多者,加山药、扁豆和中化湿,健脾止泄;溃烂时轻时重,腰脊酸软,身半以下常有冷感、小便清长者,加肉桂温补肾阳,以资化源。

6. 俞长荣

用凉膈散加味治疗口腔溃疡反复发作多年,黏膜破溃由绿豆至黄豆大小,红肿疼痛,低热、关节疼痛,便秘结,舌质红,脉沉细弦。

7. 祝谌予

用血府逐瘀汤加减治疗 ROU 多年反复发作,发作频繁,溃腐痛明显,口干苦,有异味,心烦易怒,腰酸膝软,便干,月经量少,舌红,苔白厚,脉细弦。治以活血行气,滋补肝肾。

8. 刘渡舟

用知柏地黄汤加味治疗口腔黏膜长久反复破溃,曾用清火方药不愈,口腔、齿龈有多个小溃疡,疼痛,淋巴结肿大,头目眩晕,潮热盗汗,心烦不寐,口干,手足心热,喜凉便干尿短赤,舌红,脉弦细数。治以滋肾阴,清肝火。

9. 李振吉

临床上根据患者体质、病因、症状、局部病损的不同,可分为以下几种类型。

实火口疮:其特点是发病急,病程较短,溃疡呈多形性大小不等,数量较多,可相互融合,边缘平坦或稍隆起,有充血的环状红晕,疼痛明显,影响语言与饮食。若发于青壮年,见消食善饥,口气热臭,口干舌燥,唇红,喜冷饮,大便干,小便黄,舌质红、苔黄,脉滑而数,为脾胃积热。治以清胃泻火、凉血通便,常用凉膈散合清胃散加减。药用:连翘、黄连、当归、生地、丹皮、生石膏、升麻、大黄、甘草。若溃疡多发于舌尖部位,伴有心中烦热,夜寐不安,口渴思饮,小便短赤,为心火上炎。治宜清心利尿,常用导赤散:生地、淡竹叶、木通、甘草梢。实热盛者可加泻心汤:大黄、黄连、黄芩。若伴有头痛头晕,胁痛,口苦,善怒,耳聋者,多为肝胆实火。治宜清肝胆实热,方用龙胆泻肝汤或丹栀逍遥散。曾治 1 例,女性,38 岁,初诊诉半年来,口疮反复发作,此起彼伏,缠绵难愈,伴口苦口臭,耳鸣,心烦易怒,胁痛,乳胀,便秘尿赤,经中西药治疗,均未控制复发。李振吉根据其头痛头晕,口苦善怒,胁痛等症状,按肝胆实火辨证,用龙胆泻肝汤直泻火邪从小便出,服药 10 余剂而愈。

虚火口疮:其特点是发病缓慢或反复发作,病程一般较长,溃疡呈圆形或椭圆形,数量少,呈散在,周围充血不明显,痛不重,与饮食无碍。属脾阴虚者,兼见口黏不欲饮,大便初头硬,舌质红、苔黄腻,脉濡数。治宜滋阴生津,清热利湿。以甘露饮为基础方,药用:生熟地、天麦冬、石斛、枳壳、生枇叶、黄芩、茵陈、甘草。肝肾阴虚者,伴有头晕目眩,健忘失眠,耳鸣如蝉,咽干口燥,胁痛,腰膝酸软,五心烦热,舌红少津,脉细数。治宜滋补肝肾,方用知柏地黄丸。此外,尚有心阴虚、肝阴虚等,分别选用天王补心丹,一贯煎等。

虚实夹杂口疮:常见口疮数目少,基底深凹,边缘水肿高起,周围充血不明显,溃疡发展快,愈合慢,伴有面色萎黄,身疲乏力,胃脘胀痛,时有便溏,舌质淡、齿痕、苔白腻,脉沉缓。证属脾虚湿困。治宜益气健脾利湿,方用参苓白术散。口疮的外用药,也应辨证而施。对于实火口疮,多用冰硼散、珠黄散、锡类散、溃疡散等,虚火口疮多用养阴生肌散。部分人认为,口疮的病因无非是实火虚火,总之离不开火,都是脏腑积热化火所致。其实不然,临证中,非火而致口舌生疮者,并不少见。因此,辨证时应着眼于整个机体的状况,仔细地审证求因,不可局限于口腔和"炎"字上,这样才能收到较好的疗效。在口疮的治疗中,通便是十分重要的,不论是里热积滞的实证,还是脏腑间寒冷积滞的里寒证,或是体虚而引起的便秘,只要伴有大便不畅,就应兼顾通便,或寒下,或温下,或润下,或攻补兼施,使大便通畅,症状减轻,加速溃疡愈合。

10. 史方奇

凡过嗜烟酒、辛辣、炙傅厚味,湿热蕴结脾胃,或七情动火伤及阴血,或肾阴不足虚火上炎等等因素,均能引起 ROU。临床常分以下几个类型:

脾胃实火:年轻体壮,素嗜烟酒,满口烂斑色红,甚则腮舌俱肿,口干脉洪,治宜清火除热。药用:银花 20 g,黄连 25 g,生石膏 25 g,板蓝根 25 g,野菊花 12 g,黄芩 12 g,射干 12 g,厚朴 12 g,酒军 6 g(重者改生军 3 g,泡开水兑服)。

心肾虚火:凡思虑过度,七情动火伤血,或房劳伤肾,真阴过耗,日久虚火上炎,口腔唇舌溃烂,色淡而白斑细点,甚或牙龈疼痛出血。若心火盛者,用黄连 6 g,银花 25 g,连翘 12 g,栀子 12 g,石菖蒲 6 g,川牛膝 25 g,白茅根 30 g,生地 12 g,紫花地丁 30 g。并配服清心牛黄丸。若肾虚火盛者,用黄柏 12 g,知母 12 g,熟地 12 g,山萸肉 12 g,丹皮 12 g,泽泻 25 g,地骨皮 20 g,牛膝 25 g,白茅根 30 g,银花 20 g,板蓝根 25 g。每次饭后浓茶漱口,证减后长服知柏地黄丸或归脾丸巩固之。

经期口烂:每当经期将至即发,经后逐渐好转,此为肝郁气滞,治宜疏肝调经。药用:柴胡 10 g,白芍 25 g,白术 9 g,当归 10 g,黄芩 12 g,制香附 12 g,丹皮 12 g,焦山栀 10 g,生地 10 g。平时每 3 天 1 剂,经期每天 1 剂,连服 3 个月经周期。

正虚湿热:溃疡反复多发,溃周充血,疮面色淡灰白,甚则陷露龟裂。清之则正气受伤,温之则溃疡加重,以养正温化宜湿之法治之,尚可缓解证势,防止恶化。药用:西洋参 3 g,麦冬 6 g,薏苡仁 25 g,佩兰叶 3 g,野菊花 3 g。微煎泡水当茶饮,3 个月为一疗程。

11. 陈泽霖

中医认为脾开窍于口,舌为心之苗,口舌生疮,多由心火脾(胃)热,熏蒸于口舌所致。治疗时应根据溃疡部位区分心火抑胃火为主。位于舌者,应泻心火为主,常用导赤散合大补阴丸方加减。药用:生地 30 g,木通 3 g,生甘草 6 g,川连 3 g,知母 9 g,黄柏 9 g,女贞子 25 g,墨旱莲 25 g,龟板 9 g,生熟谷芽各 25 g。失眠加柏子仁、枣仁各 9 g,夜交藤 30 g;小便黄赤加车前子 25 g,茯苓 12 g;便秘加川军 9 g;畏寒加肉桂 1 g,附片 1.5 g,以引火归元。溃疡生于唇、颊、牙龈,属胃火上炎,常用玉女煎加减。药用:生石膏 30 g,知母 9 g,生甘草 6 g,生地 30 g,元参 9 g,麦冬 9 g,活芦根 30 g,天花粉 30 g,石斛 25 g,连翘 25 g。加减法同上,如口舌均有溃疡,则两方合用。近来认为本病患者多有细胞免疫缺陷,T 淋巴细胞功能低下,故常加入白花蛇舌草、蛇莓各 30 g,灵芝 9 g,并用雷公藤片或雷公藤多苷以调节免疫功能。曾治顽固性 ROU 一例,证属阴虚火旺,心胃积热,以玉女煎合导赤散加蛇莓 25 g,半枝莲 30 g,

白花蛇舌草 30 g,同时用自制的雷公藤(去根皮)精浆20 ml,每日 3 次(约合生药 30 g),1 周后溃疡已全部愈合,续以上方加减,共治疗 1 个月未见复发。

12. 余国俊

余国俊借鉴蒲辅周之经验,ROU 多系脾阴不足,虚火上炎,湿热稽留之证,三者同时并见,且互为因果,治疗用封髓丹加味。传统认为此方主治相火偏旺,肾精不固之证,补土伏火,移治上虚而浮火上炎之 ROU。尚嫌不足,加生甘草、砂仁、焦黄柏、石斛各 10 g,养脾阴,补脾阴利湿热之力。加白芍 12 g 敛肝,且与甘草相配为"芍药甘草汤",养阴补脾。再加芦根 10 g,琥珀末 6 g(冲服),导稽留之湿热下行。诊治体会:方中之甘草须生用,不唯补土伏火,且可清热解毒;初服此方时,甘草须重用至 10 g,奏效乃速。但不宜久服,以免肿满之虞。奏效后即将生甘草、砂仁、焦黄柏均减为 6 g,缓缓图之。亦可将诸药烘熟,轧为细末吞服,每日 3 次,每次 3 g。倘服药后口疮渐消失,亦不可立即停药,须再服半月左右,以巩固疗效。如患者舌质红,舌心干(或舌心苔剥落),周围苔黄腻或灰黄腻者,乃胃阴亏虚,湿热蕴积之证,不可径投封髓丹加味,可暂用甘露饮加减:南北沙参、天麦冬、生地、茵陈、滑石、泽泻各 25 g,黄芩 6 g,琥珀末 6 g(冲服),生甘草 3 g。服数剂,待舌象基本复常,口疮减轻之后,再用封髓丹加味,效果亦好。

13. 林君玉

既往医家持清胃泻脾法治疗 ROU,往往收效不快。林君玉用补土泻火之法治疗。方用:黄柏 8 g,砂仁 5 g,党参 12 g,白术 8 g,肉桂 5 g(冲),茯苓 10 g,桔梗 6 g,炙甘草 5 g。方中参、苓、术、甘益气健脾益胃;黄柏泻相火、清湿热,砂仁醒脾行滞,肉桂引火归元,桔梗载药上行。此外,可用黄芪 30 g,两面针 50 g,血竭 8 g,朱砂 5 g,硼砂 4 g,甘草 10 g。研极细末,经灭菌处理后涂敷口腔疮面,使药物直接作用于局部,有消炎解毒、收敛止痛的作用。

14. 黄志强

黄志强以元气亏虚,阴火上炎论治 ROU,用补中益气,温中除火之法,药用:生黄芪 30 g,党参 20 g,白术 25 g,茯苓 12 g,炙甘草 6 g,肉桂 3 g,土茯苓 20 g。上药服用 10 剂,口腔炎症缩小,继服 10 剂基本消失,随访两年未见复发。后用补中益气汤,或六君子汤,治疗多例 ROU 患者,均获良效。由此可见,对反复发作,缠绵难愈的溃疡患者,切不可拘于局部的炎症,而滥施苦寒泻火之品。张景岳曾说,"口疮连年不愈者,此虚火也",实经验之谈。治疗必补中益气,甘温助阳,方可平阴火之上燎,而使炎症消失。

15. 刘金渊

ROU 用常法清热解毒,滋阴降火治之,如导赤散、黄连解毒汤之类,验之临床,有获效者,亦有不效者。临床上尚有一种患者,由于脾胃气虚,影响水谷精微的消化吸收,导致口腔溃疡多年不愈。临床表现主要是面色不华,神疲乏力,气短懒言,胃纳不振,饮食无味,口疮经久不愈,舌质淡苔白,脉虚弱。治宜调补脾胃,升阳益气。方用补中益气汤加减治之。患者馨××,男,42 岁。首诊诉口腔溃疡 10 余年,时轻时重,查上下唇内各有一个黄豆大小溃疡面,表面呈灰白色,中间凹陷,周围黏膜稍发红,遇食物刺激则痛,伴有胃部不舒,气短懒言,面色无华,舌淡苔白,脉虚弱。患者已用过强的松、土霉素、复合维生素片及中药清热解毒,滋阴降火之剂等治疗,无效。刘金渊以东垣甘温益气法,投补中益气汤加减,药用:北黄芪、党参各 20 g,白术、当归、石斛、陈皮各 10 g,升麻、柴胡各 6 g,生甘草 5 g,玄参 25 g,附子、肉桂各 3 g。经服 10 剂,病告痊愈,未再复发。

16. 郭维一

ROU 有中土成寒,虚火上浮所致者,医者临证,易于重常忽变。郭维一遵丹溪所云,口疮服凉药不愈者,因中焦土虚,且不得食,相火冲上无制,用理中汤,参、术、草补土之虚,干姜散火之标,甚者加附子或喻官桂亦妙,用理中汤为基本方,辨证化裁,应手取效。高××,女,30 岁。首诊诉口舌生疮,下唇疼痛肿胀,反复发作八年之久,曾先后用多种抗生素、维生素等西药,中药上清丸、解毒丸和导赤散、凉膈散等汤剂,终不见效,且逐渐加重,每年多发于夏季。见症:下唇肿胀向外翻,中间有绿豆大溃疡,周围有清稀脓性分泌物,口腔黏膜及舌左侧面有多处溃疡,小如米粟,大者似豆,色淡不红,疼痛时轻时重,口淡乏味,纳差腹胀,舌淡体胖、苔薄白、脉沉细。投理中汤加味,药用:党参 25 g,焦术、干姜各 12 g,陈皮、青皮各 10 g,银花 30 g,炙草、黄连各 3 g。3 剂药后,复诊病情大为好转,病灶略见缩小,守法进退连服 10 剂后,口疮溃疡愈合,唇肿消失,饮食增加,两年后追访,未复发。

17. 徐治鸿

徐治鸿认为口腔溃疡与脾、胃、心、肾等密切相关。发病与风、火、燥等因素相关,以阴虚火旺型最为常见。久病多虚,凡病程长、经常反复发作、长期不愈者,多属虚火。其中也有虚实兼杂,寒热共存,正虚邪实者。阴虚火旺型,其证既有阴虚一面,又有火旺一面。阴虚可为肾阴虚,亦可为心、肝、肾阴虚等,火旺可为心火、肝火、肾火等,当分别治之。口疮出现典型阿弗他溃疡,呈圆形或椭圆形,边界清楚略高起,周围绕以窄的红晕。治以滋阴清热。方用地黄汤加减,或以养阴清肺汤、甘露饮、一贯煎、二至丸、二阴煎,滋阴降火汤等加减。脾虚湿困型主要表现脾虚中气不足,运化失调,水湿停滞,蕴久化热上循于口。溃疡表现水肿高起,充血相对较轻,溃疡较深而局限,愈合期较长。治宜益气健脾,利湿清热。方用补中益气汤、参苓白术散、香砂六君汤等加减。以上为虚火型。实火型有脾胃伏火型,主要表现为胃经实热,胃火熏蒸于口,口舌患疮,牙龈肿痛。溃疡形态不规则,有黄白色伪膜覆盖,较表浅,周围广泛充血。治宜降火清胃,凉血通便。方用清胃散、凉膈散、玉女煎、清胃降火汤等加减。心火上炎型主要表现为舌尖红赤,口舌生疮,黏膜红赤,散在小溃疡。治宜清心降火,以导赤散、升麻煎等加减。

18. 董德懋

ROU 病程较长,缠绵难愈,反复不已,证非一端,有阴虚者,有火旺者,多为脾胃疾病。从脾胃生理角度来分析病机,口唇属脾,脾的经脉通舌本而散于舌下,口唇舌体溃烂应归咎于脾胃。脾失健运,内生湿浊,滞于中焦,清气、浊气不降,入唇舌致口腔溃烂。湿浊黏腻不易祛除,脾虚失运湿浊难以消失,故反复发作,难以根治。常见口腔中多处溃烂,此消彼长,溃疡面覆盖以黄白色膜片,周围黏膜色红赤,舌体涎多,口中发黏,舌苔厚腻,脉滑。治疗用健脾利湿,芳香化浊法,用七味白术散化裁。七味白术散由白术、白茯苓、人参、甘草、木香、盐香叶、葛根组成。ROU 多有湿浊阻滞,故去人参、甘草,加佩兰、生薏苡仁、荷梗、白扁豆之类渗湿化浊;纳呆食少者,酌加焦三仙、莱菔子健脾消食;呃逆嗳气者,每增旋复花、代赭石降逆和胃;疮周红赤者,添用炒黄连,反佐少许吴茱萸清降郁火;大便燥结不下者,加熟大黄、炒枳壳通便降气。同时嘱病人要注意调节饮食,忌食生冷食物,辛辣之品,肥甘厚味,不能饮酒,不喝浓茶。生冷食物易伤脾胃,辛辣之品和饮酒均能蕴热生火,肥甘厚味及浓茶每致留湿,皆能引起 ROU 复发。

19. 许履和

ROU 急性发作期,口腔内黏膜、腭部、牙龈及舌体糜烂,灼热疼痛,难以饮食,痛苦异常,全身伴有发热,舌边尖红赤、苔薄白微黄,脉有数意。宜按肺胃之热上攻论治。药用:生甘草 5 g,桔梗 3 g,黄芩 10 g,元参 10 g,薄荷 5 g 以清肺,生石膏 18 g,芦根 30 g 以清胃,连翘、竹叶各 10 g 以清心,瓜蒌仁 12 g,生大黄 6 g 以通腑。口腔内糜烂处用绿袍散吹之,一日 4 次。若因使用抗菌素而引起之口腔炎,多由心胃伏热伺机上升所致,口舌糜烂碎痛,饮食妨碍,唇发紫斑,小便红赤,脉数有力,内服导赤散(生地、木通、生草梢、竹叶)以清心火,化斑汤(生石膏、知母、甘草、犀角、玄参、便米)以清胃热,并加金银花、绿豆衣以解药毒;口舌糜烂处吹锡类散,一日 4 次,慢性迁延期,经久不愈,阴虚火旺者,治以养阴清火,方选甘露饮(生熟地、天麦冬、黄芩、枇杷叶、石斛、茵陈、枳壳、甘草)合导赤散加减;外用养阴生肌散吹口中溃疡,收效甚著。

20. 傅宗翰

傅宗翰治此症,首辨寒热虚实。本病之起,诚以火热为多,然火有虚实之别,其属实火者,来势急,症情重,病程短而易愈,多因邪毒入侵或恣饮醇酒、过食炙煿辛辣,致使心脾积热,热盛化火,火邪循经上攻使然,症见口疮唇颊黏膜多处生疮溃烂,周围红肿,甚则腭舌俱肿,疼痛较甚,碍于饮食,口渴饮冷,大便干结,小便黄赤,舌红苔黄,脉数有力,暴病邪盛,肆意攻冲,按"实火宜泻宜折",直以苦寒清泄可求速效。因虚火而发者,像见病程迁延,反复发作,疼痛不剧;昼轻夜重,口内溃疡色泽淡红,可布白,苔少、花剥,舌红露底舌体龟裂,脉沉细数,常由禀赋阴亏液燥,或由烦劳过度,阳伤阴耗,肾水亏乏,或由思虑太过,失寐神劳,心肾不交,均致虚火上炎,熏蒸口舌所发。虚火宜养宜潜,忌用苦寒,乃以生地、茯苓、泽泻、玉竹、白芍、石斛、女贞子、墨旱莲、牛膝、淡秋石、生甘草、桂附八味丸等育阴摄纳之剂。此外,余治此症,在内服汤药的同时,每喜处予锡类散、珠黄散、绿袍散等局部涂搽,或用野蔷薇、生甘草煎汤频频含漱,内外合治,每收相得益彰之效。

21. 汤承祖

ROU 病因多属肾阳虚于下,虚阳浮于上,簇聚口腔部,心脾所主之唇、舌,甚至上腭、颊内侧亦出现痛状。如兼湿困于内,则舌苔必白腻。脉象多见细无力。失治,常可迁延数年反复发作。其病"本"在肾,病"标"在口。汤承祖曾经治疗 1 例女性,26 岁。初诊诉舌尖及唇内侧发生口疮已三载。部分四季,数处如米粒大小,白腐且表浅,三五天可自行消失,继而新发。说话、进食时痛均加剧,颇以为苦。此乃肾之真阳虚于下;肾主二便,大便之五六日一行,乃系阴结而非阳结。肾阳虚于下,虚阳格于上,阵发性浮于面部则烘热头昏。病程六年所用之内服、外治方药,均为清热解毒、消肿止痛、润肠通便等,以实治虚,以寒治虚,均为隔靴抓痒,所以有时效而不能持久也。亟宜温肾之阳,引火归元,肾阳渐长,格拒于上之浮阳即可渐返其宅。方取四逆汤加味:淡干姜 5 g、制附块 10 g、炙甘草 5 g、菟丝子 12 g、甜苁蓉 12 g、油肉桂 4 g、灵磁石 30 g(先煎)为汤剂。日服 1 剂,持续服 20 剂。当服至第 5 剂时口疮渐少,颊肌之热辣感即渐减轻,大便三日一行,成条易解。服至 10 剂时口疮全消,颊肌热辣感消失,大便每日一次,服至 20 剂时,上述症状完全消失,并无反复,三年来一直安好。

22. 吕承全

吕承全治疗 ROU 以调治脾胃和脏腑阴阳为主,常用交泰丸为主方,根据病因病机不同,随症加减。交泰丸中黄连性味苦寒,入心、肝、胆、胃、大肠经,具有清心泻火,解霉燥湿之功,为治疗口疮之要药,也是苦味健胃品。肉桂性味辛甘大热,入肝、肾、脾经,具有温中补阳,散寒止痛之功,为引火归元要药,也是辛辣健胃品。二者一阴一阳,一寒一热,互相配合,增强消化,促进吸收,调整脏腑功能的平衡,治疗虚证口疮,具有良好的治疗作用。婴幼儿脾胃虚弱,内有积滞,长期消化不良,甚至长期腹泻并发口疮者,治宜健脾化湿,消导和胃,清降虚火法。药用:黄连、肉桂、党参、白术、茯苓、山药、鸡内金、炒麦芽、莲子、扁豆。老年人口齿欠佳,咀嚼性消化不良引起口疮者,治宜健脾和胃,消导清热法。药用:黄连、肉桂、陈皮、半夏、厚朴、枳壳、砂仁、白术、乌梅、甘草。慢性胃肠炎,脾胃虚寒所致口疮者,治宜温中散寒,健脾化湿法。药用:黄连、肉桂、附子、党参、白术、干姜、甘草、薏苡仁、山药、炒麦芽、神曲。经期口烂,肝郁气滞者,治宜疏肝开郁,清热调经法。药用:柴胡、白芍、薄荷、丹皮、栀子、黄芩、黄连、肉桂、党参、甘草。七情内伤,或房劳伤肾,真阴亏耗,虚火上炎,口疮缠绵不愈者,治宜滋阴补肾,引火归元法。药用:黄连、肉桂、熟地、知母、山萸肉、山药、丹皮、茯苓、黄柏、泽泻。外治法用金不换散。药用:冰片 1 g,黄柏面 6 g,青黛 25 g,硼砂 6 g,珍珠粉 3 g,青果核 3 个烧炭。上药共研细面,外用于溃疡处。或用民间单方:鸡蛋煮熟,取用蛋黄,放铜勺内文火焙取蛋黄油,加冰片少许调涂患处,疗效亦佳。

23. 李兴培

久病必及于肾,肾阴不足,肾火偏亢,消炼真阴,而"肝肾同源",故变见口舌生疮、渴喜冷饮、头晕耳鸣、心烦易怒、失寐多梦、溲黄便干,舌质鲜红或绛红无苔,或薄黄中裂尖部无苔,脉沉细弦数或滑数等诸般证征。李兴培曾遇数例病程达 30 年者,屡用维生素 B_2、维生素 B_6、维生素 C、烟酸胺和土霉素等未效,大多用一贯煎加减:生地、北沙参各 24～30 g,麦冬 25 g,当归、枸杞、炒川楝各 10 g,川连、甘草各 3 g,麦芽 30 g,数剂即奏效。佐用 1‰明矾液嘱患者频频含漱,或以明矾末、白砂塘等量撒布溃疡面,少顷流涎不已,任其流淌,及至涎净痛止,溃疡即告愈。

24. 黄煌

经方是应用时间最久远,积累经验最丰富,中医中使用最规范的方剂,很多后世的名方也是在经方的基础上加减而来。经方在治疗复发性口腔溃疡也积累了很多经验,可重复性好,如果掌握经方应用的方法,临床治疗有效性与安全性将极大提高。临床处方时,需要重视复方性口腔溃疡病人的特点和全身表现。黄煌从类方角度参考《黄煌经方使用手册》和相关文献综述经方治疗复发性口腔溃疡,包括甘草类方、石膏类方、黄连类方、柴胡类方、附子类方、黄芪类方,并对经典配方,适用人群和相关研究进行了详细的论述,具体如下。

（1）甘草类方

甘草是一味最常用的药物,誉为"国老",具有清热解毒、调和诸药、益气缓中等功效。甘草本身就可以促进口腔溃疡的愈合。

① 甘草泻心汤

甘草泻心汤是古代孤惑病的专方。具有黏膜修复功效,适用于以消化道、生殖道、眼睛等黏膜充血、糜烂、溃疡为特征的疾病。

【经典方证】《伤寒论》158条：其人下利，日数十行，谷不化，腹中雷鸣，心下痞硬而满，干呕，心烦不得安。

《金匮要略·百合狐惑阴阳毒病证治第三》：狐惑之为病，状如伤寒，默默欲眠，目不得闭，卧起不安，蚀于喉为惑，蚀于阴为狐，不欲饮食，恶闻食臭，其面目乍赤、乍黑、乍白，蚀于上部则声喝。

【推荐处方】姜半夏10 g，黄芩15 g，干姜10 g，党参5 g，炙甘草20 g，黄连5 g，红枣20 g。以水1 000 ml，煮取汤液300 ml，分2～3次温服。

【甘草泻心汤人的特点】青壮年人多见。营养状况较好，唇舌黯红，脉滑或数；大多有焦虑、紧张、心悸、睡眠障碍等，月经期溃疡多发或加重，容易有消化道症状，如上腹部不适、疼痛、腹泻等。

【相关研究】目前已有上百篇论文发表关于甘草泻心汤治疗复发性口腔溃疡。马金昀等对甘草泻心汤治疗复发性口腔溃疡疗效进行meta分析，发现甘草泻心汤治疗复发性口腔溃疡优于对照组。

【病案举例】胡希恕治疗一例ROU：史某，男性，42岁，初诊诉反复发作口舌溃疡2年，本次发作已半月。舌有巨大溃疡，因疼痛不能吃饭及说话，右胁微痛，大便少微溏，舌苔黄厚，脉弦滑。综合分析：证为上热下寒，治以苦辛开降，与甘草泻心汤。处方：炙甘草12 g，黄芩10 g，干姜6 g，半夏12 g，大枣3枚，黄柏10 g，党参10 g。结果：上药服2剂，舌痛已，进食如常，继调半月诸症消除。

当然除了甘草泻心汤外，半夏泻心汤、生姜泻心汤等相似组方均有机会用以治疗ROU。

② 炙甘草汤

炙甘草汤是古代的止血、强心、强壮剂及急症用方，经典的滋阴方。具有抗心律失常、耐缺氧、改善贫血等作用，适用于以羸瘦肤枯、贫血、脉结代、心动悸为特征的疾病和虚弱体质的调理。

【经典方证】《伤寒论》177条：伤寒脉结代，心动悸。《金匮要略·血痹虚劳病脉证并治第六》：虚劳不足，汗出而闷，脉结悸，行动如常，不出百日，危急者十一日死。《外台秘要》：治肺痿涎唾多，心中温温液液者。

【推荐处方】炙甘草20 g，人参10 g或党参15 g，麦门冬5 g，生地黄15～30 g，阿胶10 g，肉桂15 g，生姜15 g，火麻仁15 g，红枣60 g。以水1 200 ml，加入黄酒或米酒250 ml，煮取汤液300 ml，化入阿胶，分2～3次温服。汤液深褐色，味甜稍辛。

【方证提要】消瘦肤枯，贫血貌，短气，胸闷，咳嗽声嘶，心动悸，脉结代者。

【炙甘草汤人的特点】羸瘦，肌肉萎缩，皮肤干枯，面色憔悴，贫血貌，舌淡红、舌苔少，脉细弱不齐；精神萎靡，少气懒言，食欲不振、大便干结；大多有早搏或房颤等，心悸气短、血压低；多见于大病或大出血后，或高龄，或营养不良者，或极度疲劳及肿瘤化疗后的患者。如果炙甘草汤治疗复发性口腔溃疡，这类病人多以营养不良为特征，多是过分节制饮食或久病导致营养不良，或者贫血的老年口腔黏膜病患者，局部黏膜暗淡不红。

夏寒星等应用炙甘草汤加减治疗复发性口疮46例，其中显效38例，好转7例，较差1例。

【典型案例】李某，女，54岁。初诊诉口腔溃疡反复发作已七八年，近1年来，溃疡发作较前频繁,有时甚至此起彼伏,经口服中西药物及自血疗法治疗效均不佳。患者身体瘦弱,口舌疼痛,干燥不适,多梦失眠,心悸气短。检查:下唇黏膜有 3 个约 4 mm 大小溃疡,较平浅,基底色白,表面有少量分泌物,周围淡红,高凸不明显。脉虚数。证属气阴两亏,治宜滋阴养血,益气复脉。上方 3 付水煎服。复诊,口腔溃疡仅有 1 处未愈,但已明显缩小,其他症状减轻,继服 10 付,以巩固疗效,随访一年未复发。

(2) 石膏类方

石膏具有清热泻火,除烦止渴之功效;煅用具有敛疮生肌,收湿,止血之功效。常用于外感热病,高热烦渴,肺热喘咳,胃火亢盛,头痛,牙痛。石膏证表现为口渴、舌干、身热多汗、脉洪大。

① 白虎汤

白虎汤古代的急症用方,传统的清热方,具有解热、抗炎、解渴、止汗等作用,适用于以思热、自汗、大、脉滑而厥为特征的疾病。

【经典配方】石膏一斤(碎),知母六两,甘草二两,实粳米六合。上四味,以水一斗,煮米熟汤成,去滓。温服一升,日三服。

【经典方证】《伤寒论》:伤寒脉浮滑。三阳合病,腹满,身重难以转侧,口不仁,面垢,遗尿,发汗则谵语,下之则额生汗,手足逆冷,若自汗出者。伤寒脉滑而厥者。

【推荐处方】生石膏80 g,知母30 g,生甘草10 g,粳米40 g 或山药30 g。以水1 000 ml,先煎石膏30 分钟,入他药待米熟,煮取汤液400 ml,分 2～3 次温服。

【方证提要】恶热,自汗出,脉浮滑者。

【白虎汤人的特点】体形中等或消瘦,神志大多清楚但烦躁,皮肤白皙湿润,汗出不止,随拭随出,肌肤扪之如烙,腹部按之坚满;或有高热,汗出不解,口渴感明显,喜冷饮,恶热;口舌干燥,舌苔少津。脉浮滑数或洪大。

【相关研究】刘海燕应用运用清心脾积热的加味导赤白虎汤治疗复发性口疮,观察 78 例,实验组在给予同样局部治疗后,予加味导赤白虎汤方剂,三剂为一疗程,多数 2～3 疗程近期治愈。单纯局部治疗组总共有效率达 33.33%,而加用加味导赤白虎汤后总有效率可达 94.87%,两组治疗有效率经统计学检查有显著性差异($P<0.01$)。潘艺芳应用白虎汤联合西医口服及外敷锡类散治疗口腔溃疡治疗组 60 例,对照组 56 例均给予西药口服并敷锡类散等,同时治疗组又予白虎汤加减煎服。结果治疗组总有效率 93%,对照组总有效率获 58%。

【病案举例】王多宁报道张新渝治疗复发性口疮经验:肖某,女,52 岁。初诊述口舌溃疡 1 年余,症见:舌尖溃疡,疼痛剧烈,牙龈及口唇、口腔内亦散在多个小溃疡,晨起口干,口有异味,渴喜饮冷,长期便秘,午后手心热。舌鲜红苔黄厚,脉沉细滑数,治以白虎汤加导赤散增液汤及黄连,共 9 剂治愈,半年后患者陪同朋友前来就诊时自诉,服完最后 3 剂后,溃疡及诸症全消,至今再无新发。

② 竹叶石膏汤

竹叶石膏汤有清热养阴的功效,是古代热病后期的调理方。适用于发热性疾病又羸瘦之人的长期低热、久咳、食欲不振、多汗等。

【经典方证】《伤寒论》397 条:伤寒解后,虚羸少气,气逆欲吐。

【推荐处方】竹叶 15 g,生石膏 30 g,姜半夏 10 g,麦门冬 30 g,西洋参 10 g 或生晒参 10 g,生甘草 10 g,粳米 30 g 或山药 30 g。以水 1 000 ml,先煮 30 分钟,再入粳米,煮至米熟,取汤液 300 ml,分 2～3 次温服。

【方证提要】发热,虚羸少气,气逆欲吐者。

【竹叶石膏汤人的特点】消瘦,面色苍白,腹壁菲薄,脉数无力;发热或不发热,但有多汗、口渴,口舌干燥,舌苔少;食欲差,食量不大,或有干呕,大便干结,小便黄;大多是发热性疾病的后期,或是肿瘤消耗、营养不良者。

【相关研究】刘清尧应用竹叶石膏汤治疗顽固性口腔溃疡 24 例,总有效率 91.7%。

刘会洋认为口腔溃疡患者常常有溃疡面色淡不红,溃疡面长时间不愈合以及自汗、多汗、易感冒等气阴亏虚表现,病因病机在于初为热毒火盛损及阴气,正气亏虚不能托毒外出,形成邪恋所致,竹叶石膏汤既能清热又能养阴,再加补气之药扶助正气,标本兼治、重在固本、正气存内、邪不可干,从而抑制口疮反复发作,收到很好的远期效果。竹叶石膏汤具有具清热生津,益气养阴和胃的功能,主要用于治疗伤寒,有肺胃虚热未解,口渴气少,气逆而呕,以及伤暑烦热口渴脉虚、气津两伤证等病证者。

【典型病例】患者,女,初诊诉口舌生疮 9 余年,反复发作,时愈时作,7 天前与朋友聚餐吃火锅症状加重,口腔,舌尖部出现多个溃疡灼痛不可忍伴口干舌燥,影响正常饮食,启服牛黄解毒片治疗无效,遂来我科就诊。患者体瘦,口唇及颊部见到多处绿豆大小溃疡面,部分疮面覆有黄色腐膜,舌质红少津苔少脉细数。中医诊断:口疮。辨证:气阴两伤,热邪内蕴,治以清热养阴生津,处方:淡竹叶 15 g,石膏 30 g,半夏 9 g,麦冬 12 g,党参 15 g,甘草 6 g,马鞭草 10 g,六神曲 15 g,黄芪5 g,元胡索 9 g 水煎服,嘱患者服药期间忌辛辣、鱼虾。共服药 14 剂,电话随访一年未再复发。

当前其他含有石膏的类方如泻黄散、凉膈散、玉女煎等也有机会治疗复发性口腔溃疡。

（3）黄连类方

黄连具有清热燥湿,泻火解毒作用。用于湿热痞满,呕吐吞酸,泻痢,黄疸,高热神昏,心火亢盛,心烦不寐,血热吐衄,目赤,牙痛,消渴,痈肿疔疮;外治湿疹,湿疮,耳道流脓。黄连证包括:烦躁不安,或心悸,或失眠,或神志不清;心下痞、腹痛、腹泻、恶心呕吐等消化道症状;舌质红或暗红,质坚老,舌苔黄腻,舌面较干。

① 黄连阿胶汤

黄连阿胶汤是古代的除烦止血方,传统的滋阴清热泻火方,具有抗焦虑、抗菌、止血、安胎等作用,适用于以心烦不得眠、心下痞、腹痛、舌红、便血、崩漏为特征的疾病。可以治疗少阴肾水不足、心火偏亢的心肾不交之证,即少阴热化证而设,有育阴清热、交通心肾之功用。

【经典方证】《伤寒论》303 条:少阴病,得之二三日以上,心中烦,不得卧。

【推荐处方】黄连 5～20 g,黄芩 15 g,白芍 15 g,阿胶 15 g,鸡子黄 2 枚。以水 600 ml,煮取汤液 200 ml,去药渣,化入阿胶,稍冷,入鸡蛋黄,搅和,分 2～3 次温服。

【方证提要】心中烦,不得卧,或便血,或久痢脓血或崩漏,或腹痛如绞,唇红舌绛者。

【黄连阿胶汤人的特点】形体中等,皮肤白皙或面色潮红,昔润今糙,唇红、舌红、目红,肌肉较坚紧;失眠多梦,身热,心悸或心动过速,脉数,心下痞;易皮下紫癜、或鼻衄,易腹痛、便血;女性多月经提前,经间期出血,血色多鲜红而质地黏稠或有血块;舌质多深红如火呈草莓样,或伴有口腔黏膜破溃,舌面干而少津,或呈镜面舌或花剥苔,舌体硬。

【注意事项】本方黄连的用量较大,不宜长期服用,症状缓解后即应减量。食欲不振者慎用。如鸡蛋黄不搅入汤液,也可另食用溏心鸡蛋1～2枚。

【相关研究】李浩在临床上应用黄连阿胶汤治疗老年复发性口腔溃疡、萎缩性舌炎等疾病,取得了良好的效果,主要基于老年肾阴不足,心火旺盛,心肾不交病机特点的理论基础。

田乃定应用黄连阿胶汤治疗复发性口疮112例,治愈78例,有效31例,无效3例,总有效率97.3%,临床使用黄连阿胶汤之标准就是病人表现为复发性口腔溃疡伴有心烦失眠,舌质红,脉细数。

【典型病例】黄煌教授医案:施某,女,60岁,初诊诉:口腔溃疡反复发作多年。常多处同时发作,此起彼伏,半月方能痊愈,牙龈出血,失眠,入睡困难,多梦,严重便秘,眼干眼屎多,口干,手掌红,唇舌红。黄连5 g,黄芩10 g,白芍30 g,阿胶10 g,生地30 g,生甘草15 g,7剂。复诊:本次口疮发作7天即消,睡眠改善,便秘缓解。原方续服15剂,隔天服用,再次复诊:口腔溃疡明显改善,近40多天仅发作一次,周余痊愈,睡眠仍不好,大便干,手心发烫,唇舌红。处方:原方续服,隔天一剂,15剂。

② 泻心汤

泻心汤经典的止血方,传统的清热泻火方。具有止血、降压、降脂、通便、胃黏膜保护、抗菌、抗炎、抗内毒素等作用。适用于以出血、心烦悸、心下痞为特征的疾病。

【经典配方】大黄二两,黄连一两,黄芩一两。以水三升,煮取一升,顿服。

【经典方证】《金匮要略》:心气不足,吐血、衄血。妇人吐涎沫,医反下之,心下即痞。

【推荐处方】生大黄10 g,黄连5 g,黄芩10 g。以水600 ml,煮取汤液200 ml,分1～2次温服。也可用沸水300 ml泡服,15分钟后分数次口服。

【方证提要】吐血衄血,烦躁不安,心动过速,心悸,心下痞者。

【泻心汤人的特点】体格壮实,面色潮红而有油光,舌质黯红坚老,舌苔厚或黄;腹部充实有力,或上腹部不适,大便干结或黏臭;易头痛、头昏,易鼻衄、齿衄、吐血、皮下出血、头面部感染等。体检可见血压、血脂、血液黏稠度高。

【相关研究】张秀梅报道三黄泻心汤治疗复发性口腔溃疡疗效。主症:口腔溃疡呈圆或椭圆形,大小不等,周围红肿,局部灼热疼痛。次症:口渴欲饮,面红,大便干结、小便黄赤,舌质红,苔黄腻。治疗组在发作期口服三黄泻心汤加味:黄连6 g,黄芩12 g,大黄6 g,生甘草12 g,肉桂3 g,制乳香、制没药各10 g,白芨9 g,大枣10 g。舌苔黄腻甚者加黄柏、薏苡仁;红肿疼痛甚者加竹叶、木通;大便干结加大黄至9 g。每日1剂,水煎分2次服。缓解期将基础方炼蜜为丸,每日3次,每次12 g。西医对照组使用冰硼散外用,并服用维生素B_2及维生素C。研究结果表明中药治疗组总有效率84.21%,对照组总有效率65.79%。

黄煌应用的大黄甘草解毒汤治疗复发性口腔溃疡,是在黄连解毒汤基础上加大黄甘草,具有清热解毒的功效,适用于黏膜红肿糜烂、脉滑数者。尤其是黏膜通红如火,是其特征。而且其人大多精神饱满,或失眠,或头痛,或便秘口臭,或肛门灼热疼痛。特别服用甘草泻心汤无效,并伴有口臭便秘或肛裂出血,局部溃疡红肿疼痛剧烈者。

本方与甘草泻心汤证有心下痞、腹泻等消化系统症状,本方则烦躁失眠,或头痛等精神症状。与甘草泻心汤等方一样,用于口腔溃疡,本方的甘草量要大,通常20 g。

当然在此基础上,根据病人表现,葛根芩连汤和附子泻心汤也有机会使用。

(4) 柴胡类方

柴胡的特点和解表里,疏肝解郁,升阳举陷,退热截疟。用于感冒发热,寒热往来,胸胁胀痛,月经不调,子宫脱垂,脱肛。黄煌总结柴胡证的特点:胸胁苦满;往来寒热或者休作有时。复发性口腔溃疡的发展有时与情志相关,往来发作,因此很多病人有使用柴胡类方的指征。

① 小柴胡汤

小柴胡是古代的退热抗炎剂,经典的和解方,是治疗发热性疾病迁延期的常用方。具有解热、抗炎、免疫调节等作用,适用于以往来寒热、胸胁苦满、心烦喜呕、默默不欲饮食为特征的疾病。

【经典配方】柴胡半斤,黄芩三两,半夏半升(洗),人参三两,甘草三两,生姜三两(切),大枣十二枚(擘)。上七味,以水一斗二升,煮取六升,去滓,再煎取三升。温服升,日三服(《伤寒论》《金匮要略》)。

【经典方证】伤寒五六日中风,往来寒热,胸胁苦满,不欲饮食,心烦喜呕,或胸中烦而不呕,或渴,或腹中痛或胁下痞硬,或心下悸、小便不利,或不渴、身有微热,或咳者。

【推荐处方】柴胡 20 g,黄芩 10 g,姜半夏 15 g,党参 15 g 或人参 15 g,生甘草 5～15 g,生姜 15 g,红枣 20 g 以水 1 000～1 200 ml,煮取汤液 300 ml,分 2～3 次温服。合并感冒发烧者,柴胡量应取大量,并根据病情日服 4 次,以得汗为度;恶心呕吐者,服药量不宜过大。

【方证提要】往来寒热,或疾病休作有时,胸胁苦满,心烦喜呕,默默不欲饮食,或发黄,或腹痛,或咳,或心下悸渴,或郁冒者。

【小柴胡汤人的特点】体形中等或偏瘦,营养状况一般或较差,面色黄或发青,皮肤干,缺乏光泽,有虚弱貌,表情淡漠,情绪低落、沉默寡言,抑郁苦楚貌;患者意欲低下,特别是食欲不振和性欲低下,乏力,怕冷,敏感多疑,睡眠障碍;胸胁部症状较多,或胸闷痛,上腹部或两胁下按之有抵抗感和不适感或乳房疼痛结块,或腋下淋巴结肿大,或肩颈部腹肌沟的肿块疼痛等;所患疾病大多为急性疾病的迁延期或是慢性病。

【相关研究】陆江涛应用小柴胡汤加黄连治疗复发性口腔溃疡 40 例,病人皆有口苦、咽干、脉弦数或弦细,苔薄白或薄。用小柴胡汤加黄连治疗,处方为:柴胡 12 g,黄芩 9 g,黄连 8 g,法半夏 10 g,党参 10 g,大枣 9 g,生姜 3 片,每日一剂,清水送服,早晚各服一次。煎药时留出一杯药多次漱口,漱口后半小时内不饮水。服中药期间,停用其他药物。40 例病人全部治愈。少则 3 剂药,多则 15 剂。作者考虑复发性口腔溃疡背后病机可能与胆火上炎有关。但是口腔溃疡治愈后半年内仍有复发者。说明虽然用本方治疗口疮治愈率较高,但解决复发问题尚需进一步研究。

【典型病例】张×,女,25 岁。患者初诊诉自幼年就开始出现口疮,疮而多出现在口唇边和口唇内侧,一般半年发作一次即自愈,成年后常于经前发作。近来因夜班繁忙,睡眠不足,每次夜班后必定复发,往往旧疮未愈,新疮又生,痛苦难耐。曾用"冰硼散"和维生素类治疗,疗效欠佳。诊见:上下口唇内侧黏膜 3 处溃疡,呈椭圆形,中央凹陷,边界清楚,溃而嫩红,中间色白,周围黏膜轻微充血,饮食则痛,伴有咽部不适,有异物感,口干,大便干,舌红苔黄,脉弦。临床考虑少火被郁、枢机不利,治宜发散郁火,输转少阳。处以小柴胡汤:柴胡 12 g,黄芩 12 g,生姜12 g,清半夏 12 g,人参 9 g,大枣 5 枚,生姜 3 片,炙甘草 9 g。6 剂,水煎 300 ml,分早晚 2 次温服,日 1 剂。忌食辛辣油腻之物。复诊:患者服上方 6 剂后,口腔疼痛明显减轻,大便通畅,日 1 次,舌红,苔黄,脉弦。效不更方。因煎药不便,改服中成药制剂小柴胡冲剂,1 包(6 g),1 日 3 次,服用 6 天。再次复诊:口腔溃疡逐渐愈合,已无疼痛,进食正常。嘱继续服用半月,调节其抗病能力。至今 1 年有余,其间虽有夜班经历,病情虽有复发迹象,但无明显疼痛,休息 2～3 天,可不药而愈。

② 血府逐瘀汤

血府逐瘀汤是一首经典的活血化瘀方剂。具有活血化瘀,行气止痛之功效。胸痛,头痛,日久不愈,痛如针刺而有定处,或呃逆日久不止,或饮水即呛,干呕,或内热瞀闷,或心悸怔忡,失眠多梦,急躁易怒,入暮潮热,唇暗或两目暗黑,舌质暗红,或舌有瘀斑、瘀点,脉涩或弦紧。由于复发性口腔溃疡,久病容易合并瘀血。

【经典方证】王清任的《医林改错》中原文主治:"头痛,胸痛,胸不任物,胸任重物,天亮出汗,食自胸右下,心里热(名曰灯笼病),瞀闷,急躁,夜睡梦多,呃逆,饮水即呛,不眠,小儿夜啼,心跳心忙,夜不安,俗言肝气病,干呕,晚发一阵热"。

【推荐处方】桃仁 12 g,红花、当归、生地黄、牛膝各 9 g,川芎、桔梗各 4.5 g,赤芍、枳壳、甘草各 6 g,柴胡 3 g。

【血府逐瘀汤人的特点】患者面色发青或发暗,肌肉坚紧,常胸不适;易患顽固性疼痛。特别是胸痛,或头痛,或腹胀痛,或腰痛等;女性患者常有经前乳房胀痛,两胁下按压疼痛,痛经,黄褐斑等。患者常失眠、容易激动、情绪不稳定,大便多干结,皮肤干燥或起鳞屑,唇色暗红,舌质紫,患者大多病程较长,使用常规方法无效而无憔悴萎靡状态。

【相关研究】颜顾根据《灵枢·经脉篇》记载"肝足厥阴之脉……过阴器……连目系……其支者,从目系颊里,环唇内",认为口腔疾病与肝关系密切,故内伤七情,肝郁失达,或脉络病变导致气机失调,血脉不充,血液凝滞,表现在口腔疾病中出现口腔黏膜糜烂、增生、溃疡等病理改变。所以,治疗从肝经论治,疏肝理脾,活血化瘀,去其郁滞。视其证候,活血祛瘀药、疏肝理脾药贯彻始终,瘀滞明显时则投之血府逐瘀汤,既符合中医辨证原则,又达到异病同治的效果。血府逐瘀汤治疗顽固性口腔溃疡 44 例。其中复发性口腔溃疡治愈 16 例,坏死性黏膜腺周围炎治愈 6 例,白塞氏综合征治愈 4 例。共治愈 26 例。有效:18 例。

【典型病例】患者,女,56 岁。初诊诉反复性口腔溃疡 20 余年就诊。患者 20 年前无原因出现口腔溃疡,并反复发作,曾做病理示:口腔黏膜扁平苔藓。查细胞免疫功能低下。曾先后就诊于多家医院口腔科,予以中西药治疗,效果不佳。症见:口腔黏膜溃烂,以两颊为甚,局部肿痛,影响言语及进食,眼周黯黑,纳少,失眠多梦,大便头干,黏腻,每日 1 次,若 2 日 1 行则出现肛裂,小便正常。舌淡红,苔少,脉细。已断经 3 年,停经后体质量渐增。辨证属瘀热阴伤型,治以活血化瘀、滋阴清热之法,方用血府逐瘀汤合四妙勇安汤加减。处方:当归 10 g,生地黄30 g,桃仁 12 g,红花 10 g,赤芍 15 g,炒枳壳 10 g,柴胡 6 g,川芎 3 g,桔梗 6 g,怀牛膝 10 g,金银花 15 g,玄参 30 g,生甘草 6 g,炒莱菔子 15 g,水煎服,每日一剂。服 12 剂,口腔黏膜溃烂痊愈,眼周黯黑减轻。

(5) 附子类方

附子具有回阳救逆、补火助阳、散寒止痛之功。常用于亡阳虚脱,肢冷脉微,心阳不足,胸痹心痛,虚寒吐泻,脘腹冷痛,肾阳虚衰,阳痿宫冷,阴寒水肿,阳虚外感,寒湿痹痛。

① 附子理中汤

附子理中汤具有补虚回阳、温中散寒。主脾胃虚寒,腹痛食少,泄利呕逆,口噤肢厥,以及寒厥痼冷,霍乱脏毒,阴斑瘴毒,喉肿疮疡,口舌生疮,口疮多发白,脉沉迟或沉细;并治阴盛格阳,发热烦躁。

【经典方证】《三因极一病证方论》:治五脏中寒,口噤,四肢强直,失音不语;下焦虚寒,火不生土,脘腹冷痛,呕逆泄泻。

【推荐处方】炮附子、人参、干姜(炮)、甘草(炙)、白术各等分。每服 12 g,煎煮后去滓,不拘时服。

【相关研究】观察该病由于病程长,反复发作,实证并不多见,以虚证居多。患者素体脾胃虚弱,又易被医者误认为实证口疮而用清热泻火,或以为"虚火"即指"阴虚火炎"而泛投凉润之剂,皆损伤脾胃之阳,并且往往因日久而累及肾阳,脾肾两虚,阴寒内盛,则逼阳上泛,症见口腔溃疡久不愈合,两足冰凉,下利清谷,舌淡,脉虚细或大而无力,两颧独红。故其治宜温补脾肾,引火归元。方用附子理中汤加味。

临床主要表现为:溃疡色淡,红肿不著,渗出少而色淡,边缘略高起。面色白或颧红,形寒肢冷,下利清谷,少腹疼痛,舌质淡,舌苔白滑或腻,脉沉。

采用温中散寒,引火归元法,选方附子理中汤加味温补脾肾。方药组成:制附子 10 g,干姜、党参 10 g,白术 15 g,炙草 6 g,茯苓 15 g,山药 30 g,黄芪 15 g,肉桂 3 g 1 剂/日。两次煎服,1 周为 1 疗程,两个疗程后统计疗效。治疗结果临床痊愈 22 例,占 55.55%;好转 15 例,占 37.5%;无效 3 例,占 7.50%,总有效率为 92.5%。

《郑钦安医书阐释》观点,口疮属阴证,虚寒型者亦非少见。脾胃虚寒者可现舌体胖大,且口腔黏膜肿胀,易发生咬破、刺破、黏膜下血肿,进而发生口腔溃疡。《圣济总录·口疮》曰"口疮者,有心脾有热,气冲上焦,熏发口舌,故作疮也。又有胃气弱,谷气少,虚阳上发,而为口疮者,不可执一而论,当求其所受之本也"。

王银灿应用附子理中丸治疗虚寒型复发性口腔溃疡 68 例。1 个疗程治愈 52 例,约占 76.5%;好转 16 例,约占 23.5%;2 个疗程治疗后全部治愈。总治愈率 100%。随访 6 个月无复发。

② 肾气丸

古代的理虚方,经典的老年病用方。有温阳利水强壮等功效,适用于以腰痛膝软、少腹拘急、小便不利为特征的疾病及老年人的调理。

【经典配方】干地黄八两,薯蓣四两,山茱萸四两,泽泻三两,牡丹皮三两,茯苓三两,桂枝一两,附子(炮)一两上八味,末之,炼蜜和丸梧子大。酒下十五丸,加至二十五丸,日再服。(《金匮要略》)

【经典方证】脚气上入,少腹不仁。虚劳腰痛,少腹拘急,小便不利者。短气有微饮。男子消渴,小便反多,以饮一斗,小便一斗。

【推荐处方】生地黄 20~40 g,山药 15 g,山萸肉 15 g,泽泻 15 g,丹皮 15 g,茯苓 15 g,肉桂 5 g,制附子 5 g,以水 1 000 ml,煮取汤液 300 ml,分 2~3 次温服。可按原书做成丸药。

【方证提要】消瘦乏力,少腹不仁或拘急,小便不利,腰痛,消渴,短气者。

【适用人群】面色偏黑，体形较胖，肌肉松软，或逐渐消瘦，脉象弦硬，舌胖大嫩红，常见于中老年人；脐腹部硕大，脐以下松软无力，或上腹部松软无力而下腹部拘急；食欲旺盛，但易疲劳，时常出现烦热感；或心悸胸闷，或头昏，或腰膝酸软、下半身尤其下肢常感寒冷，或小便频，或尿失禁，或有浮肿，或性功能低下。

【相关研究】李光认为阴火口疮，多由饮食劳倦，七情不和，脾胃受损，元气、元阳亏耗，阴阳乖戾，三焦升降失调，致热从中生，阴火上乘所致。在治疗上则宜"以火逐之"，"从其性以降伏"，或"以灰扑之"，即以甘温益其气，使其无根之火归附其宅。肾之虚火上升口疮可应用引火归元法，脾虚、肝郁致湿热、郁热、血瘀、阴火升腾之口疮亦可在益气运脾之中配以引火归元法，使其浮越之火复归其位。临床使用八味肾气丸丸为引火归元之代表方。可加玄参滋阴，肉桂、砂仁温补命门，引火归元，黄连、黄柏降泄无根之火。

魏修华采用金匮肾气丸治疗复发性口腔溃疡 60 例均获痊愈。60 例病人反复发作病史均在半年以上。临床症状：口腔溃疡单个散在或数个聚生，常见于口腔黏膜和牙龈，舌尖前部偶发或起芒刺，溃疡面在 1～5 mm，周围红晕略高起，中间白腐，常被覆黄膜，刺激时发生强烈疼痛，严重影响进食，往往此起彼伏，缠绵不愈伴见火不归源证，如心烦不寐，潮热盗汗，面涨红，舌体胖大有齿痕，舌质淡红，舌苔白滑，脉细尺沉。治疗方法：复发性口腔溃疡无上焦实热证者，服金匮肾气丸1日3次，每次 2 丸，饭前半小时服，连服 3 日。兼见上焦实热证者，饭后半小时茶饮石膏30 g、玄参 10 g、白茅根 30 g、生甘草 6 g 的水煎液，每日 1 剂，日服 3 次，连服 3 日或服至舌苔复常。治疗的 60 例患者，均于 5 日内治愈。一般痊愈后再用药 3 日。

【典型病例】陈×，女，57 岁。初诊诉口腔溃疡反复发作 2 年余，常在 1 年内数次发作。曾用维生素类、葡萄糖酸锌、黄连素片和清热泻火中药治疗，效果不佳，且溃疡而逐渐加大，溃疡点逐渐增多。诊见下口唇内侧、舌、左颊黏膜有多个小如米粒、大如黄豆的凹陷性溃疡点，边缘红润隆起，中心有白苔覆盖，口腔内涎水较多，但肿痛不明显，进食后有刺痛感，伴头昏、乏力、四肢倦怠，舌质淡，苔白滑，脉沉迟而细。西医诊断为复发性口腔溃疡；中医诊为口疮，证属脾胃虚寒、肾阳不足、虚火上炎。治宜温中健脾、补肾温阳、佐以引火归元。投基本方：党参、熟地、山茱萸各 25～30 g，附子、茯苓、山药、炙甘草各 15～25 g，白术、泽泻、丹皮、干姜各 10～12 g，肉桂 3～6 g。每日 1 剂，水煎取汁分 3 次温服，服药期间禁忌生冷。加减：若头昏、乏力、畏寒甚者加炙黄芪、巴戟天、仙茅 20～30 g，加炙黄芪、巴戟天、仙茅各 25 g。药进 3 剂，溃疡而逐渐变平，诸症减退。守方再进 3 剂，病告痊愈。随访 1 年来未再复发。

另一病案：女，58 岁，农民。初诊诉口腔溃疡反复发作 3 年余，长期服用维生素类，中药曾服清胃散、知柏地黄汤加减无效。证见口腔溃破，有大小不等溃疡面，舌中心更著，口干少饮，舌体疼痛，大便干结，形寒肢冷面部时而烘热，舌质淡红、苔白薄，脉沉细。证属肾阳虚损，虚火上炎，故采用引火归元法。药用淮山药15 g，干地黄、山萸肉、牡丹皮、茯苓、知母、泽泻各 10 g，黄连 3 g，牛膝 6 g，肉桂 5 g，附片 8 g，生甘草 3 g，连服 10 帖，复诊时口腔溃疡基本痊愈。

（6）黄芪类方

黄芪是一种中药补虚药，黄芪具有益气托毒、生肌敛疮的功效，对复发性口腔溃疡具有较好的疗效。《本草汇言》云："痈疡之脓血肉溃，阳气虚而不愈者，黄芪可以生肌肉；又阴疮不能起发,阳气虚而不溃者,黄芪可以托脓毒"。曹静玲等采用黄芪煎剂治疗复发性溃疡就可以加速溃疡创面愈合,促进组织生长,延长复发期。目前有很多报道黄芪建中汤可以治疗复发性口腔溃疡。但是仍需要重视方证、适应的人群。

【经典方证】《金匮要略》:"虚劳里急,诸不足,黄芪建中汤主之"。

【经典配方】桂枝三两,去皮,甘草三两,炙,大枣十二枚,芍药六两,生姜二两,胶饴一升,黄芪一两半。上七味,以水七升,煮取三升,去滓,内胶饴,更上微火消解。温服一升,日三服。气短胸满者,加生姜;腹满者,去枣加茯苓一两半。及疗肺虚损不足,补气,加半夏三两。

【适用人群】面色黄,肌肉松弛,浮肿貌;脉缓无力,心率不快;舌质柔嫩,舌苔薄白;易饥饿;食量小;好甜食;性格比较开朗。但易烦躁,易激惹,特别在饥饿时;易疲劳,肢体易酸痛等,易心悸、出汗;易腹痛、大便干结,甚至如栗状。

【相关研究】蒋朱秀等认为复发性口腔溃疡的病机是脾胃虚寒,寒湿、湿热浸渍,与寒火相合升腾于口舌而发。故选用具有温中补虚、调整人体阴阳平衡之功的黄芪建中汤加减来辨治复发性口腔溃疡。经现代药理研究黄芪建中汤有调节免疫、抗溃疡、抗炎镇痛、抗病原微生物等作用。

王虹等应用观察黄芪建中汤加减辨治复发性口腔溃疡 40 例。治疗组采用黄芪建中汤加减治疗;对照组口服维生素类、左旋咪唑。疗程均为 5 天。结果:中医证候与口腔局部病损临床疗效总有效率治疗组分别为 92.50%、87.50%,对照组分别为 62.50%、65.00%。两组比较,均有差异($P < 0.05$),治疗组疗效优于对照组。治疗组复发率为 17.65%,对照组复发率为 33.33%。

【典型病例】刘某,女,63 岁。初诊诉口腔黏膜反复溃破、微感灼痛 6 年余。口腔溃疡每隔约 2 个月左右复发,经服用牛黄解毒片、维生素 B_2 等中西药物后效果不佳。近两月来患者口腔溃疡频发,口淡乏味,腹胀痛,得温则减,便稀,稍进食油腻和生冷之品,便次增多。患者颊、软腭等处的黏膜散在约 0.3~0.8 cm 大小不等的 6 个椭圆形溃疡,周围轻度水肿,疮色暗淡,局部灼痛轻,经久不愈;舌淡胖边有齿痕,苔薄微腻,脉虚无力。诊断:复发性口腔溃疡,中医属口疮(脾胃虚寒、寒湿上溃)。治以健脾益气,甘温助阳。选用黄芪建中汤加减:黄芪 60 g,党参 30 g,炒白术 30 g,枳壳 20 g,制附片(先煎 1 h)30 g,桂枝 10 g,白芍 20 g,木香 20 g,槟榔 15 g,紫苏叶 15 g,吴茱萸 10 g,干姜 10 g,茯苓 15 g,神曲 20 g,炙甘草 10 g,5 剂。复诊时检查溃疡面积明显缩小,灼痛感不著,余症俱减。原方加砂仁(后下)15 g,再服 5 剂,口腔溃疡愈合,以原方加减,继服 5 剂诸症消失。随访 3 个月后无复发。

七、小结

ROU 的诊治首先要有整体观。从中医观点来看,口腔与全身的脏腑、经络密切相关,并且存在各脏腑、经络间的传变关系。口腔溃疡的发生是和脏腑、经络失衡有关,可以是某脏腑或某经络本身功能改变引起,也可为脏腑经络功能失衡,发生传变而引起。中医有"形之于外而发之于内"的说法,应同时了解局部及全身情况,这对于辨病辨证,确定立法、方药十分重要。

其次在治疗中要考虑所用药物与其全身其他脏腑经络疾病有无不良影响,给予适当兼顾。如原有脾胃功能失调,消化功能紊乱,便秘、便干、便溏、腹胀、纳少等,可经过脾胃功能的调整,不仅消化好转,ROU 也能得到治愈。其他如失眠、多梦、心烦、性急、夜寐不安等心神功能失调,妇女经前紧张,溃疡易发等,均可采用中医药调治收到一定效果,口疮的发作也能得到有效控制。

贯彻中医辨证和西医辨病结合。中医对口疮的认识已有很久历史,在对本病的辨证分型和论治有着丰富的经验,也取得很好的效果。虽然中西医理论与思路各有不同,但都有其各自的优势和特点,这两者的结合是有效地治疗本病的前提和基础,是一种高度的结合和统一。可以更好地提高治疗效果,减少不利的毒副作用。

重视本病的防治。ROU 因病因不明,所以防治仍是难题。但纵观其临床表现,结合各种不同学说观点,采取适当措施,以达到缓解和控制病情还是必要的。应本着"治未病"而不只着重"治已病"。任何疾病的发生,尤其是慢性疾病,重大疾病的发生,与患者的禀赋素质不无关系,有研究报道,人有阴虚、阳虚、痰湿、气虚、血瘀等不同体质,这关系人的生命活动代谢之根本,虽多责于先天,但如后天加以注意和适当调理,还是可以改变的。患者饮食不节,过食辛辣、嗜酒燥热、肥甘厚味,内伤脾胃,致运化失司,代谢失调,蕴积湿热,内伤七情,紧张劳累,心烦急躁,心神内扰等都可以成为致病因素。因此,防病于未然,增强锻炼,加强体质,生活规律,避免刺激因素,提高抗病能力,抵御邪气侵袭,对防治本病是有利的。要结合每位患者本身具体情况,采用内外兼顾多种措施,医患相互配合,才能有效预防口疮的发生。

参考文献

[1] 徐治鸿. 实用中医口腔病学[M]. 天津:天津科技翻译出版公司,1991.

[2] 徐治鸿. 中西医结合口腔黏膜病学[M]. 北京:人民卫生出版社,2008.

[3] 陈谦明. 口腔黏膜病学[M]. 4 版. 北京:人民卫生出版社,2012.

[4] 徐治鸿,董德懋,许履和,等. 复发性口腔炎证治[J]. 中医杂志,1989,30(3):4-7.

[5] 巢元方,等. 诸病源候论[M]. 北京:人民卫生出版社,1984.

[6] 王寿. 外台秘要[M]. 北京:人民卫生出版社,1955.

[7] 赵佶敕撰,程林原纂. 圣济总录精华本[M]. 北京:科学出版社,1998.

[8] 戴元礼述. 秘传证治要诀[M]. 北京:中华书局,1985.

[9] 张景岳编. 景岳全书精选[M]. 北京:科学技术文献出版社,1998.

[10] 刘渡舟. 方证相对论[J]. 北京中医药大学学报,1996,19(1):3-5.

[11] 明. 龚信. 古今医鉴[M]. 北京:中国中医药出版社,1998:269.

[12] 清. 张隐庵. 黄帝内经素问集注[M]. 上海:上海科学技术出版社,1991:148.

[13] 清. 吴谦,等. 医宗金鉴[M]. 北京:人民卫生出版社,1973:352.

[14] 金. 张从正. 儒门事亲·十形三疗[M]. 北京:中国中医药出版社,1998:21.

[15] 孔燕. 从脏腑论治复发性口腔溃疡[J]. 中国民间疗法,2010,18(10):68-69.

[16] 高洁萱. 清肺养阴汤治疗复发性口腔溃疡[J]. 山西中医,2007,23(3):75.

[17] 周海虹. 补土升阳泻火法治疗复发性口腔溃疡 50 例[J]. 新中医,1998,11(3):18-19.

[18] 李乾构. 口腔溃疡从火论治的体会[C]//中华中医药学会脾胃病分会. 中华中医药学会脾胃病分会第二十五届全国脾胃病学术交流会论文汇编. 中华中医药学会脾胃病分会,中华中医药学会,2013:3.

［19］沈洪.口腔溃疡的中医诊疗策略［C］//中华中医药学会脾胃病分会.中华中医药学会脾胃病分会第二十五届全国脾胃病学术交流会论文汇编.中华中医药学会脾胃病分会,中华中医药学会,2013:5.

［20］王跃才.中医施辨治疗口腔溃疡97例［C］//玉溪市医学会.玉溪市医学会第九届口腔学术年会论文集.玉溪市医学会,2009:3.

［21］杨卫国.中医药治疗复发性口腔溃疡的临床观察［J］.中医药信息,2009,26(3):53.

［22］王雪丽,刘俊辉.中药治疗复发性口腔溃疡的效果观察［J］.中外医学研究,2018,16(9):23-24.

［23］李翠玉.复发性口疮证治体会［J］.实用中医药杂志,2005,21(4):233-233.

［24］惠英,杜义军.辨证治疗复发性口腔溃疡30例临床观察［J］.河北中医药学报,2010,25(3):20-21.

［25］王晶.复发性口腔溃疡的中医药疗法［J］.中外医疗,2009,28(25):88.

［26］张杰,刘黎生,王国芳.中医药治疗复发性口疮研究进展［J］.河南中医学院学报,2003,18(1):85-88.

［27］谢春娥,薛晓轩.中医治疗复发性口腔溃疡的临床研究概述［J］.环球中医药,2012,5(10):793-797.

［28］蔡剑,胡佳艺,吴国荣.辨证分型治疗复发性阿弗他溃疡［J］.中医临床研究,2016,8(8):69-71.

［29］李澍.中西医结合治疗复发性口腔溃疡38例疗效观察［J］.新中医,2013,45(6):98-99.

［30］石鹏展.复发性口腔溃疡的中医治疗与研究进展［J］.陕西中医,2011,32(2):247-249.

［31］黄建平,陈兆泉.复发性口腔黏膜溃疡中医治疗近况［J］.医学文选,1999(6):127-129.

［32］宋淑卿.明矾漱口治口疮［J］.浙江中医杂志,1994,29(4):179.

［33］黄兰珍.中医中药配合食疗治疗复发性轻型口腔溃疡的护理［C］//中华护理学会.全国中医、中西医结合护理学术交流会议论文汇编.中华护理学会,2011:3.

［34］岳妍.中医药治疗复发性口腔溃疡进展［C］//中华中医药学会脾胃病分会.中华中医药学会第二十二届全国脾胃病学术交流会暨2010年脾胃病诊疗新进展学习班论文汇编.中华中医药学会脾胃病分会,2010:5.

［35］戴金素,佟秀民.许公岩治疗复发性口腔溃疡40例小结［J］.北京中医药,1992,11(2):3-4.

［36］朱广亚,黄敏兰,俞承烈.复方连术汤治疗复发性口腔溃疡42例临床观察［J］.浙江中医杂志,2015,50(10):737.

［37］梁怡.中草药预防及治疗口腔膜溃疡病［C］//吉林省科学技术协会.低碳经济与科学发展:吉林省第六届科学技术学术年会论文集.吉林省科学技术协会,2010:2.

［38］沈洪,朱磊,谷静.口腔溃疡的中医辨治［J］.南京中医药大学学报,2015(3):218-219,230.

［39］梅武轩.劳绍贤教授从湿热论治复发性口腔溃疡的经验［J］.陕西中医,2006,27(3):322-323.

［40］白清,李彦杰.张磊教授对复发性口腔溃疡的辨证论治［J］.中医研究,2009,22(1):55-56.

［41］万桂芹.附子理中汤加味治疗复发性口腔溃疡40例临床观察［J］.中医药导报,2010,16(5):90-91.

［42］王银灿.附子理中丸治疗虚寒型复发性口腔溃疡68例［J］.中国民间疗法,2014,22(10):51.

［43］李光,陈素华.引火归元辨证治疗顽固性口腔溃疡［J］.云南中医学院学报,1996,19(2):22-24.

［44］魏修华,董有生,桂清民.金匮肾气丸治愈复发性口腔溃疡［J］.山东中医杂志,1993,(2):52-53.

［45］胡兆明.理中汤合金匮肾气丸治疗复发性口腔溃疡［J］.湖北中医杂志,2002,24(12):32.

［46］谢启威,李击,李丽亚.引火归元法治疗复发性口腔溃疡［J］.时珍国医国药,2005,16(11):1146.

［47］曹静玲,曹恒军.黄芪治疗复发性口腔溃疡临床疗效观察［J］.医学理论与实践,2010,23(3):314-315.

［48］蒋朱秀.黄芪建中汤临床及实验研究进展［J］.浙江中医杂志,2005,40(1):44－46.

［49］王虹,刘敏,张大铮,等.黄芪建中汤加减辨治复发性口腔溃疡［J］.辽宁中医杂志,2012,39(2):288－289.

［50］黄煌.黄煌经方使用手册［M］.3版.北京:中国中医药出版社,2018.

［51］夏寒星,谢建国.炙甘草汤加减治疗复发性口疮46例［J］.中医研究,1998,11(5):34－35.

［52］刘海燕.加味导赤白虎汤治疗复发性口疮的临床研究［J］.贵阳中医学院学报,2005,27(3):20－21.

［53］潘艺芳.中西医结合治疗口腔溃疡体会［J］.现代中西医结合杂志,2006,15(2):216.

［54］王多宁,张新渝.张新渝教授治疗复发性口疮经验［J］.河南中医,2008,28(6):22－23.

［55］刘清尧.竹叶石膏汤治疗顽固性口腔溃疡24例［J］.国医论坛,2000,15(4):11.

［56］刘会洋.竹叶石膏汤化裁治疗口腔溃疡体会［J］.内蒙古中医药,2014,33(27):44－45.

［57］田乃定.黄连阿胶汤治疗复发性口疮疗效观察［J］.山西中医,2003,19(2):46.

［58］李浩.《伤寒论》黄连阿胶汤临床应用心得与拓展［C］//中国中西医结合学会养生学与康复医学专业委员会.中国中西医结合学会养生学与康复医学专业委员会委员会议暨第七次学术研讨会论文集.中国中西医结合学会养生学与康复医学专业委员会,世界中医药学会联合会老年医学专业委员会,2011:3.

［59］张秀梅.三黄泻心汤治疗复发性口腔溃疡［J］.中国民间疗法,2010,18(7):37.

［60］陆江涛.小柴胡汤加黄连治疗复发性口腔溃疡40例［J］.陕西中医学院学报,1999,22(4):39.

［61］路毅.小柴胡汤加减治疗复发性口腔溃疡36例［J］.河南中医,2007,27(11):14.

［62］于磊.六经辨治少阳病复发性口腔溃疡［J］.中国中医药现代远程教育,2014,12(5):28－29.

［63］颜颀.血府逐瘀汤治疗顽固性口腔溃疡44例［J］.辽宁中医杂志,2004,31(6):501.

［64］马金昀,胡建东.甘草泻心汤治疗复发性口腔溃疡疗效的meta分析［J/OL］.中华临床医师杂志(电子版),2016(7):118－119.

第八章 预防与饮食调理

随着人们对 ROU 发病因素研究的不断深入,ROU 的预防也值得重视。现代医学和传统医学在 ROU 的防治方面思路和方法不尽相同,现代医学的预防讲究从相关临床病因入手,防患于未然;而传统中医学则主要从精气神、三焦等方面来描述"治未病"的说法,各有其独特的着眼点。

本章节针对 ROU 研究的最新成果,结合临床对于预防的相关成果,将其分为现代医学方向的预防措施、传统祖国医学方向的预防措施和复发性口腔溃疡患者的饮食调养三个部分进行阐述。

第一节 现代医学的预防措施

现代医学方向的预防措施,多是从 ROU 的病因角度入手并进行总结提炼,本章节通过结合患者在日常生活中可能出现的引起 ROU 的各种发病因素的各种诱因,归纳为下面几点。

一、避免营养不良,优化饮食结构

在每日饮食中应注意食物种类和营养的搭配全面性,防止因重要营养素的缺乏引起 ROU 的病发,已有文献证实维生素 B_2、维生素 C、微量元素锌和铜等的缺乏都会使 ROU 的发病率增高。随着人们饮食结构的改变,以及成人和儿童挑食、厌食症、减肥过度导致的营养不全和营养不良都可能诱发 ROU 的发生,在对饮食方向的致病因素的研究过程中发现,发达国家儿童 ROU 患者中有高达 40% 的儿童(15 岁以下)曾患有复发性口腔溃疡,且复发频率随着年龄增长而增加。儿童中女孩的患病率也稍高于男孩,其中对于儿童发生 ROU 的原因中,有学者认为在溃疡发作期,儿童体内的微量元素锌、铁、铜等的缺乏可能是其中的原因之一。

现今社会物质条件日益丰富,但是儿童挑食、偏食甚至有些青少年被错误的社会审美观所误导,进行不健康的瘦身减肥行为,使得罹患厌食症等情况也日益增多。要求儿童及青少年均衡营养,不挑食、不偏食,都可在一定程度上将此因素的影响减低。其中通过补充维生素 B 族和维生素 C 防治 ROU 的疗效已得到临床验证,对于饮食不规律、偏食的人群来说,其体内大多存在营养不平衡的情况。有学者发现,除去以上这两种维生素的缺乏可能会导致 ROU 的发生之外,某些微量元素的缺乏同样会增加发病的概率,比如锌,它为正常人每日必需微量元素,除了维持人体正常的生长发育之外,还与免疫功能有关,其对于上皮细胞的正常生理功能和修复功能有着重要作用。在饮食选择和食物摄取过程中,食物的加工过于精细,会阻碍锌元素的正常摄入,从而导致营养的缺失。已有文献发现,微量元素铜如果存在于人体中的浓度过高,而铁含量过低的话,可能会破坏人体中微量元素的平衡,从而导致 ROU 的发生。研究发现,贫血患者 ROU 的发病率明显升高,可能与微量元素的缺乏相关。关于如何运用正确的方法来摄取有益的食物,将在本章中的第三节"饮食调理"中进行详细阐述。

二、维护口腔微生态的平衡

国内外学者研究发现,多种细菌和病毒与 ROU 的发生相关,因此对于口腔微生态进行保护调整,可有效预防 ROU 的发生发展。

口腔微生态的失衡作为 ROU 的致病因素之一,在国内外多项研究中均有发现,例如口腔链球菌、幽门螺杆菌、单纯疱疹病毒等都被认为与 ROU 的发病有着一定的关系。随着人们对于人体微生态相关研究的不断深入,其中口腔微生态作为典型代表,研究内容较为丰富。口腔微生态由固有口腔环境以及口腔微生物(包括定植在口腔内的细菌、病毒、真菌、支原体等)组成,因此口腔环境被破坏或是口腔微生物之间平衡关系失调,都会造成口腔微生态的破坏,从而增大 ROU 发病的可能性。当患者喜食一些容易破坏口腔固有环境的食物,造成包括口腔环境 pH 的破坏、温度的改变等,都可能导致其成为 ROU 的易感性因素。另有文献研究发现,佩戴局部可摘义齿以及佩戴固定、可摘型的矫治器也会改变口腔内的微生态,而口腔常见疾病,如龋齿、牙周病等,也会使 ROU 致病的相关菌群更活跃。

对于此类患者的预防工作中,我们应该注意以下几点:① 通过口腔卫生宣教,指导患者正确的口腔清理方式,包括根据患者自身情况选择正确的牙刷,如有必要,电动牙刷也在考虑范围之内;选择正确的、适合患者的牙膏;教会患者使用正确的刷牙方法,如 BASS 刷牙法;正确使用牙线、牙线棒、牙间隙刷等必要的辅助方法等。② 在临床治疗中注意调整设计好口内义齿、矫治器与牙齿及黏膜的关系,减少食物残渣残留对口腔环境影响。③ 漱口水的使用,除去一些对漱口水过敏的特殊患者,根据患者具体的情况选择对应成分的漱口水,可在餐后或必要时,使用漱口水去除刷牙难以去除的一些食物残渣和异物。这些措施都有助于保护口腔微生态的平衡,减少 ROU 发生的可能性。

三、避免接触过敏物质

已有文献指出,某些食物、药物甚至漱口水都可能造成 ROU 的发生,因此对于可能引起 ROU 发生的相关物质等都要有意识的避免。

平时购买食物以及在医院药店购买药物和漱口水时都要关注成分表,防止再次接触。其中有研究发现与 ROU 的发生发展有相关性的食物见表 8-1 所示,如牛奶、调味品、防腐剂、巧克力、奶酪、小麦粉、番茄、花生和草莓的过敏,可能会导致口腔溃疡的发作,相关的患者停止进食此类食物后,ROU 会消失。

某些药物也可引起阿弗他样病损。在一些有发病倾向的患者中,在使用非甾体抗炎药、ATP 敏感性钾(如尼可地尔)的激活剂、ACEI 抑制剂(血管紧张素转化酶抑制剂)和抗心律失常药后会出现阿弗他样溃疡,并可伴发生殖器溃疡。这些与服用药物有关的口腔不良反

表 8－1　与复发性口腔溃疡发生发展有关的食物

来　源	食　物	识别方法及部分研究结果
Thmoas，Ferguson，MeLennan，Mason(1973)	牛奶	抗体检测(48％的病人有阳性反应)
Wray(1981)	麸质	麸质阳性反应(不进食过敏食物在25％的病人中有比较好的反应)
Wray，Vlagopoulos，Siraganian(1982)	荞麦,全麦,黑麦,大麦,巧克力,坚果,贝类,大豆,西红柿,苹果,奶酪	组胺释放试验(48％的病人有阳性反应)
Hay,Reade(1984)	无花果,奶酪,西红柿,柠檬,醋,法式芥末,凤梨,苹果,牛奶,小麦粉	不食用含致过敏性食物的饮食,15名患者中约有42％的患者得到改善
Wright,Ryan,Willingham et al.(1986)	小麦,大麦,黑麦,燕麦,牛奶,蛋白质,含氮的染料防腐剂	不食用含致过敏性食物的饮食,15名患者中约有42％的患者不再发作
O'Farrelly，O'Mahony，Graeme-Cook，Feighery，McCartan，Weir(1991)	麸质	α-醇溶蛋白抗体测定;不食用(4名患者中有75％的人在改变饮食习惯后得到缓解)
Nolan，Lamey，Milligan,Forsyth(1991)	主要标志:苯甲酸,肉桂醛,镍,对羟基苯甲酸酯,重铬酸钠,山梨酸 其他标志:水银,香水,有机玻璃,磷,秘鲁香脂	皮肤过敏试验(21个患者中有95％呈阳性反应);避免药物(21名患者中有38％的人痊愈,21个患者中有48％得到改善)

应的发病机制尚不清楚,并且其患病率也尚不明确。药物诱发的溃疡主要存在于年龄较大的患者组,且并不总以"复发模式"发病,通过中断或替换其他相关药物可以治愈 ROU。研究发现,以上药物与 ROU 的发生有一定相关性。另有研究发现十二烷基硫酸钠这种在一些口腔保健产品中的常见物质,可能引起类似于 ROU 的溃疡。

以上文献中所列举的物质,均在临床发现与 ROU 的发生有一定的相关性,避免与这些可能的物质接触是重要的预防措施。

四、避免外界创伤因素

在日常生活中对于口腔黏膜的创伤因素主要见于两类,一类主要是食物因素,进食一些过硬、过烫以及表面粗糙的食物都容易刺激刮伤黏膜;另一类是医源性因素,在口腔临床治疗中所进行的麻醉注射、牙科治疗等都可能诱发 ROU。

随着现代食物种类的日益丰富,膨化食品、油炸食品等一些粗糙以及硬性的食物越来越受到人们的喜爱,这类食物容易在咀嚼过程中刺破划伤口腔黏膜,另一些过烫以及刺激味道的食物,如麻辣烫、火锅等食物容易烫伤口腔黏膜,这些食物都容易造成口腔黏膜的损伤,从而引起 ROU 的发生。

医源性因素,对于临床口腔医生是特别需要注意的,因为口腔治疗的特殊性,需要使用各种金属性的治疗器械在口腔这个局限环境中开展治疗,在治疗过程中,包括口腔内的局部麻醉注射(包括局部浸润麻醉和局部阻滞麻醉)时针尖的刺激,牙科治疗(包括牙体制备、开髓治疗、根管治疗等)时手机涡轮钻、手用及机用扩大针挫,都可能造成一些医源性的创伤,从而造成 ROU 的发生。

总的来说,创伤因素其实都为人为因素,特别是 ROU 患者应该有意识的避免粗糙、辛辣刺激的食物刺激,医生则应在治疗过程中做好相关防护,避免损伤口腔黏膜诱发口腔疾病的发生。

五、避免心理及环境因素

1. ROU 已经被列入到美国心理生理障碍学会制定的心身疾病中的一种

关注 ROU 患者的心理健康和环境因素(包括心理环境、生活工作环境和社会环境等)与 ROU 的预防有紧密联系,及时疏导焦虑、抑郁等负面情绪,有效缓解现代人所面临的各种压力:随着社会的发展、医学的进步以及人类对于身体和疾病认识的不断深入,现代医学的模式向生物-心理-社会医学模式进行转变,心身医学成为与现代人关系密切的新兴科目,而 ROU 作为口腔类心身疾病的一种,心理因素对 ROU 的影响已经受到人们的重视和关注,有学者认为,ROU 患者可能具有神经质的个性倾向性,存在焦虑、抑郁情绪,对各种外界刺激的反应易强烈,继而对身心产生负面影响,从而影响 ROU 疾病的发展和预后。

2. 部分女性 ROU 患者的发病与月经期有关

这类患者可在月经期注意自己的情绪问题,平时注意多做一些可以缓解自己经期焦虑的运动和活动,ROU 的发病率研究中发现,女性多于男性,在儿童人群中女性患者也要多于男性,近年来,有研究发现,ROU 女性患者中百分之九十的人会在月经前两周左右,出现溃疡发作的情况,而另外一部分患者则出现在黄体期或者是月经期,而在妊娠期和哺乳期则会出现明显好转甚至于消失的情况,另外有学者对于女性经前期的激素分泌水平以及相关焦虑水平进行研究发现,与经期有关的 ROU 患者的焦虑水平较高,这些研究均表明,女性患者在 ROU 发病过程中,其激素水平分泌异常,雌激素对于女性的口腔黏膜的正常维持具有重要作用,具体作用机制有待进一步研究,有学者发现其对于胃黏膜具有保护作用,孕酮被认为对于 ROU 具有促进愈合的作用,雄激素则发现与 ROU 患者溃疡面愈合的速度呈负相关性,总的来说,激素水平的异常可能与神经-内分泌-免疫途径相关,而女性经前期的激素分泌水平与焦虑水平的研究结果表明,预防女性的与经期有关的 ROU 的方法中,不但要调节其激素分泌水平,还要进行必要的心理辅导,缓解其焦虑,这样才能使得这两个因素互相制约,缓解 ROU 的发病概率。

心身疾病是指心理因素起主要作用而引起的躯体或器官的疾病。现代医学对于心身疾病的产生原因都认为其并非从物质结构开始的,而是始于"精神-神经-内分泌-免疫"轴,而 ROU 作为心身疾病的一种,在防治时,不能将注意力仅仅放在身体的症状上,而是要分析其心理原因,甚至要考虑患者的性格特点,通过分析调试压力的来源,弄明白是来自内部的还是外部的压力,觉察自己的基本状态,才能对应地寻找解决的方法。

临床心理治疗针对的是已经出现某种心理障碍的患者,而作为非心理专业的口腔医生所要做的是防患于未然,提醒患者避开可能的危险因素,减少疾病发生的可能性或减轻心理疾病的严重程度。已有学者使用症状自评量表 SCL-90 对于 ROU 患者中各年龄段组中的

各因子,包括躯体化、强迫、人际关系、抑郁、焦虑、敌对、恐怖、偏执、精神病等进行研究结果发现:

(1) 16~30岁年龄组(包括学生以及初入社会及职场的社会人士):此人群中强迫及抑郁分值较高,可能与其容易受到考试压力以及初入职场的环境变化及突然而至的改变和压力有关。这部分人群在遇到压力后,若无畅通的表达渠道,容易产生心理问题。

(2) 31~40岁年龄组(此年龄段人群多为初次处理婚姻、家庭、亲子关系,以及工作、经济压力加大的人士):此人群中强迫分值最高,考虑到此人群中多初次走入婚姻生活,刚刚适应职场生活及其压力后,婚姻生活以及孩子的诞生,意味着需要再次磨合另外一种人与人之间的关系,另一方面,此人群还面临要适应公司和社会发展的要求,压力的增大(房和车的经济压力、职场管理压力),如果本身的性格并不擅长处理这方面关系,那么就容易发生心身疾病。

(3) 41~60岁年龄组(此年龄段人群多需面对更多的社会关系,工作压力加大与身体素质下降之间的矛盾):此类人群中各因子分值均较其他年龄段增高,考虑到此类人群在经济和社会地位上趋于稳定,但是随着身体素质下降,很多常见的系统疾病的发生,都对此类人群造成一定的身心压力,容易发生心身疾病。

从三级预防的角度来说,一级预防是在患者出现可能的相关情况之前就要进行阻止,目的在于提升患者自身应对舒缓心理变化的能力,减少其周围环境中可能导致焦虑或抑郁的相关因素。二级预防的目标则是努力限制疾病的持续时间和可能造成的危害。早发现、早治疗。三级预防措施是通过防止复发来控制疾病的长期影响。而口腔医生作为非专业心理医生最主要做好一级预防,同时注重二级和三级预防。

在临床接诊中,临床口腔医生常常能遇到神色各异,性格鲜明的患者,有倾诉欲望非常强烈的"话痨"式患者,也有一些羞于开口的"腼腆"型患者,这些都是在提醒临床医生要注意发现ROU患者是否存在某种情绪问题,此时可以采取语言的安慰,或是让其充分地倾诉都能起到很好的缓解压力的作用。如果发现其情绪心理问题较为严重也可以建议其在平时生活中进行冥想、打坐、登山等能与自己的内在建立更多联系的方法来进行自我调节和放松。若发现患者的表现较为严重和极端,那么应该建议患者可至精神内科或是心理科会诊治疗。

除了提升患者自身应对人与事,以及舒缓心理变化的能力之外,如何减少其周围环境中可能导致焦虑或抑郁的相关消极因素也是很重要的一点。减轻环境对人的影响,也可以简单地描述为减少可能会引起患者心理情绪"痛点"的压力来源以及学会如何认识到自己遇到压力的反应模式,从而正面应对。一个人应该学习和明白自己的性格以及遇到压力之后的反应模式,当发现自己出现抑郁、强迫、焦虑等不良情绪的时候,不要马上否定自己,要努力体会其深层的原因,这样才能与自己的内心和身体进行有效的交流,ROU这种疾病是身心失调后的一个结果,因此身心的调理,关注心理健康,不但对舒缓引起ROU的各种负面情绪有所帮助,更能对自己的全身状态起到一个很好的调理作用。

六、保持规律作息和充足睡眠

养成规律的作息,按时睡觉,保持充足的睡眠,提高睡眠质量,适当午休,以便身体及时恢复体力和精神状态。现代社会生活节奏逐渐增快、压力加大,夜生活和消遣方式越来越丰富,这些都在改变人类在千百年前所形成的休养生息的方法和方式,而随着医学的进步和对人类身体的不断研究深入,学者们发现,不规律的睡眠以及睡眠时间的缺失都会导致一定程度的焦虑产生,继而对人类的免疫系统造成一定的影响。随着 ROU 发病因素研究的不断深入,免疫因素成为其不可忽视的原因之一,所以关注睡眠,养成良好的睡眠习惯对于预防ROU 的发生也有着很重要的作用。

七、进行适宜的体育锻炼

进行适度的体育锻炼,可以提高身体素质和免疫力,免疫力的高低与人体的健康特别是与 ROU 患者的发病息息相关,以往有学者研究表明,进行中等适度的体育运动,比如太极拳、跑步、体育舞蹈等,都对免疫系统有着积极的影响。不同强度的运动与人体血液成分中胃肠激素的高低有明显的相关性。还有研究发现,良好的运动习惯会降低罹患心脏病及死亡风险。另一方面,从心身疾病的角度来看,适度的运动可以使人更容易对自己进行觉察,使人对于自己的认识不仅仅停留在行为和语言的层面,而是能够进入更深的情感以及觉知的感受层面,这样不但能够提高 ROU 患者身体的免疫力,更能提高对自我的认识,提升心理稳定性。心理稳定性高的人,在面对情绪的波动时,更容易自我平静下来,特别是太极拳等中华传统的运动,更能加强这方面的能力,提高精神力,化解抑郁、焦虑等负面情绪,从而更好地面对生活。

第二节 传统祖国医学的预防措施

现代医学在描述所患疾病时,习惯采用症状体征、实验室检查数据等,诸如:白细胞数值、体温、血压、血糖如何等,而传统医学在描述病症时所使用的方法则是以个体体质以及能量水平不同作为理论基础,来描述其所观察到的人体的生命活动变化以及疾病和内在变化的关系。

在传统医学看来,人体是一个统一的没有间隔的能量空间,分别为下焦(精气或元气),中焦(中气),上焦(卫气)。如果人体的中下焦能量不足或是人体经络不通畅出现淤堵,那么就会出现对应的症状:

第一,下焦(精气或元气):泌尿生殖系统、腰、小腹、小便、下肢等,能量不足时症状多表现为:精力不足,注意力差,记忆下降;情绪不稳,恐惧,怕黑;身体冷虚,足寒;大小便频;腰酸等。

第二,中焦(中气):主要包括消化系统,胃肠道、肌肉、大便、体力等,能量不足时症状多表现为:大便异常;口气重,口腔溃疡,牙龈问题;慢性皮肤病;体弱无力,消瘦或肥胖,肌肉不足;血脂高等。

第三,上焦(卫气):呼吸系统,肺、鼻、体表、皮肤、汗出状况等,能量不足时症状多表现为:出汗异常,反复感冒,怕寒,经常喷嚏,皮肤及鼻子的过敏等。

ROU 在传统祖国医学中属于"口疮""口疡""口疳""口破"等范畴。古今传统中医学各家虽然有不同流派观点,但对于口疮的研究基础均以虚实来分,先辨清虚实,之后才能谈治疗甚至预防。下面通过实证与虚证的分辨,分别描述在不同的身体能量改变情况下所发生的各种口疮类型,以及如何进行预防疾病发生。

一、实证

实证的发生,是因外邪入侵,而病人的体质较好,邪气盛而正气也盛,正邪两相争,并处于十分激烈的阶段。治疗原则:泻实攻邪是治疗实证的治法,所谓"实则泻之"。

(一)上焦风热

上焦风热又可称为肺表有热,多见于能量在身体表层如皮肤、黏膜、毛发等不流通、堵塞所致,口疮常表现为急性发作,多见于平时身体较为健康的人群,可能因短时间内饮食不节、缺乏休息、睡眠不足、压力突然加大等原因所致的口疮。此类情况所发生的病症,因其只是上焦表层的能量堵塞,大多不需要用药,即使用药,也只需使用一些如桑菊饮、感冒清热冲剂、绿茶、薄荷茶等微开上焦,即可促进口疮的愈合。此类人群要注意调整生活方式、睡眠以及饮食,尤其是增强运动,防止上焦淤堵以致口疮的再次发生。

(二)中焦湿热

中焦湿热又可称为脾胃湿热,是指湿热蕴结于脾胃,脾胃运化受到阻碍,中焦主要对应的是消化系统、肌肉、胃肠道等,临床上常见于一些体态较为壮实的人群,此类患者常常缺乏运动,平时口渴时多喜冷饮,食物喜爱辛辣刺激的口味,喜欢吃油腻的肉类,对于食物的烹饪方式也多倾向于煎炸烤熏,平时摄入过多的糖分,吸烟、喝酒等。此类人群治疗上必须要配合一些药物来促进消化,帮助中焦的瘀滞尽快排出,如保济丸、保和丸、麻仁润肠丸、牛黄清胃丸等。在传统医学观点来看,多数肉食、煎炸烤熏、辛辣刺激口味较重以及一些复杂的烹调方式都属于厚且浊的食物特质,如果将食物比作柴火,而身体对它的消化比作一个灶头,那么厚浊的食物就如同一捆湿透的重重的柴火,必须一个好的灶头才可能将其燃烧充分,如果本身身体的消化能力不佳、中气不足、经络不够畅通的话,不充分的"燃烧"所产生的不好的物质就容易淤堵在身体里,变成脾胃湿热。建议此类口疮患者先从戒烟、戒酒和规律饮食做起,少食甚至不食冰冷及辛辣食物,应以"清、薄、淡、少"的温和的食物为主,烹饪可多用煮蒸等少油的方式,避免"厚、浊、重、多、杂"的食物取向,另外除了可进行对应的传统医学调理,如针灸、按摩等之外,还应该增强运动,提升自我的身体素质。

(三)下焦郁热

下焦郁热又称为肝肾郁热,下焦跟人体的血液循环系统、免疫系统等相关,在临床上,反复发作,经久不愈的顽固性口腔溃疡多属于此类。治疗上需要请专业的医生辨证用药以及采用一些物理疗法。预防方面,则需要注意自己是否下焦不足以及要注意已经向虚证转化的可能性,熬夜等导致睡眠长期不足,压力长期无法自我疏导,电子产品的过度使用,房事过多等都可能导致下焦不足。对于这个阶段的患者来说,全方位的评估自己的生活状态,了解自己的身体情况,改掉不良的生活习惯都对其有着重要的意义。

二、虚证

虚证指人体正气不足,脏腑功能衰退之所表现。人体的虚证和实证是相对而言的,并非完全割裂的两个部分,《素问》中记载:"邪气盛则实,精气夺则虚",这句话就很好地描述了实证与虚证的区别,当邪气也就是人们一般所理解的细菌、病毒等入侵人体时,如果正气较为旺盛即人体的自身免疫力较强，邪正相抗争，则为实证；而如果正气不足，免疫力较差，就多为虚证。而以下描述的气虚、血虚、精虚（阴虚和阳虚）则分别描述了虚证的三个阶段。

（一）气虚

气虚主要是指由于中气不足所引起的一系列病理变化及证候。泛指身体虚弱、面色苍白、呼吸短促、四肢乏力、头晕等，这些都说明身体的免疫功能出现了下降，当出现现代医学所说的功能紊乱，而未发生病理改变的时候，气虚的问题可能也已经夹杂在其中了。

（二）血虚

血虚指血液亏虚，脏腑、经络、形体失养，以面色淡白或萎黄，唇舌爪甲色淡，头晕眼花、心悸多梦、手脚发麻、妇女月经异常、脉象细而无力等为常见证候。这些都提示身体的免疫功能的下降开始已经损害到身体。

（三）精虚（阴虚和阳虚）

此时患者的身体机能损害已经到了一个比较严重的程度，阴虚多由热病之后，或杂病日久伤耗阴液等所致，常表现为：头晕耳鸣，失眠多梦、健忘、腰膝酸软等证候，而阳虚则表现为机体功能下降，容易出现虚寒的征象，表现为畏寒肢冷、面色苍白、精神不振等，以及一些恶病质、慢性病、老年病、肿瘤终末期患者等。

人的身体如果处在虚证的阶段时，辨证用药治疗以及静养才是最关键的部分，待身体调整至正常的状态之后，可采用下文中所述之法预防口疮的再次发生。

以上段落大体阐述了实证与虚证的内容，不论实证还是虚证的口疮患者，均可从以下几个方面入手，主要目的在于改善患者的体质，提升人体自愈力，使心理和生理之间的相互协调性得到提高。

（1）规律的作息：建议成年人患者至少在晚间 11 点前睡觉，如果是 9 点或者 10 点之前则更好，这样能够更早地进入深睡眠，儿童患者则建议其在 9 点前闭灯入睡。对于人体来说，这样做能够将日间用于工作学习以及玩耍的神气收敛，良好的睡眠习惯还能养心保元气，心定气和才能血顺，血顺才能精足神旺，从而提高患者身体抵抗力。在现代社会中，人们都习惯在白天进行快节奏无间断的工作，而结束工作后通过电子产品、看电影、蹦迪泡吧等方式来放松自己，兴奋至凌晨才入睡，偶尔为之，身体尚能自我调节，长此以往，心神扰乱，心失所养，气浮于上，身体之平衡便被彻底打破，长此以往，元气受损，免疫力便会下降。

（2）饮食的挑选：本章第三节将会专门讲到饮食的调理，所以在此只简要阐述传统祖国医学角度挑选饮食的原则，而此原则不单单适用于口疮患者，对于亚健康人群同样适用。

从传统医学的角度来说，食物可以用以下几种特质来划分：薄与厚，清与浊。

① 清和薄：泛指生活中常见的大多数蔬菜、水果以及五谷杂粮等，还有简单不油腻的烹调方法也属于此类。

② 厚和浊：泛指常见的大部分肉食海鲜、糖分过多的奶油糕点以及生冷食物等等，煎炸烤熏和复杂的烹调方法也归类于此。

人体的消化能力，也是传统医学所说的"中气""胃气"，此部分相当于前文中所述的中焦，好比是锅炉的火力大小。厚浊的食物，就如一块潮湿沉重的木头，需要较大的火力才可能点燃，烧旺，而燃烧过程不够充分，就会出现很多烟、灰、油等废渣，需要通畅的烟道，流通的空气，才能充分燃烧。因此只有火力充足的年轻好炉子——消化力好、中气足、经络通畅的体质才可以消化吸收厚浊的食物。如果正处于老、弱、病的不良体质阶段，炉子里只有一撮小火，是经不起这样的物质的。其中生冷食物在现代人的摄取比例越来越高，其实在以前经济条件不好的时候，人们摄入并不多，但是随着社会的发展，经济水平的提高，水果甚至是进口水果都成为一年四季均可提供的常见食物，还有年轻人喜爱的鱼生、寿司等，其实在天气寒凉以及人体状态已经不好的时候，这些食物已经不适合食用了，会极大地消耗原本就不足的中焦之气，就像炉子里的火只能烧开一壶水，可你却让它要煮顿饭，炉子里的火便会耗尽。

现代人常常有为了增加"营养"之名，做了很多实际上损坏消化吸收功能的事情，结果不仅没得到营养、滋养，反而增加了很多"不充分的燃烧产生的烟、灰、油"，而这恰恰就是传统医学所说的"湿、毒、热、浊气"。糖尿病、高血脂、痛风病人的体质特点，就是"湿、毒、热、浊气"在体内的堆积，中气也不足，肾气也多不足，所以经络流通的能力不足，体内多有淤堵，如果再加上不节制饮食和运动量不够，就会成为一个恶性循环。孩子和青壮年，如果有过敏性鼻炎、皮肤问题，或夜间打鼾，这是"湿、毒、热、浊气"在身体表层的堆积，说明体质上肾气还不太虚，有排邪外出的力量。如果加强运动，好比打开烟道，增加进风，排除废气，再配合食物的调整，即使不用药物，坚持一个月就会有很大改善或痊愈。

食物的调整，不必拘泥细节，不必纠结到底是红豆、黑豆还是绿豆哪个更适合，只要抓住大方向：厚－薄、清－浊。在过于重视感官刺激的现代烹调习惯里，注入"清、薄、淡、少"的特质，避免"厚、浊、重、多、杂"的取向，对健康很有裨益。尤其是晚餐，此时人体正准备缓慢关机，进入充电休整状态，少食、简食，对于我们这些四体不勤、运动不足、思虑、紧张已伤脾，担心、恐惧、渴望已伤肾的现代脑力劳动者来说，是个合适的选择。

（3）运动、锻炼的选择：在本篇的第一节中，从现代医学的角度描述了运动锻炼的好处，在此段落中主要从传统祖国医学的角度来阐述口疮患者在运动和锻炼上的选择和这样选择的益处。

在传统医学看来好的运动和锻炼的方式，多偏向于与大自然接触以及关注内心、安静心神，提高自我的觉察能力，常见的有静坐（打坐）、传统武术（包括太极拳、八段锦、八部金刚、五禽戏等）、登山、瑜伽等。对于口疮患者来说，不论是实证还是虚证患者都需要通过适合的运动来锻炼身体，达到身心平衡的目的，从而使身体中的能量运转流畅防止口疮的发生。在此挑选其中几样有代表性的且对普通患者来说较易掌握的方式方法来进行详述。

① 静坐（打坐）：主要指人闭目放松盘膝而坐，调整气息出入，脑子放空，放松身心的方式，此项运动对于无法进行激烈运动的虚证口疮患者尤为适合。这其实是在儒、佛、道甚至瑜伽中均有的一种锻炼方式，关于静坐的具体姿势方法，曾有学者统计静坐的姿势约有96种之多，所以如果是初次学习打坐的人，对于打坐的姿势不必太过在意，可以只是放松的盘坐，坐在适当高度的垫子上，帮助脊背自然伸直，以舒适为佳，衣裤要宽松一些。坐的时候可以关注呼吸，也可以只是简单的观察自己，可以看看身体是否放松，心里面在想些什么，是急躁的、不安的还是安静的，头脑中是否有很多想法冒出来，这时只需要观察，不需要太严肃，不要去考虑对错及好坏，这就如同一杯浑浊的泥水，当它一直处在一种混沌状态的时候，谁也看不到里面的泥土，还会以为它本就如此，当它静静地安放在桌上，杯中的泥土才能慢慢沉淀下来让人发现它本来的样子。这样的静坐可以在白天工作间隙抽出 5 分钟来进行，也

可以在睡前进行并将静坐的时间延长到 15 分钟左右,对于收摄心神,安静助眠都有很好的作用。

②太极拳:这是一种能够让人通过运动来放松身心的锻炼方法,作为重要的国家级非物质文化遗产,其以中国传统儒家、道家哲学中的无极、太极阴阳和浩然正气等理论为核心思想,结合经络学说,古代的导引术和吐纳术形成一种内外兼修、柔和、缓慢、轻灵、刚柔相济的中国传统拳术。对于口疮患者来说,如果想更加全面的提高身体的免疫力,防止口疮的发生,那么长期进行太极拳锻炼不失为一种很好的方法。它的好处在于,一可强身健体,百害不侵;二可技击防身,防患于未然;三可心性澄明,以武入道。特别是让锻炼者能够学会觉知,放松身体,养浩然之正气,促进身体的自我修复能力,提高机体的免疫功能。传统中医学认为,人的身心可以分为三个层次,分别为形、气、神。形指的是我们有形的躯体,是包括我们身体中从里至外所有能看得到、摸得到的物质性的东西。气则是指人体内能够让你生存的一种动能、能量。最内一层就是神,它是我们精神意识的状态。记得有一位太极拳师傅用汽车来比喻形、气、神的存在,形就如汽车所有的机械部分,气就像是汽油,而神就是这辆汽车的司机,三者缺一不可,而神是其中最关键的部分。太极拳除了能强身健体之外,还可以帮助练习者减轻心理压力,转化情绪,让人的神安稳下来,对情绪、信念有深层的觉察。因此,习练太极拳不仅能够强健口疮患者的体魄,对于有身心问题的患者来说同样有着潜移默化的调节作用。

③登山:是一项常见的户外运动,对于口疮患者来说,既能促进其与大自然亲近,放松身心,又可以锻炼身体,强健体魄。登山能够让口疮患者在运动过程中回归自然,体会自然界给予人类的滋养。古人认为,天地之间的自然之气是对人的大补之物,其远远超过人参、鹿茸这些大补药。所以,口疮患者应该有意识地增多与自然界的接触,从而调节身心,强健体魄。

④艾灸、按摩、刮痧、拔火罐等:这几种常见的传统中医学物理疗法,主要通过对于相对应人体穴位的作用,从而对口疮患者的实证和虚证进行辨证治疗,从而预防口疮的发生。本书结合《中医基础理论》及《针灸学》,根据口疮患者具体的虚证和实证采取具体对症的疗法,其中艾灸疗法多适用于虚证患者,按摩对两种证型患者都适用,刮痧、拔火罐则更适用于实证患者,因其内容繁杂,此处以预防口疮为目的,主要介绍一些易在家中操作以及口疮患者易接受的方法。

A. 艾灸:这是传统中医学针灸疗法中的灸法,点燃用艾叶制成的艾灸材料(以艾炷、艾条为主),使用其燃烧时所产生的艾热来刺激体表穴位或特定的部位,从而激发经气活动,以此来调整人整体的功能,达到防病甚至治病的一种自然疗法。对于虚证的口疮患者可以采取艾灸的办法来增强其机体免疫力,首先叙述一下各种虚证具体可灸的穴位。

· 气虚患者可以灸足三里、关元、气海等穴位。

足三里穴:位置在小腿外侧,犊鼻下 3 寸,犊鼻与解溪连线上。可燥化脾湿,生发胃气。艾灸足三里是足三里保健之中最经典的保健方法。民间有谚语"艾灸足三里,胜吃老母鸡"之说。常灸之保健防病,延年益寿,增强体力,解除疲劳,预防衰老。具体操作方法:施灸时,可将艾条点燃,之后找出足三里穴位,艾条燃烧处距离足三里约 3 厘米,如局部有温热舒适感觉,就固定不动,每次灸 10—15 分钟,以灸至局部稍有红晕为度,隔日施灸 1 次,每月灸 10

次即可。

关元穴：位于腹部，身体前正中线，脐中下 3 寸处，仰卧取穴。可培元固本，补益下焦，在元气亏损之时可使用。按揉关元穴可调节身体内分泌，达到治病防病的目的。用艾条温和灸关元穴 5～10 分钟，一天一次。

气海穴：位于人体下腹部，体前正中线，脐下 1 寸半，肚脐下两指宽处。直线连接肚脐与耻骨上方，将其分为十等分，从肚脐 3/10 的位置，即为气海穴。气海穴又称丹田，灸此穴可补气益肾、涩精固本。操作方法：将艾条点燃后，在距气海穴约 3 cm 处施灸，如局部有温热舒适感觉，即固定不动，可随热感而随时调整距离。每次灸 10～15 分钟，以灸至局部稍有红晕为度，隔日或 3 日 1 次，每月 10 次。

· 血虚患者可以艾灸三阴交、神阙穴（肚脐）、太溪穴等。

三阴交穴：在小腿内侧，当足内踝尖上 3 寸，胫骨内侧缘后方。三阴，是指足三阴经。交则是交会之意。本穴物质有脾经、肝经、肾经所提供的湿热之气、水湿之气、寒冷之气，三条阴经气血交会于此，故名三阴交穴。此穴乃十总穴之一。揉按有健脾益血、调肝补肾、安神之效。

神阙穴（肚脐）：在脐中部，脐中央。有培元固本、回阳救脱、和胃理肠的作用。能使人体真气充盈、精神饱满、体力充沛、腰肌强壮、面色红润、耳聪目明、轻身延年。多用艾条灸或艾炷隔盐灸，温和灸 10～15 分钟。

太溪穴：在足内侧，内踝后方，当内踝尖与跟腱之间的凹陷处。太，大也。溪，溪流也。该穴名意指肾经水液在此形成较大的溪水。本穴物质为然谷穴传来的冷降之水，至本穴后，冷降水液形成了较为宽大的浅溪，故名。大溪名意与此穴同。功能作用：清热生气。艾灸方法：隔物灸仪艾灸时间：30～70 分钟；温度：38～48℃；艾条悬灸时间：5～10 分钟；艾炷灸时间：3～5 壮。坚持艾灸太溪穴，能很好地补充体内热量和阳气，随着治疗的深入，以后艾灸的时间可以缩短，可能艾灸几分钟就觉得很烫了。

· 精虚患者可以艾灸命门、肾俞穴等。

命门穴：位于腰部，当后正中线上，第二腰椎棘突下凹陷中（即：第二腰椎与第三腰椎棘突之间）。取穴时采用俯卧的姿势，指压时，有强烈的压痛感。其可温肾助阳、镇静止痛。

肾俞穴：在腰背部，第二腰椎下旁开 1.5 寸，和前面的肚脐眼平齐正好是第二腰椎（督脉的命门穴）。艾炷灸 5～10 壮；或艾条灸 10～20 分钟。除直接用艾灸刺激外，还可以用隔姜灸的方法，具体操作步骤是：要尽量买大一点的生姜，最好是鸡蛋形状的，沿着姜纤维的方向，将生姜切成直径 4 cm、厚 0.4 cm 的薄姜片，用针将姜片均匀穿刺数孔，再将艾炷放在姜片上点燃施灸，被施灸者可以俯卧在床上，先灸左侧的肾俞穴，然后灸右侧的肾俞穴。当被施灸者感觉皮肤有热感即将不能忍受时，可将姜片略提起稍后放下继续施灸。艾炷燃尽后为一壮，每侧的肾俞穴可灸 5 壮。若姜片烤焦皱缩可换姜片。一般每三天治疗一次。十次为一个疗程。隔姜灸肾俞穴有温肾阳、逐寒湿、活气血、通经络的作用。

B. 按摩：按摩是以传统医学的脏腑、经络学说为理论基础，并结合现代医学的解剖和病理诊断，使用手或者特定的器械，以专业的手法作用于人体体表的特定部位以调节机体生理、病理状况，达到理疗目的的方法。我们在日常生活中按摩的原则是，根据经络及传统医学学理论，按摩手、方向等有补泻之分。术者采用或轻或重、或缓或急、或刚或柔，或者顺经络循行路线,或者逆经络循行路线,等等,其按摩效果大不一样。原则上,为虚证患者按摩可取补法,为实证患者按摩则应取泻法,而对常人按摩则采取平补平泻法。气虚者可采用拇指按揉或是手握空拳捶打足三里、按摩关元穴、左右掌心顺时针和逆时针按摩气海穴等;血虚者可采用点揉三阴交穴、揉神阙穴(肚脐)、揉太溪穴等;精虚患者可掌擦命门穴、摩擦敲打肾俞穴等。

C. 刮痧:刮痧是以传统医学经络腧穴理论为指导,使用刮痧器具及对应手法,取介质,在人体体表进行有规律的反复,使皮肤局部出现红色粟粒状,或暗红色出血点等"出痧"变化,从而达到活血透痧的作用。在日常生活中刮痧主要用于实证患者,刮痧常用的用具包括刮痧板和刮痧油。操作应用过程中要注意:第一,需充分暴露刮拭部位,在确定的刮痧区域的皮肤上均匀涂上刮痧油等介质;第二,手持刮拭工具,原则上以从轻、慢之手法逐步过渡至重、快的手法,均要以患者能够耐受为主,操作时要循经络单向刮痧,若刮拭过程中,患者诉有痛点或是相关穴位时,则要重点刮拭,以出痧为度;第三,可先刮拭背部督脉和足太阳膀胱经背俞穴循行路线,振奋身体之阳气、调整脏腑功能、增强抗病能力;第四,刮痧后应饮用适量温开水,以助机体排毒驱邪。

刮痧在操作过程中应严格遵循操作规范,有出血倾向、皮肤高度过敏、极度虚弱、严重心衰的患者均应禁刮或慎刮。

D. 拔火罐:主要是指以罐为工具,利用燃火或是抽气使其产生负压,吸附于特定的部位,从而达到活血化瘀、祛除湿寒的作用。临床根据应用可分为留罐、走罐、闪罐、刺络拔罐。其适用于实证患者,操作的位置为背部正中的督脉也就是脊柱的位置,还有背俞穴,操作原则为由中心到远端,内侧至外侧。操作时一定不要火烧罐口,留罐时间不要超过20分钟,否则会烫伤、损伤皮肤;在皮肤处于过敏、溃疡、水肿时不易拔罐;还有心脏、大血管部位、下腹部等均不宜拔罐。

第三节 饮食调理

众所周知,口腔是消化道的起端,人体营养的摄入主要由口而入。各种营养不良会导致口腔疾病,而口腔不适也会影响进食,长期饮食不均导致营养失衡。

本书第三章"病因及发病机制"中介绍了该病的发病因素包括营养缺乏及食物过敏,提示了饮食是诱发ROU发病的重要因素。现在大多数患者都已经认识到这一点,但由于缺乏有效获取知识的途径,很多患者对疾病相关的饮食治疗了解并不多,或所获得相关知识缺乏科学依据,并不能满足患者的健康需求。因此探讨如何通过饮食干预来控制ROU的发作,进而探讨饮食与ROU的相关性是十分有必要的。

目前,国内外专家就ROU的饮食治疗和管理方法已做了大量研究,但由于不同人群体质不同,对食物的敏感性也有所不同,目前尚无适合所有ROU患者的特定饮食治疗食谱,也未形成标准化的饮食干预手段,如何做好ROU患者的饮食管理,提供科学、切实可行的个体化饮食指导,提高ROU患者的自我饮食管理水平,是我们应致力解决的问题。

一、ROU 与营养因素之间的关系

饮食营养是指人体从外界摄取食物,经过消化吸收和代谢,以维持生命活动的整个过程,与人体健康有着密切联系。膳食营养不均衡,与ROU的发生发展有着密切关系,如维生素、微量元素、膳食纤维、蛋白质摄入不足等。

（一）微量元素

随着医学的发展,微量元素与人体健康和疾病的关系越来越被更多人关注与研究,在口腔医学方面,微量元素与ROU关系的研究与日俱增,其中的研究重点主要集中在ROU与锌、铁、铜、硒的关系上。

微量元素锌与ROU的关系是十分明确的,研究表明微量元素锌能增强溃疡组织的再生能力,促进溃疡创面的愈合,减少溃疡的反复发作。目前已知含锌丰富的食物主要有:动物的肝脏、芝麻酱、蛋黄、瘦肉、海带、牡蛎及海产品等。微量元素铁与ROU的关系复杂且不稳定,相关结论尚未统一,尚需进一步的深入研究。目前已知含铁量高的食物主要有:动物的肝脏及血、芹菜、芝麻、木耳、芥菜、菠菜、紫菜、海带等。微量元素硒是人体14种必需微量元素中的一种,有研究表明,硒元素被认为对心血管疾病、糖尿病及其并发症、肿瘤、代谢性疾病等常见疾病具有防治作用,因此成为近些年的研究热点。而硒含量较高的食物有动物内脏、海产品、鱼、蛋、肉等,蔬菜和水果中硒元素含量较低。

（二）维生素

维生素是机体为维持正常的生理功能而必须从食物中获得的一类有机化合物,机体不能自主合成,或合成量不足,必须靠食物供给,缺乏时会出现相应的维生素缺乏症状,其在人体生长发育、调节物质代谢和维持生理功能等方面发挥着重要作用。近些年来,越来越多的学者认为维生素的缺乏与ROU的发生密切有关。

1. 维生素A

综合国内外的研究,越来越多的证据证明维生素A具有促进口腔黏膜上皮组织生长的作用。ROU患者口腔黏膜呈现不同程度的病损,因此,维生素A对于促进溃疡创面的愈合具有一定的作用。维生素A含量较高的食物主要有动物脂肪如蛋黄及肝脏、鱼类、海产品等,此外鱼肝油也是维生素A的良好来源。

2. 维生素C

维生素C俗称抗坏血酸,是一种高活性物质,能参与机体中许多新陈代谢的过程。目前,已有大量研究证实维生素C可以保护溃疡创面,促进溃疡愈合。有学者证实,在ROU患者口腔中,链球菌、韦荣氏菌要明显高于健康者,提示感染是导致ROU的发病因素之一。而维生素C能刺激唾液的大量分泌,唾液中的溶菌酶具有很强的杀菌和抗炎作用。维生素C的主要食物来源是新鲜蔬菜与水果。辣椒、豆角、苦瓜、茼蒿、韭菜、菠菜、土豆等蔬菜中维C含量丰富;猕猴桃、草莓、鲜枣、山楂、柑橘等水果中维C含量最多;另外,在动物的内脏中也含有少量的维生素C。

3. 维生素E

维生素E是一种脂溶性维生素,具有促进机体新陈代谢,维持组织细胞的正常结构,促进局部组织黏膜修复等作用。维生素E分布广泛,其中含量较高的食物有:果蔬、坚果、乳类、蛋类、瘦肉、压榨植物油等。果蔬包括猕猴桃、菠菜、卷心菜、莴苣、甘薯、山药等。压榨植物油包括葵花籽油、花生油、橄榄油、芝麻油等。此外,红花、小麦胚芽、大豆、鱼肝油中都含有维生素E,其中小麦胚芽中含量最为丰富。

4. 维生素 B$_2$

维生素 B$_2$ 又叫核黄素，是一种水溶性维生素，容易被人体消化和吸收，具有促进发育和细胞的再生的作用，能维护皮肤和细胞膜的完整性，保护皮肤毛囊黏膜及皮脂腺的功能，帮助预防和消除黏膜应激性损伤反应，促进溃疡面愈合。维生素 B$_2$ 广泛存在于动物的肝脏、肾脏、蛋黄、奶制品、鳝鱼、大豆等食物中。

5. 维生素 B$_{12}$

维生素 B$_{12}$ 又叫钴胺素，是唯一含金属元素的维生素。维生素 B$_{12}$ 具有促进受损皮肤黏膜上皮细胞及血管内皮细胞的修复再生，预防感染，促进组织生长及修复等作用。也可用于化疗后所致的口腔溃疡，增强口腔局部抵抗力，促进溃疡的愈合。正常人体对维生素 B$_{12}$ 需要量极少，只要饮食结构正常，一般就不会缺乏。维生素 B$_{12}$ 的膳食来源主要为动物性食品，目前已知的含量较高的食物有动物内脏、瘦肉、蛋类、糙米、豆类等。

（三）膳食纤维

膳食纤维是指不能被人体消化吸收的多糖类碳水化合物与木质素的总称，它既不能被胃肠道消化吸收，也不能产生能量。因此，曾一度被认为是一种"无营养物质"。随着相关研究的深入开展，人们逐渐发现了膳食纤维对人体具有相当重要的生理作用。鉴于膳食纤维同机体健康之间的密切联系，有学者把它排在六大营养素之后，称之为第七营养素。根据是否溶解于水，可将膳食纤维分为两大类：可溶性纤维和不可溶性纤维。可溶性膳食纤维来源于果胶、藻胶、魔芋等。不可溶性膳食纤维的最佳来源是全谷类粮食，其中包括燕麦全谷类食物、麦麸、麦片、全麦粉、糙米、豆类、蔬菜和水果等。目前已有大量研究证实膳食纤维在防治便秘、控制体重、防治糖尿病和某些癌症、降低血胆固醇和甘油三酯以及提高人体肠道免疫力等方面的作用。由于膳食纤维可以促进胃肠道蠕动，加快食物通过胃肠道，减少吸收并改善肠道微生态，因此对于 ROU 同时伴有便秘的患者具有一定的疗效。

（四）蛋白质

蛋白质是组织修复的物质基础，蛋白质的缺乏常见症状是代谢率下降，口腔黏膜抗感染的能力降低，愈合能力变差，易感染继发疾病。蛋白质的缺乏会降低成纤维细胞、成牙本质细胞、破骨细胞的活性，导致成纤维细胞无力合成胶原，胶原无法由可溶性变成不可溶性，胶原无法变性，口腔上皮组织及牙周结缔组织中胶原缺乏，因此在局部刺激因子作用下，牙周组织更容易发生炎症和变性，影响伤口愈合。倘若平时生活中注意平衡膳食，多吃富含蛋白质的食物，如动物的肝脏、奶、蛋类及豆类等，合理搭配食物，营养均衡，才能提高机体免疫力，促进口腔溃疡的愈合。

ROU 的发生、发展与多种因素密切相关，可以通过多种途径来控制溃疡复发，通过饮食调节来干预也是一条有效的解决办法。迄今为止，已有相关研究证实，ROU 与食物中的微量元素锌、铁、硒及维生素 A、维生素 C、维生素 E、维生素 B$_2$、维生素 B$_{12}$ 等密切相关，今后有望在此基础上，深入探讨患者的饮食调节在 ROU 治疗中的临床疗效。

二、饮食调节在 ROU 防治中的作用

潘晓晔、孙玉萍等研究证明对 ROU 患者进行饮食控制，能够有效地降低复发率。因为科学、合理化的饮食干预，能够保证营养均衡，有利于改善机体的营养状况，有利于促进口腔

溃疡愈合,而机体的营养状况是促进溃疡面愈合的重要基础。如果没有科学的饮食干预作指导,缺乏科学的饮食干预方案,蔬菜、肉类、坚果等食物摄入不足或进食种类太过单一,会导致营养失衡,机体抵抗力低下,更容易发生口腔溃疡。

维生素是机体为维持正常的生理功能而必须从食物中获得的一类有机化合物,机体不能自主合成,或合成量不足,必须靠食物供给,缺乏时会出现相应的维生素缺乏症状,其在人体生长发育、调节物质代谢和维持生理功能等方面发挥着重要作用。对有利于控制 ROU 的相关食物的研究主要集中在维生素 A、维生素 C、维生素 B、维生素 E,矿物质 Zn、Fe、Cu、Se 上。另外,近年来在膳食纤维方面的研究也日益受到重视。

ROU 病因复杂,一些学者研究发现在营养元素与 ROU 之间的关系之外,食物过敏亦可能是发病原因之一。Hay、Ghelani 等报道,某些食物会诱发 ROU 的发生,减少该食物的摄入后溃疡明显好转。通过饮食调节,避免接触这些可能的食物过敏原,有助于治疗 ROU。食物过敏原的排查较为困难,国内只有张文萍等采用皮内注射法对 42 例 ROU 患者进行过敏原检测,认为 ROU 的发生与吸入性和食物性过敏原相关。假如在突然吃了某种从没吃过的食物之后开始出现口腔溃疡,则应首先考虑是不是食物过敏引起的,并要立即停止接触这种食物。通过对可疑过敏食物逐个进行禁食和解禁,发现部分口腔溃疡患者的病情得以改善。

另有报道中记载,蜂胶含有丰富而独特的生物活性物质,具有抗菌、消炎、抗氧化、提高免疫力、抗肿瘤、降血糖、降血脂等功能。蜂胶对多种细菌、病毒及真菌都具有抑制和杀灭作用,却不会对有益菌群产生影响。同时蜂胶还是天然的抗氧化剂,可以提高机体内超氧化物歧化酶的活性,从而保护细胞膜,增强细胞活力。蜂胶还可显著提高巨噬细胞的吞噬能力,增加抗体生成量,增强细胞免疫力。近代研究证明,蜂胶的这些独特的功效在某种程度上可以预防 ROU 的发生。

关于可诱发 ROU 的食物,目前认为主要包括以下几类:一是辛辣食物,包括煎炸食品、辣椒、花椒、芥末、胡椒、生姜、酒及含酒精饮料等;二是湿热食物,包括热带水果(荔枝、菠萝、榴莲、芒果等)、食物中的五香粉、八角、茴香、姜、辣椒、酒、胡椒、花椒以及熏蒸食品;三是油炸或烧烤等易上火的食物。

三、ROU 患者的饮食原则

闫雅更等关于 ROU 患者营养状况的调查研究中显示,调查对象的膳食结构存在不合理现象,营养过剩和营养不良都有存在,根据营养素的代谢特点来分析,一种营养素特别是微量元素摄入不足则会限制另一种元素的吸收。因此,提倡 ROU 患者应充分认识到科学的饮食管理在该病防治中的重要作用,参照《中国居民膳食指南》各类食物推荐摄入标准,以谷类为主,粗细搭配,适当增加奶类、粗粮、豆制品摄入量,必要时补充钙制剂、维生素 B_2 制剂,均衡营养、不偏食,多吃蔬菜水果,保证饮水量。

四、中医饮食疗法

在几千年实践的基础上,中医饮食逐渐形成独特的理论体系,并有效地指导着人们的生活实践。中医饮食疗法历史悠久,是天然疗法的一个重要方面。孙思邈在《千金要方·食治篇》中说,"食能祛邪而安脏腑,悦神爽志以资气血",体现了食疗扶正与祛邪两个方面。同时指出"药性刚烈,犹若御兵,若能用食平疴,适性遣疾者,可谓良工",充分说明了食疗的优势及其特点。

中医饮食疗法的主要原则是比例科学、食量有度、性味平衡。通俗地讲就是五谷为养、五果为助、五畜为益、五菜为充。辅以少食多餐,加上保持甘酸苦辛咸五味平衡,再结合中医寒热温凉四性。中医认为,食物和药物都有四气五味,即寒热温凉、酸苦甘辛咸,人体的体质又有寒热虚实之别。因此,中医饮食疗法是根据食物不同的性味以及患者不同的体质进行的个体化治疗。

按照中医理论体系,ROU 的病因之一即饮食不节,由于过食辛辣肥厚之品或偏食,致火热内生,循经上攻,熏蒸口舌,并常耗伤心肺肾之阴津,致口疮发生。因此,在药物治疗的基础上,辅以中医饮食疗法,ROU 的治疗会达到更好的效果,这一点在症状较轻的病例和缓解期的病例中尤为明显。

(一) 食物性状辨析

食物性状,中医称为"性味"。《内经》指出食物也有四性、五味。四性,即寒、热、温、凉;五味是酸、苦、甘、辛、咸。中医认为,临床病症包括虚症、实证、寒证、热证。辨证施治是中医治疗疾病的指导原则,即在临床治疗时要根据"虚者补之""实者泻之""热者寒之""寒者热之"的治疗原则,结合病人的体质以相应的治疗。只有在正确辨证的基础上进行选食配膳,选用不同性质的食物,才能有针对性地进行调养治疗,达到预期效果。

热性体质和病症应选用凉性或寒性食物,主要包括苦瓜、番茄、竹笋、慈姑、菱肉、藕、泥螺、文蛤、蛏子、海蜇、空心菜、鱼腥草、蕨菜、苦菜、荠菜、蛤蜊、豆豉、桑葚、牛奶、黑鱼、河蟹、海带、紫菜、田螺、河蚌、甘蔗、柿子、香蕉、梨、西瓜等。

寒性体质和病症应选用温性或热性食物。热性食物有常用的辣椒、花椒、胡椒粉、肉桂、羊肉、狗肉、干姜、酒、醋、小茴香、蚕豆、香菜等。平性食物的性质介于寒凉和温热性质食物之间,适合于一般体质,寒凉、热性病症的人都可选用。

平性食物多为一般营养保健之品,常用的有大豆、芝麻、山药、花生、百合、西红柿、鸭蛋、猪肉、蛇肉、香菇、蜂蜜、食糖、鲤鱼、红薯、南瓜、葫芦、扁豆、黄豆、豌豆、小麦、粳米、玉米、糯米、苹果、枇杷、乌龟、甲鱼、鸡蛋等。

(二) 饮食调理方

食疗即药膳疗法,是中医学的一个重要组成部分,发源于我国传统的饮食和中医食疗文化,发展已有千年历史,是慢性病调养的重要手段。药膳是在中医学、烹饪学和营养学理论指导下,严格按照配方,将药材与食物相配,采用我国独特的饮食烹调技术和现代科学方法制作而成的具有一定色、香、味、形的美味食品,既具有较高的营养价值,又可防病治病、保健强身、延年益寿。

现代药膳发展是在总结古人经验的基础上,得以进一步完善,结合现代科学理论的研究和应用,使其更加科学化和多样化。在更为注重饮食养生的今天,中药膳备受现代人青睐。目前许多 ROU 患者在寻求中医药物治疗的同时,也迫切希望了解一些饮食调养的方法。下面将举例介绍一些对 ROU 有辅助治疗效果的食疗处方。

· 蜂蜜食疗方:蜂蜜内服具有清热解毒的功效,外敷收敛止痛,可促进细胞再生。治疗复发性阿弗他溃疡可用 10％ 的蜜汁含漱,或将口腔洗漱干净后用消毒棉签蘸蜂蜜涂于溃疡面,涂擦后暂不要进食,15 分钟之后,可将蜂蜜连口水一起咽下,一天可重复数次。

- 木耳食疗方:取白木耳、黑木耳、山楂各 10 g,水煎,喝汤吃木耳,每日 1～2 次。
- 苹果食疗方:取 1 个苹果(或梨)削成片放至容器内,加入冷水加热至沸,待其稍凉后同酒一起含在口中片刻再食用。
- 姜水漱口食疗方:用热姜水代茶漱口,每日 2～3 次,一般 6～9 次溃疡面即可收敛。

从中医角度辨证分析,ROU 主要与血、湿、热三者有关,中医称此病为"口疮""口疮"。药膳的选择以清热解毒泻火祛湿、消肿止痛为原则。实火口疮宜清泻脏腑之热,较易治疗,而虚火口疮缠绵难愈,易复发,需经常调整巩固疗效。根据患者临床表现,可分以下几种证型来选用药膳。

1. 心胃实火型

舌面及颊黏膜有数个高粱粒大小溃疡面,创面覆盖黄膜,红肿疼痛,胃脘灼热,口臭、口渴喜冷饮,大便秘结,小便赤短,舌红苔黄,脉滑数,宜食清胃泻热、质软清淡的食物。

石膏竹叶粥

【原料】鲜竹叶 30 g 或干品 15 g,石膏 45 g,粳米 50 g,砂糖适量。

【制法】先将生石膏用纱布袋包好,煎 20 分钟,再放入竹叶同煎 7～8 分钟,弃石膏及竹叶残渣,取汁加米煮至烂熟,加糖搅匀,放温凉后食用。

【特点】竹叶清心除烦,石膏清热降火,粳米甘平健脾益胃,砂糖甘平生津。全方具有清泻心胃实火作用,饮后清凉舒适,也不刺激溃疡面。

2. 肝郁实火型

常因情志不舒而发作,多见于女性,溃疡面一个至数个,多发生于颊舌部,上附灰白色薄膜,周围红色,灼痛较甚,口苦口干,心烦易怒,抑郁不欢,胸胁乳房作胀,舌质暗红,脉弦。宜食行气解郁、清淡细软的食物。

橘叶薄荷茶

【原料】橘叶 30 g,薄荷 30 g。

【制法】将二者洗净,切碎,用温开水冲泡,代茶饮用。

【特点】橘叶味苦,性平,可疏肝行气,薄荷味辛,性凉,可散热理气解郁。其中薄荷的挥发油有止痛效果。用温开水冲泡后,须放凉再饮用,可达到行气解郁、辛散止痛效果。

3. 阴虚火旺型

口疮反复发作,缠绵难愈,开始发病有烧灼感,是虚火,随即出现孤立单个或多个针尖状小红点或小疱疹,溃破形成椭圆形中央凹陷的浅溃疡,表面覆有浅黄色假膜,周围红晕、疼痛、口干、便秘,舌红少苔,脉细数。宜食滋阴清热、清淡细软的食物。

牛膝石斛饮

【原料】怀牛膝 15 g,石斛 15 g,白糖适量。

【制法】将怀牛膝、石斛洗净,用水煎煮 10 分钟,取汁、加糖、频频饮用。

【特点】怀牛膝味苦酸、性平,可滋补肝肾、降火、引火下行;石斛养阴清热,加白糖调味,可清热生津,使酸甜适中,饮用可口。本品清热养阴,滋补肝肾,对于阴虚火旺、口舌生疮者,常饮有一定功效。

4. 脾肾虚弱性

在舌面、咽颊部有数个粟粒大小的溃疡面,呈圆形,凹陷状,上覆有淡灰色薄膜,边缘淡红,进热食剧痛,反复发作,缠绵不愈。患者面色㿠白,肢体倦怠,纳少腹胀,腰膝酸软,舌淡苔白,脉沉、缓、弱。宜食补肾健脾、益气收敛的食物。

黄芪山药莲子粥

【原料】黄芪 100 g,山药 100 g,莲子肉(去心)100 g。

【制法】将上三味洗净,黄芪包煎,共煮成粥后,弃去黄芪残渣。

【特点】黄芪健脾益气,升阳举陷,利于创面愈合;山药入肺、脾、肾三经,性平不燥,平补脾肾;莲子入脾肾经,可补脾益肾,治脾肾虚弱,中气下陷。其中所含的鞣质等成分,有利创面收敛,常饮此粥,可提高机体免疫力,减少口疮的反复发作。

目前研究认为,ROU 的病因和发病机制,与遗传、免疫、消化道功能紊乱、感染、环境、心理及维生素缺乏等多种因素有关。ROU 的治疗方法很多,主要原则是全身治疗和局部治疗相结合、中医治疗和西医治疗相结合、生理治疗和心理治疗相结合,但由于其可能的病因多且复杂,又不明确,故目前仍不能达到彻底治愈的效果。

近年来整个医疗模式转向以预防为主的模式,人们生活水平的日渐提高,各种食物疗法也开始备受关注。除了药膳治疗之外,在日常的饮食中也要加强自我管理,少吃辣椒、葱、姜等辛温之品,也不宜食用烧烤等助热生燥之物,以免影响创面愈合。日常生活中应均衡膳食,多食蔬菜和水果,多饮水,少吃辛辣刺激、粗糙的食物,从而促进溃疡尽早愈合,减少ROU 的反复发作,达到改善患者生活质量,提高生活满意度的目标。

参考文献

[1] 徐治鸿. 中西医结合口腔黏膜病学[M]. 北京:人民卫生出版社,2008:224-247.

[2] 李辛. 经典中医启蒙:一个中医眼中的生命、健康与生活[M]. 北京:中医古籍出版社,2018.

[3] 徐治鸿. 实用中医口腔医学[M]. 北京:人民卫生出版社,1999.

[4] 李恩. 中国中西医结合临床全书[M]. 北京:中国古籍出版社,1996.

[5] 高思华,王键. 中医基础理论[M]. 3 版. 北京:人民卫生出版社,2016.

[6] 赵吉平,李瑛. 针灸学[M]. 3 版. 北京:人民卫生出版社,2016.

[7] 陈家旭,邹小娟. 中医诊断学[M]. 3 版. 北京:人民卫生出版社,2016.

[8] 李辛. 儿童健康讲记:一个中医眼中的儿童健康、心理与教育[M]. 成都:四川科学技术出版社,2016.

[9] 南怀瑾. 静坐修道与长生不老[M]. 2 版. 上海:复旦大学出版社,2005.

[10] 赵广涛. 太极拳锻炼对免疫平衡影响及其机制研究进展[J]. 河南师范大学学报(自然科学版),2012,40(6):161-164.

[11] 陈庆合,李曙刚,郑永成,等. 太极拳改善训练者心理健康状态的作用[J]. 中国临床康复,2006(43):40-42.

[12] 王岗. 太极拳对现代人心理调节的作用[J]. 武汉体育学院学报,2001(1):107-108.

[13] 王纯,王杰,李磊,等. 不同海拔地区世居人口登山前后机体指标变化研究[J]. 成都体育学院学报,2010,36(3):69-72.

[14] Miller M F, Garfunkel A A, Ram C A, et al. The inheritance of recurrent aphthous stomatitis.

Observations on susceptibility[J]. Oral Surg Oral Med Oral Pathol,1980,49(5)：409－412.

[15]区敏华,翁志强.65例6～14岁复发性口疮患儿血清微量元素与免疫功能检测结果分析[J].广东微量元素科学,1999,6(5)：37－39.

[16]吴敏,李成章,刘寿桃.性激素与女性复发性阿弗他溃疡间的关系[J].国际口腔医学杂志,2011,38(5)：617－619.

[17]吴敏,刘寿桃,陈少武,等.与经期有关的RAU患者焦虑水平的对照研究[J].临床口腔医学杂志,2009,25(6)：369－370.

[18]Natah S S, Konttinen Y T, Enattah N S, et al. Recurrent aphthous ulcers today：A review of the growing knowledge[J]. Int J Oral Maxillofac Surg, 2004, 33(3)：221－234.

[19]Eversole L R, Shopper T P, Chambers D W. Effects of suspected foodstuff challenging agents in the etiology of recurrent aphthous stomatitis[J]. Oral Surg Oral Med Oral Pathol, 1982, 54(1)：33－38.

[20]Wardhana, Datau E A. Recurrent aphthous stomatitis caused by food allergy[J]. Acta Med Indones,2010,42(4)：236－240.

[21]Healy C M, Thornhill M H. An association between recurrent oro-genital ulceration and non-steroidal anti-inflammatory drugs[J]. J Oral Pathol Med, 1995,24(1)：46－48.

[22]Boulinguez S, Reix S, Bedane C, et al. Role of drug exposure in aphthous ulcers：A case-control study[J]. Br J Dermatol, 2000,143(6)：1261－1265.

[23]洪晨,王翔,王文梅,等.复发性阿弗他溃疡的心理因素分析[J].中国实用口腔科杂志,2017,10(6)：345－348.

[24]常丽云,李冬冬,倪俊芝.复发性口腔溃疡患者心理学相关因素分析[J].口腔医学,2005,25(4)：226－227.

[25]Zadik Y, Levin L, Shmuly T, et al. Recurrent aphthous stomatitis：Stress, trait anger and anxiety of patients[J]. J Calif Dent Assoc, 2012, 40(11)：879－883.

[26]张如意,游秋云,张舜波,等.睡眠及睡眠剥夺与人体免疫系统的相关性探讨[J].中华中医药杂志,2016,31(10)：4169－4171.

[27]黄燕华,蔡昊旻,杨天阳,等.慢性睡眠障碍对免疫的抑制作用[J].现代免疫学,2013,33(5)：399－402.

[28]乔德才,时晓昀,刘晓莉.不同强度运动对体育专业女大学生胃肠激素和免疫物质的影响[J].中国运动医学杂志,2008,27(6)：735－736＋751.

[29]李旭武.体育舞蹈锻炼对大学生血清免疫球蛋白及T淋巴细胞亚群的影响[J].体育学刊,2014,21(4)：135－139.

[30]陈谦明.口腔黏膜病学[M].4版.北京:人民卫生出版社,2012.

[31]周曾同.口腔黏膜病学[M].北京:人民卫生出版社,2010.

[32]刘婷,吕晨,冯晓蕾,等.复发性阿弗他溃疡与相关的营养因素研究进展[J].广东微量元素科学,2009,16(3)：1－10.

[33]吴园,刘传霞,李晓英.复发性阿弗他溃疡与饮食调理[J].国际口腔医学杂志,2012,39(6)：808－810.

[34]刘健,仇永乐,许彦枝.食物不耐受检测在复发性阿弗他溃疡诊治中的作用[J].河北医科大学学报,2010,31(11)：1333－1334.

[35]潘晓骅,孙洪,陈琼,等.饮食控制缓解复发性口腔溃疡的临床研究[J].华西口腔医学杂志,2010,28(1)：68－70.

［36］陈方淳，唐宇英，胡亚莉．复发性阿弗他溃疡、口腔扁平苔藓及灼口综合征患者的心理因素分析［J］．重庆医学，2012，41(26)：2709－2710,2713.

［37］汤红梅，苏华林，方红，等．上海市闵行区居民膳食营养与健康状况调查［J］．中华疾病控制杂志，2010,14(11)：1119－1121.

［38］乔蓉，辜丽，刘兴会，等．344例正常体型的糖代谢异常孕妇膳食结构和营养状况分析［J］．中华疾病控制杂志，2011,15(1)：15－18.

［39］Kawalec J S, Hetherington V J, Pfennigwerth T C, et al. Effect of a diode laser on wound healing by using diabetic and nondiabetic mice[J]. J Foot Ankle Surg, 2004, 43(4)：214－220.

［40］Rutter R R，Witt E. Correction of Class II, Division 2 malocclusions through the use of the Bionator appliance[J]. Am J Orthod Dentofacial Orthop, 1990, 97(2)：106－112.

［41］Mamandras A H，Allen L P. Mandibular response to orthodontic treatment with the Bionator appliance therapy in children[J]. Am J Orthod Dental and Orthp, 1990, 97(2)：301－308.

［42］Clark W J. The twin block technique A functional orthopedic appliance system[J]. Am J Orthod Dentofacial Orthop, 1988, 93(1)：1－18.

［43］黎朗．复发性口腔溃疡患者的个体化饮食护理研究［J］．中国医药导报，2013,10(3)：140－142.

附录1　主要名词索引

附录1.1　主要中文名词索引

附录 1.2 主要英文名词索引

附录2 疗效评价试行标准、诊疗指南及临床路径

附录2.1 复发性阿弗他溃疡疗效评价试行标准

（2000年12月中华口腔医学会口腔黏膜病第一届专业委员会第三次全体会议讨论通过）

1. 全身治疗疗效评价试行标准（IN 分级法）

1.1 评价指标

总间歇时间（天）（interval, I）：评价时段无溃疡时间总和。

总溃疡数（个）（number, N）：评价时段溃疡复发数目总和。

1.2 评价指标分级

I_1：总间歇时间延长（t 检验，$P < 0.05$）

I_0：总间歇时间无改变（t 检验，$P > 0.05$）

N_1：总溃疡数减少（t 检验，$P < 0.05$）

N_0：总溃疡数无改变（t 检验，$P > 0.05$）

1.3 评价标准

痊愈：口腔溃疡终止复发1年以上

显效：$I_1 N_1$

有效：$I_1 N_0$ 或 $I_0 N_1$

无效：$I_0 N_0$

2. 局部治疗疗效评价试行标准（DP 分级法）

2.1 评价指标

平均溃疡期（天）（duration, D）：评价时段各溃疡持续时间总和除以溃疡总数。

疼痛指数（分）（pain, P）：采用视觉类比量表（visual analog scale, VAS）记录溃疡期每天的疼痛分值。VAS 的含义是采用10 cm 的直线,直线的0端表示"无痛",10 cm端表示"最剧烈的疼痛",患者根据疼痛的感觉程度不同,在直线的相应尺度做记录,每天1次。

2.2 评价指标分级

D_1：平均溃疡期缩短（t 检验，$P < 0.05$）

D_0：平均溃疡期无改变（t 检验，$P > 0.05$）

P_1：疼痛指数减小（t 检验，$P < 0.05$）

P_0：疼痛指数无改变（t 检验，$P > 0.05$）

2.3　评价标准

　　显效：$D_1 P_1$

　　有效：$D_1 P_0$ 或 $D_0 P_1$

　　无效：$D_0 P_0$

3. 疗效评价对象的确定

3.1　样本含量

　　治疗组和对照组样本含量符合统计学原理。

3.2　入选标准

3.2.1　全身治疗　至少有 2 次 RAU 发病史，且病史 1 年以上；溃疡每月发作 1 次以上。

3.2.2　局部治疗　溃疡发生时间不到 48 h。

3.3　排除标准

3.3.1　局部治疗　重型 RAU、白塞病；全身性疾病背景：贫血、消化性溃疡、克隆氏病、急性感染性疾病、自身免疫性疾病等；24 h 内使用镇痛药，1 月内使用抗生素、消炎药，3 月内全身使用皮质类固醇、免疫抑制剂；3 月内吸烟者、嗜酒者；肿瘤患者。

3.3.2　全身治疗　妊娠期妇女，其余同局部治疗。

4. 疗效评价时段

4.1　全身治疗

　　治疗 6 个月以上。评价短期疗效（治疗期疗效），或远期疗效（治疗后疗效）。远期疗效可表述为"治疗后半年疗效""治疗后 1 年疗效"……或"治疗后更长时间疗效"。

4.2　局部治疗

　　经本次治疗，溃疡愈合后即可评价疗效。

5. 对照方法

　　自身对照、两两对照及其他对照方法符合统计学原理。

附录2.2 复发性阿弗他溃疡诊疗指南(试行)

中华口腔医学会口腔黏膜病专业委员会
中华口腔医学会中西医结合专业委员会

复发性阿弗他溃疡(recurrent aphthous ulcer,RAU)又称复发性口腔溃疡,是最常见的口腔黏膜溃疡类疾病。调查发现至少10%～25%的人群患有该病,在特定人群中,RAU的患病率可高达50%,女性的患病率一般高于男性。RAU的好发年龄为10～30岁,溃疡疼痛明显,且反复发作,影响患者进食、言语、情绪,给患者的生活和工作造成了较大困扰。

一、病因

RAU病因不明。近年来大量研究证实免疫因素,尤其是细胞免疫应答在RAU的发病机制中起重要作用。其他诱因包括遗传、局部创伤、食物、药物、精神压力、内分泌、系统性疾病、感染、维生素或微量元素缺乏等。

二、临床表现

一般表现为反复发作的圆形或椭圆形溃疡,具有"黄、红、凹、痛"的临床特征,即溃疡表面覆盖黄色假膜、周围有红晕带、中央凹陷、疼痛明显。溃疡的发作周期长短不一,可分为发作期(前驱期、溃疡期)、愈合期、间歇期,且具有不治自愈的自限性。根据临床特征,RAU可分为轻型、重型及疱疹型3种类型,见表1及图1～图3。

表1 各型RAU的临床特征

RAU分型	大小(mm)	个数	持续时间(d)	形成瘢痕	构成比(%)
轻型	5～10	<10	10～14	否	75～85
重型	>10	≥1	>14,可1～2个月或更长	是	10～15
疱疹型	<5	>10	10～14	否	5～10

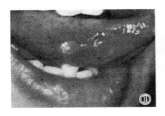 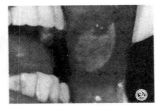 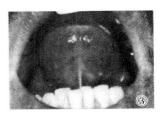

图1 轻型复发性阿弗他溃疡　图2 重型复发性阿弗他溃疡　图3 疱疹型复发性阿弗他溃疡

三、病理表现

早期黏膜上皮水肿,细胞内及细胞间发生水肿,上皮细胞间有白细胞,之后上皮发生溶解、破溃、脱落,形成非特异性溃疡。溃疡表面可有纤维素性渗出物形成的假膜,有时表面覆盖坏死组织。溃疡部位为密集的炎性细胞浸润,以中性粒细胞及淋巴细胞为主。

黏膜固有层中胶原纤维水肿、玻璃样变性。结缔组织纤维弯曲紊乱、断裂,严重时胶原纤维破坏消失。炎症明显,大多为淋巴细胞,其次为浆细胞、中性粒细胞与嗜酸性粒细胞。毛细血管扩张、充血,血管内皮细胞肿胀,管腔肿胀甚至闭塞。

四、诊断

由于 RAU 没有特异性的实验室检测指标,因此 RAU 的诊断主要以病史特点(复发性、周期性、自限性)及临床特征(黄、红、凹、痛)为依据,一般不需要特殊的实验室检查。

五、鉴别诊断

（一）疱疹型 RAU 与急性疱疹性龈口炎鉴别要点（见表 2）

表 2　疱疹型 RAU 与急性疱疹性龈口炎的鉴别要点

疾病名称	好发年龄	发作情况	病 损 特 点	全身反应
疱疹型 RAU	中青年	反复发作	① 密集小溃疡,散在不融合,无发疱期; ② 损害一般局限于口腔的非角化黏膜; ③ 无皮肤损害	较轻
急性疱疹性龈口炎	婴幼儿	急性发作	① 成簇小水疱,水疱破裂后融合成大片浅表溃疡; ② 损害可发生于口腔黏膜各处,包括牙龈、硬腭、舌、颊、唇; ③ 可伴口周皮肤损害	较重

（二）重型 RAU 与创伤性溃疡、癌性溃疡、结核性溃疡和坏死性涎腺化生鉴别要点（见表 3）

表 3　重型 RAU 与其他疾病的鉴别要点

疾病名称	年龄、性别	好发部位	溃疡特征	周期性复发	自限性	全身情况	病理
重型 RAU	中青年多见	唇、软腭、磨牙后区	深在、形状规则、边缘齐、无浸润性	有	有	较好	慢性炎症
创伤性溃疡	不限	唇、颊、舌、磨牙后区	深浅不一、形状不规则、与损伤因素契合	无	无	好	慢性炎症
癌性溃疡	老年多见	舌腹舌缘、口底、软腭复合体	深浅不一、边缘不齐、周围有浸润、质地硬、基底部菜花状	无	无	弱或恶病质	细胞癌变
结核性溃疡	中青年多见	唇、前庭沟、舌	深在、形状不规则、周围轻度浸润、呈鼠噬状、底部肉芽组织	无	无	肺结核体征	朗格汉斯巨细胞
坏死性涎腺化生	男性多见	硬腭、硬软腭交界	深及骨面、边缘可隆起、底部肉芽组织	无	有	弱或较好	小涎腺坏死

六、治疗

(一) 治疗目的

由于 RAU 的病因及发病机制尚未完全明确,目前国内外还没有根治 RAU 的特效方法,因此 RAU 的治疗主要以对症治疗为主,并将减轻疼痛、促进溃疡愈合、延长间歇期作为治疗的目的。

(二) 治疗原则

1. 积极寻找 RAU 发生的相关诱因并加以控制。

2. 优先选择局部治疗,其中局部应用的糖皮质激素已成为治疗 RAU 的一线药物。对于症状较重及复发频繁的患者,可采用局部和全身联合用药。

3. 加强心理疏导,缓解紧张情绪。

(三) 治疗方法

1. 药物治疗

(1) 局部用药

止痛药物:利多卡因凝胶、喷剂,苯佐卡因凝胶,苄达明喷雾剂、含漱液等。

消毒防腐药物:氯己定含漱液,西吡氯铵含漱液,聚维酮碘含漱液,硼砂含漱液等。

糖皮质激素:曲安奈德口腔糊剂,地塞米松软膏、喷雾剂、含漱液,泼尼松龙软膏,倍他米松含漱液,氢化可的松黏附片,氟轻松乳膏,丙酸倍氯米松喷雾剂、乳膏等。

促进愈合药物:重组人表皮生长因子凝胶、外用溶液,重组牛碱性成纤维细胞生长因子凝胶、外用溶液等。

其他局部制剂:氨来咕诺糊剂、口腔贴片,甘珀酸钠含漱液,环孢素含漱液,5-氨基水杨酸乳膏,双氯芬透明质酸酯凝胶等。

(2) 全身用药

糖皮质激素:泼尼松、地塞米松、泼尼松龙等。

免疫抑制药:硫唑嘌呤、环磷酰胺、甲氨蝶呤、环孢素等。

免疫增强药:转移因子、胸腺素、丙种球蛋白等。

生物制剂:干扰素-α-2a、粒-巨噬细胞集落刺激因子、前列腺素 E_2、肿瘤坏死因子拮抗剂如阿达木单抗、依那西普、英夫利昔单抗。

其他:沙利度胺、秋水仙碱、己酮可可碱等。

(3) 中医中药

雷公藤总苷、冰硼散等,辨证施治方剂。

2. 物理治疗

激光疗法、超声波雾化疗法、微波疗法、毫米波疗法、紫外线疗法、达松伐尔电疗法、冷冻疗法。

3. 心理治疗

(四) 治疗方案

依据 RAU 的疼痛程度、溃疡的复发频率、临床分型,将 RAU 分为轻度、中度、重度,制定了以下治疗方案。

1. 轻度 RAU

若溃疡复发次数少、疼痛可耐受,则无需药物治疗;否则以局部药物治疗为主。

2. 中度 RAU

(1) 溃疡的前驱期(出现刺痛、肿胀)

及时应用糖皮质激素终止其发展。

(2) 优先选择局部治疗

① 局部应用糖皮质激素,如曲安奈德口腔糊剂(1∶1 in Orabase)、0.05 mg/5 ml 的地塞米松含漱液等;

② 局部止痛制剂,如利多卡因凝胶、喷剂,复方苯佐卡因凝胶,苄达明含漱液等;

③ 局部抗炎制剂,如氨来呫诺糊剂、氯己定含漱液、聚维酮碘含漱液、复方硼砂含漱液等;

④ 对重型 RAU 可行糖皮质激素病损局部黏膜下注射,如曲安奈德、倍他米松、地塞米松等。

(3) 较顽固的病例

可全身短期应用糖皮质激素,如泼尼松片,一般不超过 50 mg/d,推荐晨服,口服 5 d。

3. 重度 RAU

(1) 局部治疗

同上。

(2) 全身治疗

选用糖皮质激素、硫唑嘌呤或其他免疫抑制药、沙利度胺等。

(3) 对免疫功能低下者(结合患者全身情况及免疫学检查结果综合判断)

可选用免疫增强药,如胸腺素、转移因子等。

七、预防

(一) 营养

营养均衡,饮食清淡,少食烧烤、腌制、辛辣食物,同时有规律地进餐。

(二) 休息

保证充足睡眠时间,提高睡眠质量。保持乐观精神,避免焦虑情绪。

(三) 生活习惯

养成每日定时排便习惯。若有便秘,可多食含纤维丰富的食物,适当活动,必要时可使用通便药物。

(四) 去除口腔局部刺激因素

避免损伤口腔黏膜,防止硬性食物(膨化、油炸食品)和过烫食物对黏膜造成创伤。

(五) 卫生

应长期保持口腔卫生。

主要参考文献

[1] Scully C. Clinical practice. Aphthous ulceration[J]. N Engl J Med, 2006. 355(2)：165－172.

［2］Jurge S，Kuffer R，Scully C，et al. Mucosal disease series. Number Ⅵ. Recurrent aphthous stomatitis［J］. Oral Dis，2006，12(1)：1 - 21.

［3］Messadi D V，Younai F. Aphthous ulcers［J］. Dermatol Ther，2010，23(3)：281 - 290.

［4］Altenburg A，Abdel-Naser MB，Seeber H，et al. P Practical aspects of management of recurrent aphthous stomatitis［J］. J Eur Acad Dermatol Venereol，2007，21(8)：1019 - 1026.

［5］O'Neill I D. Off-label use of biologicals in the management of inflammatory oral mucosal disease［J］. J Oral Pathol Med，2008，37(10)：575 - 581.

［6］Scully C，Porter S. Oral mucosal disease：Recurrent aphthous stomatitis［J］. Br J Oral Maxillofac Surg，2008，46(3)：198 - 206.

（武汉大学口腔医学院　周刚　执笔）

附录 2.3　复发性阿弗他溃疡诊疗指南(译文)

本文译自 Bassel Tarakji,Giath Gazal,Sadeq Ali Al-Maweri 等人所著论文 *Guideline for the diagnosis and treatment of recurrent aphthous stamotitis for dental practioners*。原文发表在 Journal of Internationnal oral health　2015 年第 7 卷第 5 期第 74—78 页。

摘要:复发性阿弗他溃疡是一种常见的口腔疾病。由于其发病机制尚不明确,因此目前只能进行相应的对症治疗。本研究旨在指出常规治疗中需要着重关注的主要方面。我们收集了 Pubmed 数据库 1972 至 2011 年的相关资料,包括 RAU 的常见诱发因素,以及治疗方法,并将针对某些罕见症状治疗的文章排除在外。关于 RAU,目前尚没有针对其发病机制、诊断以及治疗方法的明确指南。因此,在大多数情况下,相当一部分的全科医生需要咨询专科医生。

关键词:阿弗他溃疡;诱发因素;重型阿弗他溃疡

一、介绍

RAU 是最常见的口腔黏膜疾病,其特点是复发性、多发性、小或卵圆形的溃疡,表面有黄色假膜覆盖,周围有红晕,在儿童或成人时期均可首发。在人群中,RAU 的发病率高达 25%,3 个月复发率高达 50%,女性更为常见。RAU 的发病率随着年龄增长而升高,其中 80% 是轻型口疮。据报道,在不同的人群中,RAU 的发病率为 5%~66% 不等。其病因不明,许多因素均被认为与之有关,包括激素水平的变化、创伤、药物、食物过敏反应、营养缺乏、压力、烟草等。

二、临床特征

RAU 包括三个临床分型:轻型阿弗他溃疡、重型阿弗他溃疡以及疱疹样溃疡。

1. 轻型阿弗他溃疡

是 RAU 中最常见的类型,大约 85% 的病例属于这一类型。多发生于口腔内的非角化黏膜,包括唇黏膜、颊黏膜、口底黏膜以及舌腹和舌侧缘黏膜,溃疡常集中在口腔的前半部分。溃疡是独立的,直径一般小于 1 cm,常在 4~5 mm 之间。轻型阿弗他溃疡的分类不仅仅依赖于病损的直径,也与其他临床指标有关,比如数目常为 1~5 个。溃疡形状因病损部位不同变异较大,发生于唇颊部的常为圆形,发生在颊沟部位的则会延长。除非常年复发,轻型阿弗他溃疡不会导致瘢痕生成,且在 10~14 天内自愈。

2. 重型阿弗他溃疡

重型阿弗他溃疡较轻型少见,约为阿弗他溃疡中的 10%~15%。病损的外观与轻型相近,直径常常大于 10 mm,更深,常常导致瘢痕生成,且持续时间为数周到数月不等。病损更常见于唇红、舌、软腭、腭咽区,并伴有显著的疼痛和吞咽困难。在免疫缺陷病毒(HIV)感染人群中发病率较高。

3. 疱疹样溃疡

疱疹样溃疡占阿弗他溃疡的 5%~10%,形似单纯疱疹病毒感染。疱疹样溃疡直径小

(1～2 mm),多发(5～100 个),病损可同时出现。虽然口腔黏膜的非角化区均可累及,但特征性发病区域为舌侧缘、舌腹、口底。单个病损是灰色的,没有红晕,从外观上难以分辨。溃疡小,伴有疼痛,常造成进食和发音困难。单独溃疡可持续 7～14 天,并且不同区域的病损转归过程区别较大。疱疹样溃疡可融合成较大的病损,常伴有红晕。受累者主要为女性,与其他类型的 RAU 相比,发生年龄较大。

三、易感性和环境因素

1. 激素水平的变化

McCullough 等报道,患有 RAU 的女性其发病因素与月经周期、妊娠、痛经有关。据报道,在妊娠期 RAU 的发病率常常增加,因此认为阿弗他溃疡也与性激素水平有关。

2. 创伤

RAU 患者常反映溃疡好发于创伤部位,尤其是与刷牙、局部麻醉注射点、牙科治疗部位有关。

3. 药物

Boulinguez 等报道,某些药物的使用与 RAU 的发生有关(如次氯酸钠、吡罗昔康、鲁米那、苯茚满二酮、尼氟灭酸、尼可地尔、金盐类、甲巯丙脯酸,一些其他药物,如非类固醇抗炎药物(非甾体类消炎药、丙烯酸、苯醋酸、双氯酚酸钠)可以激发出类似阿弗他溃疡的口腔溃疡。

4. 食物过敏反应

在一些病人的病史中,提到某些食物,例如巧克力、咖啡、花生、谷物、杏仁、草莓、奶酪、西红柿,以及小麦粉(包括面筋),会导致溃疡的发生。Besu 等报道,高水平的血清抗牛乳蛋白 IgA、IgG、IgE 抗体和 RAU 的临床表型有显著相关。

5. 营养缺乏状态

据报道,与 RAU 患者相比,在对照组中与贫血症(铁,血清铁蛋白)相关的营养标记物是 RAU 患者的 2 倍,且 20％的 RAU 患者营养不良。Nolan 等发现 28.2％的 RAU 患者缺乏维生素 B_1、B_2 或 B_6,并认为这类患者可以通过维生素替代疗法治疗 RAU。

6. 应激

Gallo 等报道,与对照组性比,RAU 患者心理应激水平较高。虽然这类试验大多数无法验证应激在 RAU 的发病中是否有举足轻重的作用,却足以说明应激很可能参与了 RAU 的发病。

7. 烟草

烟草是口腔癌、口腔黏膜病以及牙周病的危险因素。在吸烟人群中,RAU 的发病率较低。临床研究人员认为,一些吸烟者在戒烟过程中,口腔溃疡的发病率会增高。戒烟的患者常以阿弗他溃疡为主诉。一个有趣的现象是,吸食烟草的患者却较少患有 RAU。其机制为,烟草可能增加了口腔黏膜的角化,从而降低了口腔黏膜发生溃疡的风险。Hill 等报道了一例复杂性阿弗他溃疡的患者,患者的发病始于戒烟后的几周之内,传统的治疗方法无效,最后通过尼古丁锭剂治疗后溃疡愈合。他们建议,在戒烟者中,尤其是在传统治疗手段无效的情况下,可考虑使用尼古丁替代疗法。

以上提及的所有易感因素和环境因素,都可以供全科分析和诊断使用。但一些其他环境因素,则需要专科医生介入,例如感染因素(包括细菌因素、病毒因素)的 RAU 血清学指标,与阿弗他溃疡有关的系统性疾病(脂泻病、白塞症),以及伴有 HIV 感染的 RAU。因为以上这些的诊断和治疗于全科医生而言挑战太大。

8. 遗传性

有报道称,24%～46%的 RAU 患者有家族史。此外,有 RAU 家族史的患者,呈现出溃疡早发、加重倾向的特征。

9. 免疫学特征

在文献中,有大量关于人抗白细胞抗原及阿弗他抗原相关的报道。Lehner 等及 Malmström 等报道,RAU 与人抗白细胞抗原 12 之间有关联。然而,这一结论并未得到其他研究者的认同。在不同种族的患者中,HLA-DR2 与 RAS 之间的显著关联引起了广泛关注。

RAU 的病理学特征与免疫调节紊乱有关。在 RAU 病损组织中,以淋巴细胞为主体,且在溃疡的不同阶段——前期、早期、愈合期,CD4 阳性细胞与 CD8 阳性细胞的比例有显著的区别。

10. 系统紊乱

会形成与 RAU 类似的黏膜病损的系统性紊乱包括,营养缺乏导致的贫血、白塞综合征、周围性中性粒细胞减少、HIV 感染、PFAPA 综合征、反应性关节炎、Sweet's 综合征、Magic 综合征。

白塞病是以口、生殖器黏膜溃疡为特征的,可累及皮肤(结节性红斑、脓疱性血管炎)、眼睛(前后葡萄膜炎)、关节、血管(包括动脉和静脉系统)、中枢神经系统(脑膜脑炎)以及消化系统的多系统紊乱综合征。白塞病在地中海及古丝绸之路附近地区多见,如土耳其、伊朗、韩国、日本。据报道,土耳其的发病率为 1：250 到 1：1 000 之间,美国与欧洲其他地区的发病率为 0.1：100 000 至 0.6：100 000 之间。

在 HIV 患者中,RAU 是衰弱潜在的征兆。5%～15%的 HIV 感染患者发生过 RAU。虽然 RAU 也会发生于免疫正常的人群,但与 HIV 患者相比,他们的病程呈现自限性。相比之下,HIV 患者 RAU 具有以下特征,溃疡更大、更疼痛、愈合更慢,也更易复发。

周期性中性粒细胞减少症中,中性粒细胞数量减少,甚至暂时性缺如。此病以周期性、阶段性发热为特征,常在婴儿期发病,并与耳炎、疔疮、乳突炎及阿弗他溃疡相关联。

口腔阿弗他病损也与 PFAPA 综合征,反应性关节炎(Reiter 综合征),Sweet's 综合征(急性发热性嗜中性皮病),以及 Magic 综合征有关。

四、诊断

RAU 的正确诊断依赖于详细的、准确的临床病史,以及溃疡的检查。病史中的重要关注点见表 1。此外,进行必要的补充检查,包括颈部淋巴结的触诊。检查口腔溃疡的患者时,要注重一些重要特征,包括家族史、溃疡频率、持续时间、溃疡数量、溃疡部位(非角化区或角化区)、溃疡大小、形状、相关的药物因素、生殖器溃疡、皮肤问题、消化不良、用药史、溃疡的边缘、溃疡的基底,以及周围组织(见表 2 和表 3)。

表1 复发性口腔溃疡临床特征

特 征	复发性口腔溃疡种类		
	轻 型	重 型	疱疹样型
发病峰值年龄(10年期)	第二	第一和第二	第三
溃疡数量	1～5	1～3	5～20(最多达100)
溃疡大小(mm)	<10	>10	1～2
持续时间	7～14天	2周～3个月	7～14天
愈后是否留疤	否	是	否
部位	非角化黏膜,尤其是唇颊黏膜、舌背、舌侧缘。	角化和非角化黏膜,尤其好发于软腭。	非角化黏膜,但尤其好发于口底和舌腹。

表2 检查时需关注的重点

病史的重点特征	生殖器溃疡
家族史	皮肤问题
溃疡发病频率	胃肠紊乱
溃疡持续时间	用药史
溃疡数量	溃疡边缘
溃疡部位(非角化黏膜或角化黏膜)	溃疡基底
溃疡的形状和大小	周围组织
相关的药物情况	

表3 持续性复发性溃疡患者的研究性试验

血红蛋白和全血计数
红细胞沉降率/C反应蛋白
血清 B_{12}
血清/红细胞叶酸含量
抗麸朊蛋白和抗内膜肌自身抗体

此外,阿弗他溃疡的实验室检查包括血红素、全血细胞计数、红细胞沉降率/C反应蛋白、血清 B_{12}、血清/红细胞叶酸、抗麸朊蛋白、抗肌内膜自身抗体(见表3)。

溃疡的临床评估包括视诊和触诊,并相互补充。溃疡的基部可以是坏死、颗粒状脓性或覆以黏液。基底(柔软、坚固、坚硬)的连续性,以及和底层结构的固着可以用触诊的方式来评估。溃疡的边缘可以是平整的或不规则的,并且可能比周围的组织更硬。这是硬化的特征性标志,与肿瘤浸润有关。肿瘤的另一个特征是卷曲的边界。溃疡的周围组织可能是白色的、斑块状、有红晕,或看起来很正常。

阿弗他溃疡患者随后会出现血象异常,包括全血计数和炎症因子检测,以及血象(血清铁蛋白、血清 B_{12}、血清/红细胞叶酸)。一般不常规筛查维生素B聚合体缺乏或锌缺乏,但在特定的患者中除外。与全身状况有关的阿弗他溃疡患者,需要转至专科医生处进行进一步检查。无论是通过病史还是在常规检查,如果有任何可疑迹象表明患者可能患有乳糜泻,都需要进行IgA血清学自身抗体检测,并且需要将患者转至消化科进行小肠的内镜检查和组织活检。

五、鉴别诊断

RAU 的诊断建立在病史和临床体征上。然而,将之与其他有溃疡表现的口腔黏膜疾病相鉴别很重要。一般来说,从病损的位置或额外的症状,可以将 RAU 和其他疾病相鉴别。

疱疹感染可能会具有类似的外观,然而单纯疱疹表现为弥漫的牙龈红晕,并且在黏膜病损出现前可有发热和水疱。此外,复发性的疱疹病损主要分布在角化黏膜,如硬腭或牙龈。RAU 发病前没有发热和水疱,并且几乎都发生在可移动的口腔黏膜上,如唇黏膜、颊黏膜、舌以及软腭。

根据临床表现和体征,RAU 可以和水痘-带状疱疹病毒感染相鉴别。水痘-带状疱疹病损非对称性分布,并且沿着神经走向分布。水痘-带状疱疹病毒在病损出现以前的前驱症状是烧灼感。

根据初发症状,可以鉴别阿弗他溃疡和一些较少见的口腔病毒感染,如疱疹性咽峡炎和手足口病。然而,柯萨奇病毒相关的口腔溃疡还伴有其他症状,如低烧或萎靡,并在 1~2 周内缓解。

多形性红斑表现为有痛感的口腔溃疡,但是与阿弗他溃疡不同,多形性红斑可同时在附着黏膜和可移动黏膜表面出现,并常常造成唇部皮肤侧的丘疹和斑块。

大约三分之二的扁平苔藓病人表现出溃疡状病损,并主要发生在颊黏膜。然而,扁平苔藓其次的高发部位是牙龈和硬腭,可以此将其与阿弗他溃疡相鉴别。此外,扁平苔藓并非一直有疼痛感,而疼痛常常是 RAU 患者的主诉。

大疱性的口腔病损会在出疱后数小时内破溃,形成痛性溃疡,这是良性黏膜类天疱疮和天疱疮的特征。这些病损可发生在附着黏膜和非附着黏膜上,活组织检查会发现特征性的病理特征。

六、治疗

RAU 病因不明,此前在治疗方法上并未达成一致。临床上尝试过很多方法,但极少使用随机双盲对照实验。RAU 的治疗目的在于减轻症状,减少溃疡的数量和面积,降低发作频率。治疗方法由疾病的严重程度(疼痛级别)、患者的病史、复发频率,以及患者对药物的耐受程度决定。

一些病人的病程仅为几天,发生频率仅为一年数次,这类可对疼痛采用姑息性治疗,并保持口腔卫生。药物治疗只针对每月发作数次或伴有严重疼痛进食困难的患者。在开始药物治疗之前,一般的处理方法是确定可能的营养缺乏或导致疾病发作的过敏症。Kozlak 等报道,摄入适量的维生素 B_{12} 和叶酸可能是减少溃疡数量和病程的有效方法。

RAU 的传统治疗方法包括糖皮质激素疗法和抗菌剂疗法。这些制剂被做成膏剂、漱口水、针剂,以及口服药。局部麻醉如 2% 的利多卡因被用来缓解疼痛。

1. 局部膏剂

若干种膏剂和凝胶可以用来涂抹溃疡的表面,并形成一层保护膜以防继发性感染和进一步的机械损伤。局部制剂是 RAU 治疗的首选。患者可在清洁后涂抹一点凝胶或乳霜,并在 30 分钟内不进食不饮水。每日可使用 3～4 次。

2. 漱口水

四环素是一种对抗微生物的漱口液,由于具有阻断胶原酶活性,它可以减轻溃疡的面积、缩短发病时间、减轻疼痛。葡萄糖酸洗必泰是一种抗微生物制剂,可以缩短数天的病程,但洗必泰可引起牙齿和舌头的着色。

3. 局部凝胶、乳霜和软膏

局部药物容易从目标部位流失,因此药物最好结合不同的黏结载体使用。局部皮质激素可以限制与溃疡面形成相关的炎症反应进程,这些药物可以作用于淋巴细胞并改变效应细胞在免疫病理过程中的沉积和应答(如创伤和食物过敏)。Al-Na'mah 等总结了口腔溃疡含片在治疗口腔溃疡的效果上与一些先进的药物类似,如广泛应用的丙酮化去炎松口腔膜。Meng 等报道,在中国的临床试验中,治疗轻型 RAU 时氨来呫诺口腔膜与黏附片一样安全有效。然而,与黏附片相比,膜剂使用起来更加舒适。因此,在临床上氨来呫诺口腔膜也许是更好的选择。一些局部激素,如氟轻松醋酸酯和氯倍他索,也可单独使用或制成口腔膜剂基质。

4. 系统性药物

严重、连续发作的溃疡,局部治疗效果不佳时,可推荐使用此类药物。Pakfetrat 等采用随机双盲对照实验,比较了秋水仙碱和泼尼松龙(免疫调节剂)在 RAU 治疗中的作用,研究结果显示低剂量的泼尼松龙和秋水仙碱对治疗 RAU 均有效果。虽然这两种治疗方法疗效相近,但泼尼松龙副作用却大得多。Abreu 报道,氯苯吩嗪可用来治疗阿弗他溃疡。此外,Weckx 等报道,左旋咪唑对溃疡的预防性治疗无效。Kaya 等报道,左旋咪唑是首选最有潜力的新型免疫调节剂,是一种拟甲状腺素化合物。它可以通过恢复外周血 T 细胞、吞噬细胞功能,以及刺激 T 淋巴细胞前体的分化成熟,来调节细胞水平的免疫应答。它可以与免疫调节基因共享这一效果。

双氯芬酸,一种非甾体类消炎药,通过阻止环氧合酶的产生,以及阻止花生四烯酸转化成其他复合体,来降低疼痛。看起来,双氯芬酸可以作为离子通道阻断剂,并为镇痛剂所调节。

药物己酮可可碱,一种具有血液流变学效应的非选择性磷酸二酯酶抑制药,有多种潜在的作用。它可以阻断刺激,并接触高反应性,并且可以用来治疗类风湿性关节炎、多发性硬化,以及其他免疫调剂疾病。它可以阻断特定的肿瘤坏死因子-α 的产生,以及其他一些辅助性 T 细胞因子的产生,如白介素 1β。这些细胞因子被认为在阿弗他溃疡的发展中至关重要。

在重症阿弗他溃疡中,免疫抑制及抗炎药物有效率相差很大。常用的药物包括皮质类固醇、二氨二苯砜、秋水仙碱、沙利度胺。

二氨二苯砜可以通过阻断融体酶活性以及干扰细胞内趋化刺激的应答,来阻断多核白细胞的迁移。

激光治疗(高能和低能)已被用来治疗口腔溃疡,并以病例报道和临床试验的形式报道。一些研究显示,低水平的激光治疗与局部激素治疗相比,效果相近或略好。

Chavan 等报道,常常在溃疡刚出现时,就使用洗必泰漱口液(无酒精成分),以及短疗程的局部激素治疗。

由于阿弗他溃疡在口腔诊所非常常见，且针对简单类型的 RAU，如轻型、重型、疱疹型，常规治疗方法疗效显著，建议对常规治疗方法进行连续的学习训练，以增加对 RAU 的认知水平。

七、结论

在世界范围内的大部分民族中，RAU 仍然是一种常见的口腔黏膜疾病。它的确切发病机制不明，没有明确的诱发方式，在遗传基因方面也没有结论性的证据，病损由一系列发生在上皮细胞的细胞免疫异常导致。目前没有能杜绝阿弗他溃疡复发的治疗方法，几乎没有研究能确定性地指出，除了抗炎治疗，还有任何一种制剂的疗效能比安慰剂更好。

参考文献

1. Barrons R W. Treatment strategies for recurrent oral aphthous ulcers. Am J Health Syst Pharm, 2001, 58(1): 41 - 50.

2. Stanley H R. Aphthous lesions. Oral Surg Oral Med Oral Pathol, 1972, 33(3): 40716.

3. Rogers R S 3rd. Recurrent aphthous stomatitis: Clinical characteristics and associated systemic disorders. Semin Cutan Med Surg, 1997, 16(4): 278 - 283.

4. Scully C, Porter S. Recurrent aphthous stomatitis: Current concepts of etiology, pathogenesis and management. J Oral Pathol Med, 1989, 18(1): 21 - 27.

5. Sircus W, Church R, Kelleher J. Recurrent aphthous ulceration of the mouth: a study of the natural history, aetiology, and treatment. QJ Med, 1957, 26(102): 235 - 249.

6. Akintoye S O, Greenberg M S. Recurrent aphthous stomatitis. Dent Clin North Am, 2005, 49(1): 31 - 47, vii.

7. Natah S S, Konttinen Y T, Enattah N S, Ashammakhi N, Sharkey K A, Häyrinen-Immonen R. Recurrent aphthous ulcers today: A review of the growing knowledge. Int J Oral Maxillofac Surg, 2004, 33(3): 221 - 234.

8. Boldo A. Major recurrent aphthous ulceration: Case report and review of the literature. Conn Med, 2008, 72(5): 271 - 273.

9. Shashy R G, Ridley M B. Aphthous ulcers: A difficult clinical entity. Am J Otolaryngol, 2000, 21(6): 389 - 393.

10. McCullough M J, Abdel-Hafeth S, Scully C. Recurrent aphthous stomatitis revisited: clinical features, associations, and new association with infant feeding practices? J Oral Pathol Med, 2007, 36(10): 615 - 620.

11. Dolby A E. Recurrent Mikulicz's oral apthae. Their relationship to the menstrual cycle. Br Dent J, 1968, 124(8): 359 - 360.

12. Bishop P M, Harris P W, Trafford J A. Oestrogen treatment of recurrent aphthous mouth ulcers. Lancet, 1967, 1(7504): 1345 - 1347.

13. Kvam E, Gjerdet N R, Bondevik O. Traumatic ulcers and pain during orthodontic treatment. Community Dent Oral Epidemiol, 1987, 15(2): 104 - 107.

14. Wray D, Graykowski E A, Notkins A L. Role of mucosal injury in initiating recurrent aphthous

stomatitis. Br Med J (Clin Res Ed)，1981,283(6306)：1569 - 1570.

15. Boulinguez S, Cornée-Leplat I, Bouyssou-Gauthier M L, Bedane C, Bonnetblanc JM. Analysis of the literature about drug-induced aphthous ulcers. Ann Dermatol Venereol, 2000,127(2)：155 - 158.

16. Healy C M, Thornhill M H. An association between recurrent oro-genital ulceration and non-steroidal anti- inflammatory drugs. J Oral Pathol Med，1995,24(1)：46 - 48.

17. Hay K D, Reade P C. The use of an elimination diet in the treatment of recurrent aphthous ulceration of the oral cavity. Oral Surg Oral Med Oral Pathol, 1984,57(5)：504 - 507.

18. Eversole L R, Shopper T P, Chambers D W. Effects of suspected foodstuff challenging agents in the etiology of recurrent aphthous stomatitis. Oral Surg Oral Med Oral Pathol, 1982,54(1)：33 - 38.

19. Besu I, Jankovic L, Magdu I U, Konic-Ristic A, Raskovic S, Juranic Z. Humoral immunity to cow's milk proteins and gliadin within the etiology of recurrent aphthous ulcers? Oral Dis, 2009,15(8)：560 - 564.

20. Porter S R, Scully C, Flint S. Hematologic status in recurrent aphthous stomatitis compared with other oral disease. Oral Surg Oral Med Oral Pathol, 1988,66(1)：41 - 44.

21. Nolan A, McIntosh W B, Allam B F, Lamey P J. Recurrent aphthous ulceration：Vitamin B_1 , B_2 and B_6 status and response to replacement therapy. J Oral Pathol Med, 1991,20(8)：389 - 391.

22. Gallo Cde B, Mimura M A, Sugaya N N. Psychological stress and recurrent aphthous stomatitis. Clinics (Sao Paulo), 2009,64(7)：645 - 648.

23. Mirbod S M, Ahing S I. Tobacco-associated lesions of the oral cavity：Part I. Nonmalignant lesions. J Can Dent Assoc, 2000,66(5)：252 - 256.

24. McRobbie H, Hajek P, Gillison F. The relationship between smoking cessation and mouth ulcers. Nicotine Tob Res, 2004,6(4)：655 - 659.

25. Hill S C, Stavrakoglou A, Coutts I R. Nicotine replacement therapy as a treatment for complex aphthosis. J Dermatolog Treat, 2010,21(5)：317 - 318.

26. Mattingly G, Rodu B. Differential diagnosis of oral mucosal ulcerations. Compendium, 1993,14 (2)：136.

27. Rodu B, Mattingly G. Oral mucosal ulcers：Diagnosis and management. J Am Dent Assoc, 1992, 123(10)：83 - 86.

28. Fenton S J, Unkel J H. Viral infections of the oral mucosa in children：A clinical review. Pract Periodontics Aesthet Dent, 1997,9(6)：683 - 690.

29. Lozada F, Silverman S Jr. Erythema multiforme. Clinical characteristics and natural history in fifty patients. Oral Surg Oral Med Oral Pathol, 1978,46(5)：628 - 636.

30. Brown R S, Bottomley W K, Puente E, Lavigne GJ. A retrospective evaluation of 193 patients with oral lichen planus. J Oral Pathol Med, 1993,22(2)：69 - 72.

31. Weinberg M A, Insler M S, Campen R B. Mucocutaneous features of autoimmune blistering diseases. Oral Surg Oral Med Oral Pathol Oral Radiol Endod, 1997,84(5)：517 - 534.

32. Terezhalmy G T, Bergfeld W F. Cicatricial pemphigoid (benign mucous membrane pemphigoid). Quintessence Int, 1998,29(7)：429 - 437.

33. Kozlak S T, Walsh S J, Lalla R V. Reduced dietary intake of vitamin B12 and folate in patients with recurrent aphthous stomatitis. J Oral Pathol Med, 2010,39(5)：420 - 423.

34. Ship J A, Chavez E M, Doerr P A, Henson B S, Sarmadi M. Recurrent aphthous stomatitis.

Quintessence Int，2000，31(2)：95 - 112.

35. Casiglia J M. Recurrent aphthous stomatitis：Etiology，diagnosis，and treatment. Gen Dent，2002，50(2)：157 - 166.

36. Al-Na'mah Z M，Carson R，Thanoon IA. Dexamucobase：A novel treatment for oral aphthous ulceration. Quintessence Int，2009，40(5)：399 - 404.

37. Meng W，Dong Y，Liu J，Wang Z，Zhong X，Chen R，*et al*. A clinical evaluation of amlexanox oral adhesive pellicles in the treatment of recurrent aphthous stomatitis and comparison with amlexanox oral tablets：A randomized，placebo controlled，blinded，multicenter clinical trial. Trials，2009，10：30.

38. Pakfetrat A，Mansourian A，Momen-Heravi F，Delavarian Z，Momen-Beitollahi J，Khalilzadeh O，*et al*. Comparison of colchicine versus prednisolone in recurrent aphthous stomatitis：A double-blind randomized clinical trial. Clin Invest Med，2010，33(3)：E189 - 195.

39. de Abreu M A，Hirata C H，Pimentel D R，Weckx L L. Treatment of recurrent aphthous stomatitis with clofazimine. Oral Surg Oral Med Oral Pathol Oral Radiol Endod，2009，108(5)：714 - 721.

40. Weckx L L，Hirata C H，Abreu M A，Fillizolla V C，Silva O M. Levamisole does not prevent lesions of recurrent aphthous stomatitis：A double-blind placebo-controlled clinical trial. Rev Assoc Med Bras，2009，55(2)：132 - 138.

41. Kaya E G，Ozbilge H，Ustundag M B，Torun Y A. The effects on immune response of levamisole treatment following infection of U - 937 macrophages with *Candida albicans*. Acta Microbiol Immunol Hung，2011，58(4)：279 - 288.

42. Samlaska C P，Winfield E A. Pentoxifylline. J Am Acad Dermatol，1994，30(4)：603 - 621.

43. Schwarz A，Krone C，Trautinger F，Aragane Y，Neuner P，Luger T A，*et al*. Pentoxifylline suppresses irritant and contact hypersensitivity reactions. J Invest Dermatol，1993，101(4)：549 - 552.

44. Marques L J，Zheng L，Poulakis N，Guzman J，Costabel U. Pentoxifylline inhibits TNF-alpha production from human alveolar macrophages. Am J Respir Crit Care Med，1999，159(2)：508 - 511.

45. D'Hellencourt C L，Diaw L，Cornillet P，Guenounou M. Differential regulation of TNF alpha，IL-1 beta，IL-6，IL-8，TNF beta，and IL-10 by pentoxifylline. Int J Immunopharmacol，1996，18(12)：739 - 748.

46. Tilg H，Eibl B，Pichl M，Gächter A，Herold M，Brankova J，*et al*. Immune response modulation by pentoxifylline *in vitro*. Transplantation，1993，56(1)：196 - 201.

47. Ship J A. Recurrent aphthous stomatitis：An update. Oral Surg Oral Med Oral Pathol Oral Radiol Endod，1996，81(2)：141 - 147.

48. Modschiedler K，Weller M，Wörl P，von den Driesch P. Dapsone and colchicine inhibit adhesion of neutrophilic granulocytes to epidermal sections. Arch Dermatol Res，2000，292(1)：32 - 36.

49. Tezel A，Kara C，Balkaya V，Orbak R. An evaluation of different treatments for recurrent aphthous stomatitis and patient perceptions：Nd：YAG laser versus medication. Photomed Laser Surg，2009，27(1)：101 - 106.

50. Chavan M，Jain H，Diwan N，Khedkar S，Shete A，Durkar S. Recurrent aphthous stomatitis：A review. J Oral Pathol Med，2012，41(8)：577 - 583.

附录2.4 复发性口腔溃疡临床路径(卫生部2010版)

一、复发性口腔溃疡临床路径标准门诊流程

(一)适用对象

第一诊断为复发性口腔溃疡(ICD-10:K13.752)。

行药物治疗为主的综合治疗。

(二)诊断依据

根据《口腔黏膜病学》(第三版,人民卫生出版社)、《临床诊疗指南——口腔医学分册》(中华医学会编著,人民卫生出版社)、《临床技术操作规范——口腔医学分册》(中华医学会编著,人民军医出版社)。

结合复发性、自限性、周期性特点及病史和临床症状体征做出诊断。

1. 病史规律:

(1)复发性:有至少2次复发性口腔溃疡发病史;

(2)自限性;

(3)周期性。

2. 临床表现:

(1)口腔黏膜溃疡呈单个或数个反复发作,间歇期不规律。

(2)溃疡发生部位多见于非角化黏膜。

(3)溃疡呈圆形或椭圆形,中心略凹陷,周围有充血红晕,表面有黄色假膜。

(4)轻型溃疡直径约2~5 mm;口炎型(疱疹样)溃疡直径稍小,可出现十余个至数十个散在分布的小溃疡;重型(腺周口疮)溃疡可深达黏膜下层,常单发,直径大于5 mm,愈合后常留有瘢痕。

(5)溃疡疼痛明显。

(三)治疗方案的选择

根据《口腔黏膜病学》(第三版,人民卫生出版社)、《临床技术操作规范——口腔医学分册》(中华医学会编著,人民军医出版社)。

符合上述诊断依据,患者本人要求并自愿接受治疗,无药物治疗的禁忌证。

1. 局部治疗:以消炎、止痛、促进愈合为原则。

(1)消毒防腐药物;

(2)止痛药物;

(3)促进愈合药物;

(4)局部应用糖皮质激素;

(5)物理治疗。

2. 全身治疗:

(1)糖皮质激素及其他免疫抑制剂;

(2)免疫增强剂;

(3)其他辅助治疗药物。

3. 中医中药。

4. 卫生保健宣教。

（四）进入路径标准

1. 第一诊断必须符合 ICD-10：K13.752 复发性口腔溃疡。

2. 当患者同时具有其他疾病诊断，但在门诊治疗期间不需要特殊处理也不影响第一诊断的临床路径流程实施时，可以进入路径。

（五）首诊

1. 必须询问的病史：口腔病损以往发生的诱因，发病的状况（溃疡是否反复发作、间歇期长短、发作溃疡的部位、个数、大小、愈合时间、愈后有无瘢痕等）、就诊、治疗、使用药物等的经过。

（1）皮肤病损、外阴病损、眼部病损。

（2）其他相关全身疾病。

2. 根据患者病情选择的检查项目：

（1）口腔临床检查；

（2）血细胞分析检查；

（3）免疫功能检查；

（4）活体组织检查；

（5）其他实验室检查。

（六）药物的选择与治疗时机

1. 局部治疗：

（1）去除各种刺激因素：如去除牙垢牙石，保持口腔卫生，调整咬合，去除不良刺激因素。

（2）消毒防腐药物：用药时间及剂型视病情而定。

（3）止痛药物：用药时间视病情而定。

（4）糖皮质激素局部应用：对经久不愈或疼痛明显的溃疡，如重型复发性口腔溃疡，用药时间视病情而定。

（5）物理治疗：治疗时间视病情而定。

（6）中医中药局部应用。

2. 全身治疗：

（1）糖皮质激素和/或其他免疫抑制剂：对频繁发作的重型或口炎型（又称疱疹样）复发性口腔溃疡者可联合应用，视病情而定。

（2）免疫增强剂：应用视病情而定。

（3）其他辅助治疗药物：补充维生素类和微量元素等。

3. 中医中药：辨证论治。

4. 卫生健康宣教。

（七）疗效标准

1. 疼痛缓解，溃疡愈合。

2. 溃疡发作的间歇时间延长和/或溃疡个数减少。

（八）预防

寻找复发诱因，避免和减少诱发因素的刺激。

（九）变异及原因分析

治疗过程中，出现或符合以下情况时：

1. 伴全身系统性疾病的患者；

2. 符合白塞病(贝赫切特综合征)的症状和体征者;

3. 长期不愈(大于 1 个月)的重型口腔溃疡患者;

4. 出现严重并发症者;

5. 出现变异情况,必要时需进行相关辅助检查(血细胞分析、免疫功能、活体组织检查、结核菌素试验、胃肠道检查等)诊断和治疗,以及请相关学科会诊。

二、复发性口腔溃疡临床路径表单

适用对象:第一诊断为复发性口腔溃疡(ICD-10:K13.752)

患者姓名:_____ 性别:_____ 年龄:_____ 门诊号:_____

初诊日期:_____年___月___日 复诊日期:_____年___月___日

时间	首 诊	复 诊
主要诊疗工作	□询问病史及体格检查 □完成病历书写 □完成初步病情评估和治疗方案 □必要时请相关科室会诊(根据病情需要) □向患者及其家属交待注意事项 □签署治疗计划和治疗费用知情同意书	□记录治疗后病情变化 □根据实验室检查的结果,完成病情评估并完善治疗计划 □必要时请相关科室会诊(根据病情需要)
重点医嘱	**局部治疗** □消毒防腐药物 □止痛药物 □促进溃疡愈合药物 □糖皮质激素局部应用 □物理治疗 □洁治 □中医中药 **全身治疗** □糖皮质激素及其他免疫抑制剂 □免疫增强剂 □其他辅助治疗药物 □中医中药 **化验检查** □血常规 □免疫功能检查 □其他实验室检查 **临时医嘱** □相关科室会诊 **医嘱** □疾病预防和注意事项宣教	**长期医嘱** □消毒防腐药物 □止痛药物 □促进溃疡愈合药物 □糖皮质激素局部、全身应用(根据病情需要) □其他免疫制剂(根据病情需要) □洁治 □中医中药 **化验检查** □活体组织检查 □结核菌素试验 □胃肠道检查等 □其他实验室检查 **临时医嘱** □相关科室会诊 **长期医嘱** □疾病预防和注意事项宣教 □定期复查
病情变异记录	□无　□有,原因: 1. 2.	□无　□有,原因: 1. 2.
医师签名		

附录2.5 口疮(复发性口腔溃疡)中医临床路径(试行版)

路径说明:本路径适用于西医诊断为复发性口腔溃疡急性发作期的门诊患者。

一、口疮(复发性口腔溃疡)中医临床路径标准门诊流程

(一)适用对象

中医诊断:第一诊断为口疮(TCD编码:BRK060)。

西医诊断:第一诊断为复发性口腔性溃疡(ICD-10编码:K12.002)。

第一诊断为复发性口腔阿弗他溃疡(ICD-10编码:K12.006)。

(二)诊断依据

1.疾病诊断

(1)中医诊断标准:参照《中药新药研究指导原则》(中国医药科技出版社,2002年),《中医消化病》(李乾构等主编,中国中医药出版社,2006年)。

(2)西医诊断标准:参照《口腔黏膜病学》第三版(陈谦明主编,人民卫生出版社,2008年),《临床诊疗指南——口腔医学分册》(中华医学会编著,人民卫生出版社,2005年)。

2.证候诊断

参照国家中医重点专科口疮(复发性口腔溃疡)协作组制定的"口疮(复发性口腔溃疡)中医诊疗方案"。

口疮(复发性口腔溃疡)临床常见证候:

胃火炽盛证

心脾积热证

脾虚湿热证

阴虚火旺证

心脾两虚证

(三)治疗方案的选择

参照国家中医重点专科口疮(复发性口腔溃疡)协作组制定的"口疮(复发性口腔溃疡)中医诊疗方案"。

1.诊断明确,第一诊断为口疮(复发性口腔溃疡)。

2.患者适合并接受中医治疗。

(四)标准治疗时间为≤28天。

(五)进入路径标准

1.第一诊断必须符合口疮(复发性口腔溃疡)。

2.创伤性溃疡、癌性溃疡、感染性口炎、白塞氏病者不进入本路径。

3.当患者同时具有其他疾病,但不需要特殊处理,也不影响第一诊断的临床路径流程实施时,可以进入本路径。

(六)中医证候学观察

四诊合参,收集该病种不同证候的主症、次症、舌、脉特点,注意证候的动态变化。

（七）门诊检查项目

1. 必须的检查项目

（1）血常规、尿常规、便常规；

（2）肝功能、肾功能；

（3）心电图。

2. 可选择的检查项目：根据病情需要，可选择血沉、免疫功能、口腔黏膜病理等。

（八）治疗方法

1. 辨证选择口服中药汤剂或中成药

（1）胃火炽盛证：清胃降火，通腑泄热。

（2）心脾炽热证：清心泻肝，导热下行。

（3）脾虚湿热证：健脾益气，清化湿热。

（4）阴虚火旺证：滋阴清热，降火敛疮。

（5）心脾两虚证：补益心脾，收肌敛疮。

2. 针灸疗法

（1）针灸；

（2）耳针。

3. 特色疗法

（1）局部用药；

（2）穴位贴敷。

4. 健康指导

（九）完成路径标准

1. 疼痛减轻或消失。

2. 溃疡面缩小或消失。

（十）变异及原因分析

1. 病情变化，需要延长治疗时间，增加治疗费用。

2. 病情加重或持续不缓解者，需进一步检查，排除全身系统性疾病。

3. 出血严重并发症，需要特殊处理，退出本路径。

4. 因患者及其家属意愿而影响本路径的执行时，退出本路径。

二、口疮(复发性口腔溃疡)中医临床路径门诊表单

适用对象:第一诊断为口疮(复发性口腔溃疡)(TCD 编号:BRK060、ICD-10 编号:K12.00 或 K12.006)

患者姓名:_____ 性别:_____ 年龄:_____ 门诊号:_____

进入路径时间_____年___月___日   结束路径时间:_____年___月___日

标准治疗时间为≤28 天   实际治疗时间:_____

时间	_____年___月___日 (第一天)	_____年___月___日 (第2~3周)	_____年___月___日 (第4周)
主要诊疗工作	□询问病史、体格检查 □采集中医证候判断 □病情评估 □完成辅助检查 □完成门诊初诊病历	□询问病史、体格检查 □采集中医四诊信息 □进行中医证候判断 □根据患者病情变化及对治疗反应调整治疗方案 □完成门诊复诊病历 □不良反应记录	□询问病史、体格检查 □采集中医四诊信息 □进行中医证候判断 □根据患者病情变化及对治疗反应调整治疗方案 □完成门诊复诊病历 □不良反应记录
重点医嘱	门诊医嘱 □进行疾病宣教 □清淡、易消化饮食 □中药汤剂 □中成药(视病情) □针灸疗法(视病情) □特色疗法(视病情) □必要检查:血常规、肝功能、肾功能、心电图 □选作检查:血沉、免疫七项、口腔黏膜病理(必要时)	门诊医嘱 □清淡、易消化饮食 □中药汤剂 □中成药(视病情) □针灸疗法(视病情) □特色疗法(视病情)	门诊医嘱 □清淡、易消化饮食 □中药汤剂 □中成药(视病情) □针灸疗法(视病情) □特色疗法(视病情) □检查:心电图、肝肾功能、心电图复查(必要时)
病情变异记录	□无　□有,原因: 1. 2.	□无　□有,原因: 1. 2.	
医师签名			

附录 3 RAU 分型探讨及顽固性 RAU 治疗进展

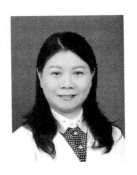

王文梅,教授、主任医师。享受国务院特殊津贴专家,江苏省有突出贡献中青年专家。现任南京大学医学院附属口腔医院(南京市口腔医院)副院长。兼任中华口腔医学会中西医结合专业委员会副主任委员,江苏省口腔医学会副会长,*Journal of Dentistry and Oral Biology*、*Clinics in Oncology*、《口腔医学研究》《临床口腔医学杂志》等学术期刊编委,《口腔黏膜病学》研究生教材编委。从事口腔黏膜病学医疗、教学和科研工作 30 余年,临床经验丰富。先后主持国家级和省、市级科研课题 18 项,发表论文百余篇,主编及参编专著 8 部,获江苏省科技进步二等奖、江苏省卫生厅引进医学新技术二等奖、南京市科技进步二等奖以及江苏医学科技奖十余项。

摘要: 复发性阿弗他溃疡(recurrent aphthous ucler,RAU)是最常见且治疗较棘手的口腔黏膜病。文章综述国内外文献,根据溃疡复发的临床特征,探讨 RAU 临床分型,即顽固性 RAU 和普通性 RAU 两类,并就目前临床上用于治疗顽固性 RAU 的药物,如糖皮质激素、沙利度胺、白芍总苷,以及其他免疫调节剂、中医中药等进行综述探讨,以期为临床医生提供帮助。

关键词: 顽固性复发性阿弗他溃疡;糖皮质激素;沙利度胺;白芍总苷

中图分类号: R78 **文献标志码:** A

Classification of RAU and treatment for refractory RAU.

WANG Wen-mei, DUAN Ning. Nanjing Stomatological Hospital, Medical School of Nanjing University, Nanjing 210008, China
Corresponding author: WANG Wen-mei, E-mail: wangwen mei0102@163.com

Abstract: Recurrent aphthous ulcer (RAU) is a most common disease of oral mucosa and it

基金项目:国家自然科学基金(81570978,81400521);江苏省临床医学科技专项(BL2014018);江苏省医学青年人才项目(QNRC2016118)

作者单位:南京大学医学院附属口腔医院(南京市口腔医院)口腔黏膜病科,江苏 南京 210008

通信作者:王文梅,电子信箱: wangwenmei0102@163.com

is difficult to be treated. In this review, the classification of RAU and the treatment for refractory RAU were discussed. According to the literature and clinical data, RAU can be classified into two types: refractory and general RAU. The update of the currently used medicines in the treatment of refractory RAU, such as glucocorticoids, thalidomide, total glucosides of paeony, other immunomodulators, traditional Chinese medicine and so on, is summarized in order to provide help for clinicians.

Keywords: refractory recurrent aphthous ulcer; glucocorticoid; thalidomide; total glucosides of paeony

复发性阿弗他溃疡(recurrent aphthous ulcer,RAU),又名复发性阿弗他口炎 (recurrent aphthous stomatitis,RAS),是最常见的一种口腔黏膜病,其患病率高居口腔黏膜病之首(10%～25%,甚至更高)。RAU 最初于 1898 年由 Johann von Mikulicz-Ra-decki 命名,所以又将 Lehner's 分型中的轻型 RAU 称之为 Mikulicz's 口疮。RAU 以反复发作的口腔黏膜溃疡为主要表现,病损多呈圆形或椭圆形,有周期性、复发性、自限性,具有"黄、红、凹、痛"的临床特征。目前,RAU 的临床分型有一定局限性,RAU(特别是顽固性 RAU)的治疗仍比较棘手。

1. RAU 的分型、分类及命名

1.1 国际分型 目前临床上 RAU 的分类主要沿用的是 1968 年提出的 Lehner's 传统分型方法,该方法根据患者的临床特征(如溃疡大小、数量和是否形成瘢痕等)将 RAU 分为 3 型:轻型、重型及疱疹型。1969 年,Cooke 在考虑了系统型疾病的基础 上,将 RAU 分类为:小型、大型、疱疹样型及白塞病。除了以上的分类方法,国外有些学者把复杂难治的或严重的 RAU 单独列出讨论[1-10]。这类 RAU 都有共同的特征:严重的几乎持续、多发的口腔溃疡,或持续的大于 3 个溃疡。部分学者认为这类 RAU 可能发展成为白塞病。

1.2 国内对复杂难治的 RAU 的命名 在 CNKI 检索的文献中,最早可以查阅到北京市口腔医院牙周病科针灸室于 1956 年在采用针灸疗法治疗口腔疾患中提出了顽固性溃疡的概念[11];1978 年,肖学和等[12]应用中西医结合治疗顽固性口腔溃疡,取得了一定疗效;1982 年,许姜泽[13]将一种药物治疗效果不佳的较难治愈的口腔溃疡定义为顽固性感染性口腔溃疡或口腔顽固溃疡。此后,还有多位学者描述了顽固性复发性口腔溃疡或顽固性口腔溃疡[14-19]。总结其特点为:发病时间长(病程超过半年、1 年或 2 年),间隔时间短,反复发作(溃疡复发频率≥1 次/月,甚至连续不断),溃疡症状重,经服用各种中西药物效果不甚理想;须排除全身系统性疾病引起的溃疡(如白塞病、自身免疫性疾病)、药物引起的口腔溃疡、创伤性溃疡等。2000 年,郑际烈[20]根据临床诊断与治疗的特点,把 RAU 细分为以下 4 类:普通型、系统型(白塞病)、独特型(成人型、青少年型腺周口疮)、表征型(如肝外表现、肠外表现、血液表征、病毒感染表征、克罗恩病等)。

1.3 笔者的观点 从临床角度看,以上这些分型的实用意义不大。而且对 RAU 的典型特征——周期性、复发性,以及治疗效果等情形未完全考虑进去。为了恰当地诊断和治疗 RAU,对 RAU 患者的临床评估除了需要基于形态学、严重程度(轻与重)进行分类外,还要关注溃疡复发的频率和疗效,同时排除其他原因导致的严重口腔溃疡以及系统性疾病相关的复杂口腔炎症。因此,笔者检索国内外文献,参考国内外学者的研究,总结 RAU 患者临床资料,排除系统性疾病和全身性疾病的口腔表现,并综合专家的意见,将 RAU 分为两类:一类发作频繁或几乎连续性复发(每月发作至少 1 次,累计 50% 以上的时间口腔黏膜伴有溃疡),间歇期短,称为顽固性 RAU;另一类发作不频繁,数月发作一次,间歇期长,称为普通性 RAU。普通性 RAU 不用药或通过一般药物治疗(局部用药、口服维生素类等)也能很快愈合。而顽固性 RAU 对一般治疗药物疗效不佳,需要系统的规范化治疗。顽固性 RAU 严重困扰患者的生活工作,严重影响患者的生活质量,是临床医生关注的焦点,也是患者亟待治疗的疾病。文章第二部分就顽固性 RAU 的临床治疗进行综述探讨。

2. 顽固性 RAU 的治疗进展

虽然近年来对顽固性 RAU 治疗的研究逐渐增多,但因其发作频率高、程度严重,治疗较为棘手,目前国内外尚缺乏治疗该疾病的特效药物。普通性 RAU 患者一般不需要药物治疗或以局部治疗为主;而顽固性 RAU 患者局部治疗效果不明显,需要进行全身治疗[21]。目前顽固性 RAU 的治疗主张全身和局部结合、中西医结合、生理心理结合,主要是针对或依据患者的临床症状、病程持续时间、病情严重程度、体质反应状态而定,以消除致病因素、减轻症状、缩短病程、控制复发、缓解病情和促进愈合,甚至需要多学科协同诊疗。本文就目前临床上用于顽固性 RAU 治疗的药物,如糖皮质激素、沙利度胺、白芍总苷,以及其他免疫调节剂、中医中药等进行综述。

2.1　糖皮质激素　糖皮质激素是由肾上腺皮质中分泌的一类甾体激素,主要为皮质醇,具有调节糖、脂肪、蛋白质的生物合成和代谢的作用,还具有抑制免疫应答、抗炎、抗毒、抗休克作用。临床局部或全身应用糖皮质激素治疗顽固性 RAU 获得了肯定疗效。

2.1.1　糖皮质激素的局部应用　糖皮质激素的局部应用相对比较方便,副反应小,使用剂型多样、种类繁多,常用药物包括以下几类:① 软膏类:包括曲安奈德口腔软膏、泼尼松软膏、地塞米松软膏等;② 膜剂:代表药物为地塞米松贴膜,另外一种含有低剂量(1 mg)泼尼松龙磷酸钠的双层口腔贴膜在临床研究应用中取得了不错的疗效[22];③ 散剂:有复方皮质散等;④ 溶液:有倍他米松含漱液等;⑤ 黏贴片:有氢化可的松黏贴片等;⑥ 其他:包括糖皮质激素的喷雾剂、乳膏等剂型。但由于部分局部用药为各单位自制药品,以及超说明书用药、适应证、禁忌证等原因,使得大部分局部糖皮质激素用药未能得到广泛认可。

2.1.2　糖皮质激素的全身应用　中华口腔医学会口腔黏膜病专业委员会和中西医结合专业委员会最新通过的 RAU 诊疗指南提出,对于症状较重或复发比较频繁的患者可以采取全身使用糖皮质激素[23]。糖皮质激素的全身应用在促进 RAU 病损愈合方面具有显著作用,可以控制急性严重的 RAU 发作。笔者团队通过给患者口服小剂量泼尼松短疗程治疗顽固性 RAU,调节体液免疫,证实能够延长顽固性 RAU 间歇期,减轻疼痛,且安全有效[24]。此外,小剂量的糖皮质激素还可以与左旋咪唑联合、与肿痛安等中药联合治疗顽固性 RAU。糖皮质激素中泼尼松为一线全身治疗药物。同时,使用泼尼松也可以降低药物诱导的口腔溃疡的严重程度及发病率。

值得一提的是,糖皮质激素长期大剂量使用易出现肾上腺皮质功能亢进、骨质疏松、血压异常等并发症,因此应谨慎控制药量。对于患有某些疾病的患者,应用糖皮质激素属于相对或绝对禁忌,如:抗生素不能控制的病毒、真菌等感染,胃、十二指肠或角膜溃疡;严重不能控制的高血压、动脉硬化、糖尿病;严重骨质疏松、骨折、肾上腺皮质功能亢进症;严重的精神病和癫痫、心或肾功能不全等。以上患者在被允许使用糖皮质激素情况下,使用过程中需要严密监测。

2.2　沙利度胺及来那度胺　沙利度胺及其衍生物目前在临床中用于治疗顽固性 RAU 取得了一定疗效。在此,有必要回顾一下沙利度胺的治疗疾病历程:沙利度胺为谷氨酸衍生物,又名"反应停""酞胺哌啶酮"等,1957 年作为镇吐镇静药物投放市场,1961 年发现它与"海豹儿"有关而退市,1963 年禁止上市;后又因为发现其有免疫调节和抗炎的作用,可用于控制瘤型麻风反应症,使人们对其有了新的认识,再次引起关注。目前沙利度胺已被用于治疗多种疑难疾病,在治疗严重的、难治的口腔溃疡中有缓解疼痛、缩短病程、预防复发等疗效,可以单独或与其他药物联合治疗顽固性 RAU[2,6]。沙利度胺治疗难治性疾病获得的疗效,引起了人们对其药理作用的广泛关注。研究发现,沙利度胺治疗机制涉及调控多种炎症因子,如 TNF-α、IFN-γ、IL-10、IL-12、COX-2 以及 NF-κB 等。沙利度胺的小剂量应用已成为趋势,用量在 50～100 mg/d 治疗顽固性 RAU 效果好,不良反应小,但维持剂量和疗程尚不统一。沙利度胺常见的不良反应有:致畸性、与总剂量有关但与疗程及每日剂量无关的周围神经炎,还有嗜睡、头晕、便秘、口干、四肢水肿、皮疹等;少见的不良反应有:恶心、深静脉血栓、低血压、心动过缓等。2012 年,加拿大有学者报道了沙利度胺可以导致可逆性后部脑病综合征。沙利度胺的不良反应大部分均轻微并可以耐受,停药后可以消退,部分不良反应特别是周围神经炎停药后有不可恢复的可能。此外,在溃疡性疾病方面,沙利度胺治疗人类免疫缺陷病毒(HIV)感染相关[2]及白血病继发的口腔溃疡患者可获得有益的疗效;其亦可以用于治疗白塞病、克罗恩病、乳糜泻等疾病。

临床上,沙利度胺亦被用于治疗儿童的一线顽疾。有文献报道,沙利度胺作为儿童 RAU 的二线用药,12 岁以上的儿童较 12 岁以下的儿童容易发生周围神经病变,机制有待进一步探讨;在个别报道儿童中有罕见的血栓并发症发生。由于不良反应严重及说明书注明,沙利度胺在儿童中使用受限。

来那度胺是沙利度胺的化学类似物,与沙利度胺相比,其不良反应相对较轻。来那度胺最常用于与地塞米松合用,治疗曾接受过至少一种疗法的多发性骨髓瘤的成年患者,也可以用于治疗对于不能耐受一线药物或对一线药物治疗无反应的复杂的口腔溃疡以及白塞病[3],包括青少年的顽固性口腔溃疡。因为来那度胺结构与沙利度胺相似,因此也需关注该药的副反应。据报道,来那度胺的主要副反应是静脉血栓栓塞,还有全血细胞减少、自身免疫性溶血性贫血、心动过缓、失明、肝功能检查异常、脑缺血、情绪波动、幻觉等。在动物试验中发现,来那度胺诱发畸形的作用与沙利度胺相似,孕妇禁用,说明书建议本品不应在 0～17 岁患者中使用。鉴于来那度胺有以上的副反应,而且价格昂贵,该药用于治疗顽固性 RAU 亦受到限制。

2.3　白芍总苷　具有调节免疫功能的白芍总苷目前已被用于临床治疗顽固性 RAU。白芍总苷是从白芍中提取的一组单萜类物质,其主要成分包括芍药苷、羟基芍药苷、芍药花苷、芍药内酯苷、苯甲酰芍药苷等,具有调节免疫、抗炎、护肝、护肾、抗抑郁及影响细胞增殖等功能,在皮肤科、风湿免疫科已经广泛应用。其发挥调节免疫功能的机制可能为:① 抑制异常活化的单核巨噬细胞功能,抑制其过度分泌 IL-1 与 H_2O_2,使低下的 IL-2 恢复正常;② 可抑制内毒素处理的人单核细胞中细胞间黏附分子-1(ICAM-1)的表达;③ 抑制 B 淋巴细胞的增殖反应,从而抑制 B 细胞过度分泌 IgM、IgG 抗体;④ 可增加特异性 Ts 数目,提高其活性,使 Th1/Th2 比例恢复正常,并且有保护红细胞膜以及保肝作用[25]。白芍总苷治疗RAU 安全有效,副反应小。RAU 患者应用白芍总苷可以减少溃疡数目,总间歇期均延长,与其他药物联合(枸杞多糖、沙利度胺)治疗,检测显示患者体液免疫及细胞免疫状况均有一定改变[26]。

2.4 其他免疫调节剂 顽固性 RAU,根据全身免疫情况,可以采用免疫调节剂,除以上药物外,还有秋水仙碱、雷公藤多苷、硫唑嘌呤、环磷酰胺、甲氨蝶呤、环孢素等药物。秋水仙碱能减缓疼痛,缩短发作频率,其机制可能是降低了嗜中性细胞的趋化功能。单独用秋水仙碱治疗严重的 RAU 有效,但停药后易复发[27]。秋水仙碱联合氨苯砜是有效的安全治疗方法,可以用于治疗复杂的溃疡性疾病包括顽固性口腔溃疡。雷公藤口腔缓释膜局部治疗RAU 有效。口服雷公藤治疗顽固性口腔溃疡临床亦取得明确疗效[17,19]。

此外,生物制剂如英夫利昔单抗、阿达木单抗等[4,7-8],雌激素、尼古丁替代疗法也可用于治疗难治性口腔溃疡。

2.5 中医中药 祖国医学认为,RAU 属于"口破""口疡"" 口糜""口疮"等。《内经》曰:"夫口之为病……或为糜烂生疮,原其所因,未有不因七情烦扰,五味过伤之所致也。"《寿世保元·卷六·口舌》"一论上焦虚热,发热作渴,饮食劳役则体倦,此内伤气血,而作口舌生疮者……一论口疮连年不愈者,此虚火也。"与顽固性 RAU 的特征符合。祖国医学对顽固性 RAU 的诊治也是百家争鸣、百花齐放。顽固性 RAU 常虚实夹杂,临床用药需要虚实论治,当根据具体病情辨证分析、病症结合,辨证施治可根据四诊八纲进行。

2.5.1 局部治疗 心脾积热证者用珠黄散、锡类散、冰硼散等散剂涂布。阴虚火旺证者可用养阴生肌散涂布。阳虚伏火证者可用阳和汤漱口。口疮属阳虚伏火者,可选用附子、吴茱萸等研末脂调敷足心或肉桂泡水含漱以温通气血,敛火生津。五倍子磨粉敷于溃疡面以促进溃疡愈合。

2.5.2 全身治疗 脾胃伏火型宜清热泻火、凉血通便,方用凉膈散、清胃散、玉女煎等。心脾积热宜清热泻火,方用导赤散、泻黄散等。肝郁蕴热型宜清肝泻火、理气凉血,方用龙胆泻肝汤、小柴胡汤等。阴虚火旺型宜滋阴清热,方用六味地黄汤、杞菊地黄汤、甘露饮、知柏地黄丸等。脾虚湿困型宜健脾利湿,方用健脾胜湿汤、平胃散等。气血两虚型宜气血双补,方用补中益气汤、参苓白术散等。阳虚浮火型,方用附子理中汤、八珍汤。

2.5.3 针灸 ① 体针:取合谷、曲池、足三里、颊车、承浆,虚证用补法,实证用泻法,中度刺激。② 耳针:取心、脾、肝、肾、口、咽喉穴,埋针。③ 灸法:艾灸神阙穴。神阙穴为心肾交通之要点,任脉之要穴,灸之可起到温阳通络,流通血脉的作用。

2.6 心理治疗 顽固性 RAU 发作频繁、间歇期短,常给患者生活上造成一定的影响,并使其对疾病的预后有不同程度的担心,导致焦虑、抑郁、心因性躯体化症状、睡眠障碍和社会支持降低等。因此,顽固性 RAU 必要时需要辅助一定的心理治疗。

3. 预防

顽固性 RAU 的发生在很大程度上与患者个人的全身情况相关,在日常生活中,注意口腔卫生、避免辛辣刺激食物、避免过度疲劳、保证充足的睡眠时间、注意生活规律、注意膳食均衡、养成定时排便的习惯防止便秘、保持心情舒畅等,尽量避免诱发因素,可减轻发作频率。

4. 展望

正确地认识顽固性 RAU,对目前的临床工作而言,是非常必要、迫切的一项工作。通过科学、系统的研究,尝试在 RAU 新分型基础上,明确顽固性 RAU 的疗效,使治疗决策建立在科学证据的基础之上,符合循证医学的原则,并探索确定顽固性 RAU 的治疗规范,对于合理使用医疗资源、提高治疗成功率、提高患者生活质量都有着重大的意义。同时,在保障医疗质量、保障医疗安全的同时,也必将带来良好的经济效益和社会效益。

参考文献

[1] Wahba-Yahav A V. Pentoxifylline in intractable recurrent aphthous stomatitis：An open trial[J]. J Am Acad Dermatol，1995,33(4):680 - 682.

[2] Paterson D L,Georghiou P R,llworth A M,et al. Thalidomide as treatment of refractory aphthous ulceration related to human immunodeficiency virus infection[J]. Clin Infect Dis，1995,20(2):250 - 254.

[3] Kalampokis I, Rabinovich C E. Successful management of refractory pediatric-onset complex aphthosis with lenalidomide[J]. J Clin Rheumatol,2014,20(4)：221 - 223.

[4] Ryu H J,Seo M R,Choi H J,et al. Infliximab for refractory oral ulcers[J]. Am J Otolaryngol，2014,35(5)：664 - 668.

[5] Sand F L,Thomsen S F. Efficacy and safety of TNF-α inhibitors in refractory primary complex aphthosis：A patient series and overview of the literature[J]. J Dermatolog Treat,2013,24(6)：444 - 446.

[6] Cheng S, Murphy R. Refractory aphthous ulceration treated with thalidomide：A report of 10 years' clinical experience[J]. Clin Exp Dermatol,2012,37(2)：132 - 135.

[7] Jacobi A,Debus D,Schuler G, et al. Infliximab in a patient with refractory mucosal aphthosis[J]. J Eur Acad Dermatol Venereol, 2008,22(1):109 - 110.

[8] Vujevich J, Zirwas M. Treatment of severe, recalcitrant, major aphthous stomatitis with adalimumab[J]. Cutis,2005,76(2):129 - 132.

[9] Greer R O,Richardson J F. Refractory ulcerative stomatitis：Report of a case in a patient with Hodgkin's disease[J]. J Oral Med, 1974,29(2)：45 - 48.

[10] Sarmadi M, Ship J A. Refractory major aphthous stomatitis managed with systemic immunosuppressants：A case report[J]. Quintessence Int, 2004, 35(1)：39 - 48.

[11] 北京市口腔医院牙周病科针灸室. 应用针灸疗法治疗口腔疾患的初步总结[J]. 中医杂志,1956,2(9):489 - 491.

[12] 肖学和,徐发珍,郑学恕. 中西医结合治疗顽固性口腔溃疡一例[J]. 武汉新医药,1978,8(3):19 - 20.

[13] 许姜泽. 口腔顽固溃疡 9 例治验[J]. 中医杂志,1982,28(9):33 - 34.

［14］王而川.黄腐酸钠口服液对顽固性复发性口腔溃疡的疗效观察［J］.腐植酸,1993,15(4)：41－43.

［15］李光,陈素华.引火归元辨证治疗顽固性口腔溃疡［J］.云南中医学院学报,1996,19(2)：22－24.

［16］李蓉,周鸿耀,张静萍,等.顽固性口腔溃疡的免疫状况探讨［J］.现代口腔医学杂志,1996,10(4)：245.

［17］冯冬雄.甘草锌、丹参、雷公藤联合治疗顽固性阿弗他溃疡临床疗效观察［J］.江西医学院学报,2009,54(11)：95－96.

［18］刘菁彧.左旋咪唑片治疗顽固性复发性阿弗他溃疡临床疗效观察［J］.新疆医学,2009,39(10)：68－70.

［19］邓莉.雷公藤治疗顽固性复发性阿弗他溃疡的临床效果评价［J］.当代医学,2011,17(22)：136－137.

［20］郑际烈.复发性口疮的分类［J］.临床口腔医学杂志,2000,16(1)：62－63.

［21］陈谦明.口腔黏膜病学［M］.4版.北京：人民卫生出版社,2012：70－71.

［22］Farid R M,Wen M M. Promote recurrent aphthous ulcer healing with low dose prednisolone bilayer mucoadhesive buccal film［J］.Curr Drug Deliv,2017,14(1)：123－135.

［23］中华口腔医学会口腔黏膜病专业委员会,中华口腔医学会中西医结合专业委员会.复发性阿弗他溃疡诊疗指南(试行)［J］.中华口腔医学杂志,2012,47(7)：402－404.

［24］阮欢欢,王文梅,王翔,等.小剂量短疗程泼尼松治疗顽固性复发性阿弗他溃疡的疗效及免疫改变［J］.口腔医学研究,2017,33(1)：47－50.

［25］郑琳颖,潘竞锵,吕俊华,等.白芍总苷药理作用研究［J］.广州医药,2011,42(3)：66－69.

［26］王婧姣,李莉,徐武清,等.枸杞多糖联合白芍总苷治疗复发性阿弗他溃疡的疗效评定［J］.口腔医学,2014,34(9)：658－661.

［27］何海波,张志闻,芮菊华,等.秋水仙碱治疗复发性阿弗他溃疡1年疗效观察［J］.中国实用口腔科杂志,2012,5(4)：232－234.

(本文原载于《中国实用口腔科杂志》2017年9月第10卷第9期)

附录4 沙利度胺治疗顽固性口腔溃疡类疾病的疗效分析及毒性管理

　　口腔溃疡是口腔黏膜疾病中最常见的一种症状,除口腔黏膜最常见疾病复发性阿弗他溃疡的临床症状外,还与全身系统性疾病相关或为系统性疾病在口腔的表征,例如白塞氏病、中性粒细胞减少症、克罗恩病、PFAPA综合征、艾滋病等。[1-2]这类疾病常常表现为顽固性口腔溃疡,表现为频繁复发或经久不愈(以下简称顽固性口腔溃疡类疾病),严重影响患者的生活质量,是亟待治疗的疾病,也是临床医生关注的焦点。然而一般治疗药物对这类疾病的疗效常常不佳,大量研究发现,沙利度胺作为一种特殊的免疫调节剂,在治疗顽固性口腔溃疡类疾病中取得了显著疗效。本文将从沙利度胺的药理作用、疗效分析、毒性管理、用药方案四个方面对沙利度胺治疗顽固性口腔溃疡类疾病进行探讨。

1. 沙利度胺的药理作用

　　沙利度胺(Thalidomide)是一种谷氨酸衍生物,又名"酞胺哌啶酮""反应停"等。[3]1956年,沙利度胺作为镇静药广泛应用于失眠及妊娠反应的治疗,1961年因其致畸性被撤出市场。1965年,Sheskin发现沙利度胺可有效减轻麻风结节性红斑患者的皮肤症状,随后又发现它有抗肿瘤坏死因子(TNF-α)作用和抗血管新生作用,再次引起关注。1998年,沙利度胺作为抗麻风结节性红斑药物,被食品药品监督管理局批准上市。[4]目前,沙利度胺已被用于治疗多种口腔黏膜疑难疾病,包括顽固性复发性阿弗他溃疡、白塞氏病、HIV相关性口腔溃疡、口腔扁平苔藓、慢性盘状红斑狼疮、大疱性疾病等,可以单独或与其他药物联合用药,并取得了良好的治疗效果。[5-6]通过查阅近年来国内外文献,我们对沙利度胺治疗顽固性口腔溃疡类疾病的药理作用进行了以下总结:

1.1 抗炎作用

　　目前,复发性阿弗他溃疡(Recurrent Aphthous Ulcer,RAU)的病因尚不明确,研究发现RAU患者外周血单核细胞分泌的TNF-α、IFN-c、IL-2水平明显增加,抗炎细胞因子TGF-b和IL-10分泌显著减少。沙利度胺具有抑制TNF-α的作用,其作用机制是通过活化单核细胞来抑制TNF-α生成,并通过分解TNF的信使RNA,来抑制TNF-α蛋白的合成。[7-8]沙利

　　作者单位:南京大学医学院附属口腔医院(南京市口腔医院)
　　作　　者:王文梅　刘婷
　　基金项目:国家自然科学基金(81570978);
　　江苏省临床医学科技专项(BL2014018);
　　江苏省青年医学人才(QNRC2016118).

度胺通过对 TNF-α 的抑制,可导致 IL-1β、IL-6、IL-8、GM-CSF 的合成减少,进而减轻炎症反应。此外,沙利度胺可阻断 NF-κB 的表达,而 NF-κB 是 TNF-α、IL-8、IL-12 及其他一些细胞因子的必须转录因子,从而抑制了炎性因子的产生,减轻了慢性炎症疾病的炎性反应。[9-10]

1.2 免疫调节作用

沙利度胺还是一种有力的免疫调节剂,其可通过调节 CD4+/CD8+ T 细胞比例、选择性抑制 CD4+ 效应 T 细胞的增殖、维持 Th1/Th2 平衡等方式调节免疫。有研究认为溃疡形成主要取决于 Th1 型细胞免疫应答的激活,以及 Th1/Th2 免疫失衡。研究显示 RAU 及白塞氏病(Behçet's disease,BD)患者中 Th1 细胞因子的分泌量明显高于对照组。[11-12]此外,研究发现 RAU 患者 CD4+ T 细胞比例降低,CD4+/CD8+ 细胞比值下降。而沙利度胺可以对 T 细胞产生协同刺激作用,抑制体内 Th1 细胞,增加体内 Th2 细胞,同时调节 CD4+/CD8+ T 细胞比例,达到调节免疫功能。[13-14]

1.3 抗血管生成作用

沙利度胺通过抑制血管内皮生长因子(VEGF)和成纤维细胞生长因子(FGF)的表达,促进新生血管内皮细胞凋亡,发挥抗血管生成的作用。在癌症、风湿性疾病、慢性炎性疾病和 BD 患者中均检测到血浆中 VEGF 水平升高。[15-16]BD 的一个突出特点为系统性炎症,在其活跃阶段,观察到 VEGF 可诱导 Th1 极化,[17]而 Th1 极化的免疫反应在溃疡的发病机制中具有重要作用,[18]研究发现,BD 患者的口腔溃疡组织中 VEGF 高表达,认为 VEGF 在 BD 患者的口腔溃疡病灶中发挥着重要作用。[19]RAU 患者的溃疡病损处血管生成增加,而过量的血管生成可能会抑制溃疡的表皮细胞再生,而沙利度胺作为一种血管生成抑制剂,可能通过这一途径促进了溃疡的愈合。[20]

2. 沙利度胺的疗效分析

临床研究报道,在治疗顽固性口腔溃疡类疾病方面,沙利度胺可用于顽固性复发性阿弗他溃疡、人类免疫缺陷病毒(HIV)感染相关顽固性口腔溃疡、白塞氏病,以及白血病继发的口腔溃疡、乳糜泻、克罗恩病等疾病的临床治疗。下面将重点介绍沙利度胺治疗顽固性复发性阿弗他溃疡、白塞氏病、HIV 感染相关顽固性口腔溃疡及儿童顽固性口腔溃疡的疗效。

2.1 沙利度胺治疗顽固性复发性阿弗他溃疡

1979 年,Mascaro 等首次应用沙利度胺(100 mg/d)治疗重型 RAU 及白塞氏病,疗程为 7~10 天,4 年后他总结治疗体会时发现,沙利度胺可有效缓解疼痛,缩短溃疡愈合时间,减少复发甚至不复发,多次用药后仍可达到较好的治疗效果。[21]为了确定沙利度胺的治疗效果,排除 RAU 自愈性的影响,1990 年 Revuz 使用多中心、随机、交叉对照方法,研究沙利度胺(100 mg/d)对 73 例重型 RAU 的临床治疗效果,发现沙利度胺治疗有效率(48%)显著高于安慰剂(9%)。[22]Hello 等对 2003 年 1 月至 2008 年 5 月期间,应用沙利度胺单药治疗的重型 RAU 患者,共 92 例患者,进行了多中心、回顾性、队列研究,其中包括口腔溃疡或口腔、生殖器溃疡患者 76 例,白塞氏病患者 16 例,85% 的患者在服用沙利度胺 14 天内口腔溃疡完全愈合,且完全愈合的时间与沙利度胺的初始剂量无关。[23]目前研究发现,沙利度胺针对重型 RAU 有着缓解疼痛、缩短病程、预防复发等疗效,可以单独或与其他药物联合治疗顽固性难治性 RAU。

2.2 沙利度胺治疗白塞氏病

BD 是一种慢性血管炎症型疾病,临床表现为同时或先后发生的口腔黏膜溃疡、眼、生殖器及皮肤病损,其中口腔溃疡为 BD 的首发症状,占 98% ~ 100%。[24]1998 年,Hamuryudan 等将 96 例 BD 患者分为安慰剂组、沙利度胺组(100 mg/d 及 300 mg/d 组),用药 24 周后评价治愈率(溃疡数目减少和治疗期间未再发),研究发现 300 mg/d 组治愈率为 16%,100 mg/d 组为 6%,安慰剂组为 0,且口腔溃疡较生殖器溃疡消失速度快。[25]1999 年,Wazieres 等应用小剂量沙利度胺治疗口腔、生殖器溃疡患者,包括口腔溃疡患者 8 例、口腔-生殖器溃疡患者 3 例,BD 患者 3 例,初始剂量均为 50 mg/d,疗程 1 个月,如果症状缓解,改为隔日服用,1 月后每 3 d 服用 50 mg,连续用药 4 个月后溃疡完全愈合,其中 3 例出现了神经功能降低。研究者认为小剂量治疗可达到最好的效果/毒性比值。[26]2008 年,Yasui 等对 7 例青少年胃肠型 BD 病例进行了回顾分析,沙利度胺初始剂量为 2 mg/(kg·d),治疗中根据用药反应调整剂量,减少剂量至 0.5 mg/(kg·d) 或增加至 3 mg/(kg·d),发现患者临床症状均得到改善。[27]

2.3 沙利度胺治疗 HIV 相关性口腔溃疡

由于感染 HIV 患者抗感染及修复能力降低,可并发无明确诱因的口腔溃疡,且病损严重、发生频率增加、不易愈合、易并发机会性感染。[28]沙利度胺具有抑制 TNF-α 产生的作用,其对 TNF-α 介导的宿主防御免疫调节疾病包括 HIV 感染有效,尤其在治疗 HIV 相关性口腔溃疡方面取得了一定的疗效。

1997 年,Jacobson 等分别给予 29 例并发 RAU 的 HIV 感染患者 200 mg/d 沙利度胺或安慰剂治疗,4 周后评估治疗效果,沙利度胺组有 55%(16/29)患者溃疡完全愈合,6 名患者因毒性反应而中断治疗,主要副作用为嗜睡和皮疹;而安慰剂组仅 7%(2/29)的患者愈合。[29]1999 年,Ramirez-Amador 等采用双盲、安慰剂对照实验,将 16 例并发 RAU 的 HIV 感染患者,随机分为沙利度胺组(10 例)和安慰剂组(6 例),初始剂量为 400 mg/d,连续用药 1 周后减少剂量至 200 mg/d,连续用药 7 周。8 周后,沙利度胺组口腔溃疡的治愈率达 90%,最大溃疡直径显著减小;安慰剂组的口腔溃疡的治愈率为 33.3%,研究中 80% 的沙利度胺用药患者出现了皮疹。[30]Paterson 等对 20 例伴发有口咽、食道和直肠溃疡的 HIV 患者进行沙利度胺药物治疗(200 mg/d 持续用药 14 天),晚间服用,19 例患者效果显著。[31]此外,沙利度胺在缓解感染 HIV 病毒的患者皮肤瘙痒症状,[32]及治疗艾滋病相关的 Kaposi 肉瘤方面也取得了较好的治疗效果。[4]

2.4 沙利度胺治疗儿童顽固性口腔溃疡类疾病

有文献报道,沙利度胺可作为儿童顽固性口腔溃疡类疾病的二线用药:1993 年,Menni 等对 1 位患有 RAU 的 9 岁儿童,给予沙利度胺治疗,初始剂量为 300 mg/d,随后减为隔日 50 mg,连续用药 6 年,患儿的口腔溃疡没有复发。[33]研究发现,沙利度胺(100~200 mg/d)可有效治疗艾滋 病儿童(2~14 岁)的顽固性口腔溃疡。[34]Kari 等对 5 例白塞氏病患儿(7~16 岁),进行沙利度胺单独用药或与泼尼松龙或秋水仙碱联合用药,剂量为 1 mg/kg/wk~1 mg/kg/d,平均用药 2.2 年,发现 3 例患儿溃疡无再发,2 例患儿溃疡复发频率显著降低。[35]研究发现,12 岁以上的儿童较 12 岁以下的儿童更易并发周围神经炎,具体机制尚不明确;这提示我们在将沙利度胺用于儿童顽固性口腔溃疡治疗时,应尽量小剂量用药,特别是 12 岁以上儿童,并且在治疗期间应每 3 个月检测 1 次神经或电生理变化。此外,在个别报道中,沙利度胺用药患儿中有中风并发症的发生。[36]

3. 沙利度胺的毒性管理

沙利度胺在顽固性口腔溃疡类疾病的治疗中疗效显著,但沙利度胺是一把"双刃剑",在将其应用于临床治疗的同时,我们也要关注其引起的毒性反应,合理调整用量。沙利度胺常见的毒性反应包括致畸胎毒性、周围神经炎、嗜睡及便秘等。

3.1　沙利度胺相关致畸胎毒性

沙利度胺常见的不良反应有包括有致畸性、周围神经炎、嗜睡、倦怠、眩晕、皮疹、口鼻黏膜干燥、便秘、恶心、面部浮肿、腹痛、过敏反应等。其中,最严重的毒性反应为致畸性,因此孕妇及育龄妇女禁用。[37-38]沙利度胺致畸性具体机制尚不明确,有学者提出这与沙利度胺影响血管及软骨形成、导致细胞损伤或死亡、影响 DNA 合成和转录等相关。[39]沙利度胺的致畸性一般发生在妊娠早期,尤其是第 45～55 天,即使口服 1 次沙利度胺也可发生致畸作用。此药不影响患者的生殖器官,而是通过胎盘直接作用于胚胎,且小剂量即可致畸。目前尚无研究指出沙利度胺对人体产生致畸性的持续时间,因此,沙利度胺停用多久后可怀孕,目前尚无观察数据。此外,服用过沙利度胺的男性的精液中也可以检测到药物的存留,其浓度在 $10～250~\mu g \cdot kg^{-1}$。目前已有因男性服用沙利度胺而发生畸形胎儿的案例。[40]因此,为了安全起见,学者提出,男性患者在服用沙利度胺期间及停用沙利度胺后的 1 周内也应采取避孕措施。[41]

3.2　沙利度胺相关周围神经炎

沙利度胺相关周围神经炎的发生率为 15％～70％,其发生与沙利度胺的累积用量及病程长短有关,一旦出现应立即停药。[42-43]电生理学研究发现,沙利度胺所致的神经病变主要为轴突感觉受损,表现为对称性感觉异常:触觉丧失、疼痛反应、麻木及肌肉痉挛。[44]神经毒性发生的危险因素包括:年龄、化疗史、维生素 B_{12} 或叶酸缺乏、既往神经病变等。[45]此外,Johnson 等研究发现,沙利度胺相关神经病变与单核苷酸多态性相关,认为沙利度胺治疗后罹患神经病变的风险,可通过基因控制修复机制的多态性及周围神经系统的炎症来调控,这一发现有助于沙利度胺神经保护措施的发展。[43]

据目前统计,约 25％的周围神经炎可完全恢复,25％的患者好转或部分恢复,剩余 50％的患者停药 4～5 年后仍未恢复。Bastuji-Ga 等对 135 例沙利度胺用药后不良反应进行分析,发现神经炎发生率随着用药时间延长而下降(用药后 1 年的发生率为 20％,用药两年的发生率为 10％,用药三年为 11％),且用药剂量为 25 mg/d 时,无论用药多久,都未出现周围神经炎。研究发现,单次服用剂量小于 25 mg 时,周围神经炎发生率最低,50～75 mg 时发生率为前者的 8.2 倍。[38-46]然而,Tosi 与 Mileshkin 等认为沙利度胺引发的神经毒性与剂量无关,与疗程相关。[47-49]

3.3　沙利度胺其他相关不良反应

其他常见且不严重的毒性包括:头晕、嗜睡、困倦、头痛、便秘、口干、皮疹、四肢水肿、皮肤干燥等轻微不良反应。代谢异常包括:甲状腺功能减退、高血钾、低血钙,特别是在骨髓瘤伴肾功能障碍患者中多见。[50-51]嗜睡和便秘可被大多数患者耐受,临床上可建议患者睡前服药,并利用饮食控制来缓解便秘,对于严重便秘者,可以适当给予药物促进排便。[52]沙利度胺还有一些比较罕见的不良反应,如中毒性表皮坏死松解症、深静脉血栓、低血压、恶心、行动过缓等,但相关研究较少。其中中毒性表皮坏死松解症是一种危及生命的特殊药品不良反应,表现为全身广泛性大疱,波及全身体窍黏膜及脏器。[53]除周围神经炎及中毒性表皮坏死松解症外,大部分沙利度胺的不良反应均轻微并可耐受,停药后可以消退。

3.4　沙利度胺与其他药物的相关作用

当应用沙利度胺合并传统的细胞毒性药物治疗时,尤其是蒽环霉素类药物化疗时,深静脉血栓的风险增加。[54]当沙利度胺联合地塞米松用药时,深静脉血栓发生率可增加至17%～19%。[55]此外,沙利度胺可加强其他中枢神经抑制类药物的作用,如乙醇和巴比妥类药物等,因此嗜酒者或服用巴比妥类药物的患者,若需进行沙利度胺治疗应特别注意药物的叠加作用。[56]

4. 沙利度胺治疗顽固性口腔溃疡类疾病的用药方案

对于以往棘手的顽固性口腔溃疡类疾病,沙利度胺取得了瞩目的临床疗效,其具有缓解疼痛,缩短病程的作用。鉴于沙利度胺可导致神经毒性、致畸性、嗜睡等不良反应,小剂量用药已成为趋势,采用小剂量给药的方法既有良好的治疗效果,又能降低不良反应发生率,尤其是周围神经病变的发生,因此小剂量用药也逐渐成为一种趋势。并可配合其他的免疫抑制剂,如激素、细胞毒类药物等联合用药,以增强疗效并减少副作用。临床常用的沙利度胺用量为 50～100 mg/d,也有文献报道最大剂量可达 200 mg/d,始剂量常规为 50～100 mg/d,1 日 2 次,1 周后减为 50 mg/d, 1 日 2 次,或睡前 1 次服用,用药周期为 2 周至 2 月,具体用药剂量和疗程还需根据病情轻重程度及全身反应调整。

目前针对沙利度胺治疗顽固性口腔溃疡类疾病的临床研究和病例报道,缺乏大样本随机对照研究、用药方案高度不一致,目前没有得出规范化的治疗方案。沙利度胺治疗顽固性口腔溃疡类疾病的毒性分析及用药方案尚需进行深入研究。

参考文献

[1] Akintoye S O, Greenberg M S. Recurrent aphthous stomatitis. Dental clinics of North America, 2014, 58(2): 281 - 297.

[2] Vanoni F, Federici S, Anton J, et al. An international delphi survey for the definition of the variables for the development of new classification criteria for periodic fever aphtous stomatitis pharingitis cervical adenitis (PFAPA). Pediatric Rheumatology Online Journal, 2018,16(1): 27.

[3] Mellin G W, Katzenstein M. The saga of thalidomide. Neuropathy to embryopathy, with case reports of congenital anomalies. The New England journal of medicine, 1962,267: 1238 - 1244 concl.

[4] Wu J J, Huang D B, Pang K R, et al. Thalidomide: Dermatological indications, mechanisms of action and side-effects. The British Journal of Dermatology, 2005, 153(2): 254 - 273.

[5] Mubeen K, Siddiq M A, Jigna V R. Thalidomide: An emerging drug in oral mucosal lesions. Clinical Journal of Gastroenterology, 2009, 2(3): 149 - 155.

[6] Petropoulou H, Kontochristopoulos G, Kalogirou O, et al. Effective treatment of erosive lichen planus with thalidomide and topical tacrolimus. International Journal of Dermatology, 2006, 45(10): 1244 -

1245.

[7] Rehman W, Arfons L M, Lazarus H M. The rise, fall and subsequent triumph of thalidomide: Lessons learned in drug development. Therapeutic Advances in Hematology, 2011, 2(5): 291 - 308.

[8] Majumder S, Sreedhara S R, Banerjee S, et al. TNF alpha signaling beholds thalidomide saga: A review of mechanistic role of TNF-alpha signaling under thalidomide. Current Topics in Medicinal Chemistry, 2012, 12(13): 1456 - 1467.

[9] Keifer J A, Guttridge D C, Ashburner B P, et al. Inhibition of NF-kappa B activity by thalidomide through suppression of IkappaB kinase activity. The Journal of Biological Chemistry, 2001, 276(25): 22382 - 22387.

[10] Barnes P J, Karin M. Nuclear factor-kappa B: A pivotal transcription factor in chronic inflammatory diseases. The New England Journal of Medicine, 1997, 336(15): 1066 - 1071.

[11] Borra R C, Andrade P M, Silva I D, et al. The Th1/Th2 immune-type response of the recurrent aphthous ulceration analyzed by cDNA microarray. Journal of oral pathology & medicine (Official publication of the International Association of Oral Pathologists and the American Academy of Oral Pathology), 2004, 33(3): 140 - 146.

[12] Ozyurt K, Celik A, Sayarlioglu M, et al. Serum Th1, Th2 and Th17 cytokine profiles and alpha-enolase levels in recurrent aphthous stomatitis. Journal of oral pathology & medicine (Official publication of the International Association of Oral Pathologists and the American Academy of Oral Pathology), 2014, 43 (9): 691 - 695.

[13] McHugh S M, Rifkin I R, Deighton J, et al. The immunosuppressive drug thalidomide induces T helper cell type 2 (Th2) and concomitantly inhibits Th1 cytokine production in mitogenand antigen-stimulated human peripheral blood mononuclear cell cultures. Clinical and Experimental Immunology, 1995, 99(2): 160 - 167.

[14] Bekker L G, Haslett P, Maartens G, et al. Thalidomide-induced antigen-specific immune stimulation in patients with human immunodeficiency virus type 1 and tuberculosis. The Journal of Infectious Diseases, 2000, 181(3): 954 - 965.

[15] Folkman J. Angiogenesis in cancer, vascular, rheumatoid and other disease. Nature Medicine, 1995, 1(1): 27 - 31.

[16] El-Aarag B Y, Kasai T, Zahran M A, et al. In vitro anti-proliferative and anti-angiogenic activities of thalidomide dithiocarbamate analogs. International Immunopharmacology, 2014, 21(2): 283 - 292.

[17] Yalcindag A, Gedik-Oguz Y, Yalcindag F N. The relationship between serum levels of angiogenin, bFGF, VEGF, and ocular involvement in patients with Behcet's disease. Graefe's archive for clinical and experimental ophthalmology. Albrecht von Graefes Archiv fur klinische und experimentelle Ophthalmologie, 2013, 251(7): 1807 - 1812.

[18] Mimura M A M, Borra R C, Hirata C H W, et al. Immune response of patients with recurrent aphthous stomatitis challenged with a symbiotic. Journal of oral pathology & medicine (Official publication of the International Association of Oral Pathologists and the American Academy of Oral Pathology), 2017, 46(9): 821 - 828.

[19] Yalcin B, Arda N, Tezel G G, et al. Expressions of vascular endothelial growth factor and CD34 in oral aphthous lesions of Behcet's disease. Analytical and Quantitative Cytology and Histology, 2006, 28

(6)：303 - 306.

[20] Arbiser J L，Johnson D，Cohen C，et al. High-level expression of vascular endothelial growth factor and its receptors in an aphthous ulcer. Journal of Cutaneous Medicine and Surgery，2003，7(3)：225 - 228.

[21] Torras H，Lecha M，Mascaro J M. Thalidomide in the treatment of aphthosis and Behcet's disease. 4 years' experience. Medicina Cutanea Ibero-latino-americana，1982，10(2)：103 - 112.

[22] Revuz J，Guillaume J C，Janier M，et al. Crossover study of thalidomide vs placebo in severe recurrent aphthous stomatitis. Archives of Dermatology，1990，126(7)：923 - 927.

[23] Hello M，Barbarot S，Bastuji - Garin S，et al. Use of thalidomide for severe recurrent aphthous stomatitis：A multicenter cohort analysis. Medicine，2010，89(3)：176 - 182.

[24] Greco A，De Virgilio A，Ralli M，et al. Behcet's disease：New insights into pathophysiology，clinical features and treatment options. Autoimmunity Reviews，2018，17(6).

[25] Hamuryudan V，Mat C，Saip S，et al. Thalidomide in the treatment of the mucocutaneous lesions of the Behcet syndrome. A randomized，double-blind，placebo-controlled trial. Annals of Internal Medicine，1998，128(6)：443 - 450.

[26] de Wazieres B，Gil H，Magy N. Treatment of recurrent ulceration with low doses of thalidomide. Pilot study in 17 patients. La Revue de Medecine Interne，1999，20(7)：567 - 570.

[27] Yasui K，Uchida N，Akazawa Y，et al. Thalidomide for treatment of intestinal involvement of juvenile-onset Behcet disease. Inflammatory Bowel Diseases，2008，14(3)：396 - 400.

[28] 孟文霞,蒋李懿,赖艳群,等.1例艾滋病非典型表现引发的思考.国际口腔医学杂志,2018,45(2)：132 - 134.

[29] Jacobson J M，Greenspan J S，Spritzler J，et al. Thalidomide for the treatment of oral aphthous ulcers in patients with human immunodeficiency virus infection. (National Institute of Allergy and Infectious Diseases AIDS Clinical Trials Group.) The New England Journal of medicine，1997，336(21)：1487 - 1493.

[30] Ramirez-Amador V A，Esquivel-Pedraza L，Ponce-de-Leon S，et al. Thalidomide as therapy for human immunodeficiency virus-related oral ulcers：A double-blind placebo-controlled clinical trial. Clinical Infectious Diseases：An Official Publication of the Infectious Diseases Society of America，1999，28(4)：892 - 894.

[31] Paterson D L，Georghiou P R，Allworth A M，et al. Thalidomide as treatment of refractory aphthous ulceration related to human immunodeficiency virus infection. Clinical Infectious Diseases：An Official Publication of the Infectious Diseases Society of America，1995，20(2)：250 - 254.

[32] Maurer T，Poncelet A，Berger T. Thalidomide treatment for prurigo nodularis in human immunodeficiency virus-infected subjects：Efficacy and risk of neuropathy. Archives of Dermatology，2004，140(7)：845 - 849.

[33] Menni S，Imondi D，Brancaleone W，et al. Recurrent giant aphthous ulcers in a child：Protracted treatment with thalidomide. Pediatric Dermatology，1993，10(3)：283 - 285.

[34] Devincenzo J P，Burchet S K. Prolonged thalidomide therapy for human immunodeficiency virus-associated recurrent severe esophageal and oral aphthous ulcers. The Pediatric Infectious Disease Journal，1996，15(5)：465 - 467.

[35] Kari J A，Shah V，Dillon M J. Behcet's disease in UK children：Clinical features and treatment including thalidomide. Rheumatology (Oxford，England)，2001，40(8)：933 - 938.

[36] Gunaseelan S, Prakash A. Thalidomide-induced Stroke in a Child With Thalassemia Major. Journal of Pediatric Hematology/Oncology, 2017, 39(8): 519 - 520.

[37] Therapontos C, Erskine L, Gardner E R, et al. Thalidomide induces limb defects by preventing angiogenic outgrowth during early limb formation. Proceedings of the National Academy of Sciences of the United States of America, 2009, 106(21): 8573 - 8578.

[38] Yang C S, Kim C, Antaya R J. Review of thalidomide use in the pediatric population. Journal of the American Academy of Dermatology, 2015, 72(4): 703 - 711.

[39] Stephens T D, Fillmore B J. Hypothesis: Thalidomide embryopathy-proposed mechanism of action. Teratology, 2000, 61(3): 189 - 195.

[40] Schuler-Faccini L, Soares R C, de Sousa A C, et al. New cases of thalidomide embryopathy in Brazil. Birth Defects Research Part A Clinical and Molecular Teratology, 2007, 79(9): 671 - 672.

[41] Cheng S, Murphy R. Refractory aphthous ulceration treated with thalidomide: A report of 10 years' clinical experience. Clinical and Experimental Dermatology, 2012, 37(2): 132 - 135.

[42] Cavaletti G, Beronio A, Reni L, et al. Thalidomide sensory neurotoxicity: A clinical and neurophysiologic study. Neurology, 2004, 62(12): 2291 - 2293.

[43] Johnson D C, Corthals S L, Walker B A, et al. Genetic factors underlying the risk of thalidomide-related neuropathy in patients with multiple myeloma. Journal of Clinical Oncology: Official Journal of the American Society of Clinical Oncology, 2011, 29(7): 797 - 804.

[44] Chaudhry V, Cornblath D R, Polydefkis M, et al. Characteristics of bortezomib and thalidomide-induced peripheral neuropathy. Journal of the Peripheral Nervous System: JPNS, 2008, 13(4): 275 - 282.

[45] Tseng S, Pak G, Washenik K, et al. Rediscovering thalidomide: A review of its mechanism of action, side effects, and potential uses. Journal of the American Academy of Dermatology, 1996, 35(6): 969 - 979.

[46] Offidani M, Corvatta L, Marconi M, et al. Common and rare side-effects of low-dose thalidomide in multiple myeloma: Focus on the dose-minimizing peripheral neuropathy. European Journal of Haematology, 2004, 72(6): 403 - 409.

[47] Bastuji-Garin S, Ochonisky S, Bouche P, et al. Incidence and risk factors for thalidomide neuropathy: A prospective study of 135 dermatologic patients. The Journal of Investigative Dermatology, 2002, 119(5): 1020 - 1026.

[48] Tosi P, Zamagni E, Cellini C, et al. Neurological toxicity of long-term (>1 yr) thalidomide therapy in patients with multiple myeloma. European Journal of Haematology, 2005, 74(3): 212 - 216.

[49] Mileshkin L, Stark R, Day B, et al. Development of neuropathy in patients with myeloma treated with thalidomide: Patterns of occurrence and the role of electrophysiologic monitoring. Journal of Clinical Oncology: Official Journal of the American Society of Clinical Oncology, 2006, 24(27): 4507 - 4514.

[50] Pretz J, Medeiros B C. Thalidomideinduced pneumonitis in a patient with plasma cell leukemia: No recurrence with subsequent lenalidomide therapy. American Journal of Hematology, 2009, 84(10): 698 - 699.

[51] de Savary N, Lee R, Vaidya B. Severe hypothyroidism after thalidomide treatment. Journal of the Royal Society of Medicine, 2004, 97(9): 443.

[52] Lehman T J, Schechter S J, Sundel R P, et al. Thalidomide for severe systemic onset juvenile rheumatoid arthritis: A multicenter study. The Journal of Pediatrics, 2004, 145(6): 856 - 857.

［53］Colagrande M，Di Ianni M，Coletti G，et al. Toxic epidermal necrolysis in a patient with primary myelofibrosis receiving thalidomide therapy. International Journal of Hematology，2009，89(1)：76 - 79.

［54］Carrier M，Le Gal G，Tay J，et al. Rates of venous thromboembolism in multiple myeloma patients undergoing immunomodulatory therapy with thalidomide or lenalidomide：A systematic review and meta-analysis. Journal of Thrombosis and Haemostasis：JTH，2011，9(4)：653 - 663.

［55］Rajkumar S V，Rosinol L，Hussein M，et al. Multicenter，randomized，double-blind，placebo-controlled study of thalidomide plus dexamethasone compared with dexamethasone as initial therapy for newly diagnosed multiple myeloma. Journal of Clinical Oncology：Official Journal of the American Society of Clinical Oncology，2008，26(13)：2171 - 2177.

［56］Nakamura K，Matsuzawa N，Ohmori S，et al. Clinical evidence of pharmacokinetic changes in thalidomide therapy. Drug Metabolism and Pharmacokinetics，2013，28(1)：38 - 43.

（本文原载于《亚洲牙科医学》2018 年 5/6 月）

附录 5 具有口腔溃疡表现的常见疾病诊疗流程图

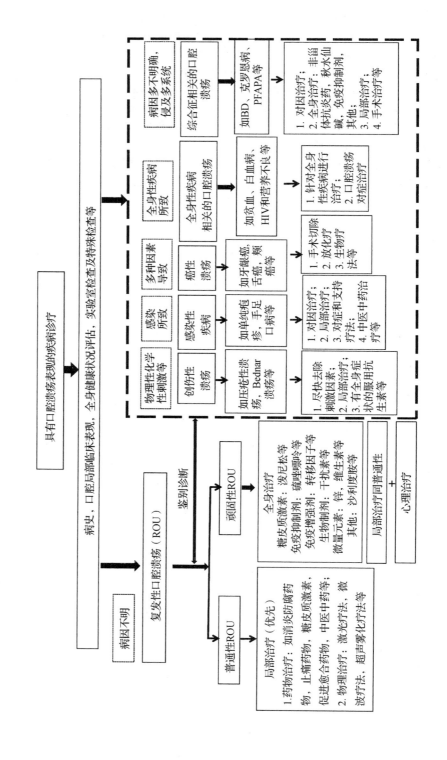

附录6　具有口腔溃疡表现的常见疾病鉴别诊断一览表

根据溃疡深浅分类	名称	病史：病因	好发年龄	病程	复发史	部位	临床表现：数目	形态	直径	深度	基底	病理特征	全身症状
浅表型溃疡	轻型/疱疹样型 ROU	病因不明	中青年多见	10~14 天	有，数月至数年	唇、舌、颊、软腭	轻型：<10个；疱疹样型：>10个	椭圆形，边缘整齐	<10 mm	表浅	质软，无浸润	慢性炎症	无
	白塞病	病因不明	16~40 岁	10~14 天	有，数月至数年	唇、舌、颊、软腭	一个至数个	椭圆形，边缘整齐	<10 mm	表浅	质软，无浸润	慢性炎症	生殖器溃疡、皮肤病变、眼炎、关节炎、神经系统损害
	结核性溃疡	结核分枝杆菌	30~60 岁	数周	无	舌部多见	单个	不规则，边缘微隆、鼠啮状	大小不等	表浅	脓性渗出物，桑葚样肉芽肿	结缔组织结节，中心干酪样坏死	低热、乏力、咳嗽、咯血
	急性疱疹性龈口炎	单纯疱疹病毒	婴幼儿	7~14 天	无	任何部位，硬腭、龈缘多见	多个，成簇	不规则	大小不等	表浅	质软，无浸润	毛玻璃样核，核内多核合体细胞，胞内包涵体	头痛、发热、疲乏不适、咽喉肿痛
	手足口病	柯萨奇病毒、肠道病毒、埃可病毒可增殖	3 岁以下幼儿	5~7 天	无	颊、软腭、舌、唇	多个	规则	1~3 mm	表浅	质软，无浸润	嗜酸性包涵体	持续低热、咽喉部疼痛
	莱特尔综合征	病因不明	15~35 岁	2~6 个月	可有	硬腭、唇、舌	多个	规则	数毫米至数厘米	表浅	质软，无浸润	非特异性溃疡	关节炎、尿道炎、结膜炎
	白血病的口腔表现	造血组织恶性增殖	21~30 岁	长短不一	无	牙龈、颊、舌	一个至数个	不规则	大小不等	表浅	质软，无浸润	—	淋巴结肿大、贫血；血象、骨髓象异常
	梅毒（一期）	梅毒螺旋体	中青年	3~8 周	无	唇、舌	单个	不规则，周边创伤隆起	3~30 mm	表浅	质硬	血管内膜炎、血管内皮细胞肿胀、增生	突然高热或严重血象；梅毒血清试验阳性
深层溃疡	创伤性溃疡	机械性刺激；化学性灼烧；热冷刺激伤	任何年龄	数天	无	任何部位	单个	不规则，与致创因素对应	大小不一	深及黏膜下层	质软，无浸润	非特异性溃疡	无
	重型 ROU（腺周口疮）	病因不明	中年多见	1~2 个月或更长	有，数月至数年	口腔后部	一个至数个	椭圆形，边缘整齐	>10 mm	深及黏膜下层	质硬，有浸润	慢性炎症	无
	癌性溃疡	病因不明	老年多见	数月	无	舌腹舌缘，口底、软腭	单个	不规则，边缘不齐	>10 mm	深在	质硬，有浸润，底部菜花状	细胞癌变	弱或恶病质
	坏死性涎腺化生	物理、化学损伤	任何年龄	4~6 周	无	软硬腭	单个	不规则，边缘隆起	>10 mm	深及硬腭面，不破环骨	质偏硬，底部肉芽组织	小唾液腺坏死	无
	放射性口炎	放射线电离辐射	任何年龄	2~4 周或更长	无	放射线暴露部位	一个至数个	不规则	大小不等	深在	质地中等	慢性非特异性炎症	头昏、失眠、食欲差、脱发

附录 7 治疗 ROU 代表性药物一览表

治疗	分类	代表性药物
局部治疗	消毒杀菌防腐剂	复方氯己定、西吡氯铵、复方硼砂溶液、度米芬含片、吡哌西林、聚维酮碘、地喹氯铵、利凡诺、西地碘
局部治疗	抗生素类	复方庆大霉素膜、复方四环素泼尼松膜、甲硝唑口腔粘贴片、浓替硝唑含漱液、金霉素甘油糊剂
局部治疗	抗过敏药物	氨来呫诺片、氨来呫诺糊剂
局部治疗	解热镇痛药和麻醉药	氯己定苯佐卡因含片、复方甘菊利多卡因凝胶、复方氯己定达克罗宁乳膏、来佐卡因糊剂
局部治疗	糖皮质激素	醋酸地塞米松粘贴片、复方氯己定地塞米松膜、曲安奈德口腔软膏、氢化可的松药膜、波尼松龙药膜、改性儿丁质喷雾、康宁乐口内膏
局部治疗	生物制剂	素高捷疗软膏、贝复济、溶菌酶
局部治疗	中药制剂	康复新液、龙掌口含液、西帕依固龈液、金栀洁龈含漱液、欧柏宁凝胶液、锡类散、珠黄散、青黛散、冰硼散
全身治疗	糖皮质激素	波尼松、波尼松龙、地塞米松、甲基强的松龙
全身治疗	免疫抑制剂	沙利度胺、米那度胺、硫唑嘌呤、己酮可可碱、环磷酰胺、甲氨蝶呤、秋水仙碱、环孢素、氯法齐明
全身治疗	免疫调节剂	白芍总苷、左旋咪唑、转移因子、卡介菌多糖核酸、延胡索酸酯、多抗甲素、香菇菌多糖、胸腺肽、聚肌胞
全身治疗	生物治疗	干扰素、粒-巨噬细胞集落刺激因子、英夫利昔单抗、阿达木单抗
全身治疗	维生素微量元素	维生素 B_{12}、维生素 C、维生素 Bco、维生素 E、叶酸、锌、铁、铜
全身治疗	中成药	口炎清颗粒、补中益气丸、金匮肾气丸、加味逍遥丸、导赤丸、六味地黄丸、附子理中丸、藿香正气散